伴你健康每一天

尚锦文化

饮食健康智慧王系列

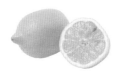

防癌抗癌

FANG'AI KANG'AI YINSHI SHIDIAN

饮食事典

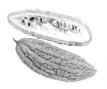

赵潍◎编著

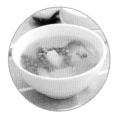
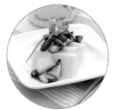
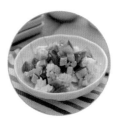
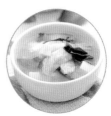

中国纺织出版社

以饮食防癌，以营养治病

　　根据统计资料显示，近年来，癌症已成为国内的十大死因之首，平均每死亡5人，就有1人是死于癌症。尽管现代医学日新月异，但若没有正确的保健观念和健康的生活方式，仍有患癌症的潜在危险。而正确的防癌观念就是从平日的饮食及生活习惯着手。很多癌症都与不良的饮食习惯有关，如常吃槟榔的人易得口腔癌；嗜吃烟熏、油炸或烧烤食物的人可能得胃癌或食道癌；喜爱大鱼大肉、不吃青菜的人容易患肠癌。而生活习惯不良者，如烟瘾、酒瘾者，也是癌症的高危人群。

　　从日常饮食中摄取均衡的营养，是远离癌症的第一步。多吃优质的防癌与抗癌天然食材，增强身体抵抗力，养成少油脂、多高纤的饮食习惯，尽量不食用人工添加剂，就能降低患癌症的风险。在平日的生活作息中，则应尽量避免接触可能致癌的化学药剂及远离辐射的环境。若是家族成员中有癌症病史者，则应定期体检，随时关注自身的健康状况。

　　由于饮食习惯与癌症有着至关重要的关系，因此，如何挑选兼具防癌与抗癌功效的健康食物，就成了许多人关心的课题。此书介绍了200多种天然食材，针对各种食材中有效的防癌、抗癌营养素做了详尽介绍，并列出不同食材的保健功效与适合人群，让读者能够迅速查阅到不同食材的防癌、抗癌作用与自己的适合性。

　　书中还附加了癌症问答、防癌资讯、癌症简介等相关资讯，以浅显易懂且精简的方式引领读者认识并了解癌症，让读者不再因对癌症的陌生而产生莫名的恐惧。这本防癌、抗癌的保健书，旨在帮助读者能够通过健康的饮食，提升自己的免疫力并拥有健康的身心，以畅快地规划自己的人生。

台北医学大学附设医院、健康管理中心主任　王森德

吃对食物，癌症远离你

我国与其他国家相比，有几种癌症的发生率和发展趋势明显不同。国人早餐少纤维、夜宵高油脂等饮食问题，造成许多癌症发生率居高不下，尤其与饮食习惯相关的食道癌、口腔癌与结肠直肠癌等，许多国家都有下降的趋势，而我国却逆势增长，值得大家注意。

我国肺癌的发生率居高不下，国人（女性）肺癌常位居首位，而肺癌一般认为与吸烟有关，但是国内女性吸烟人数较少，因此推测可能与厨房油烟、二手烟、空气污染等其他因素有关。

男性食道癌、口腔癌、前列腺癌的上升速度相当快，前两种癌症的致病因素是酒精、槟榔、香烟等，因此男性朋友如果不想患这些癌症，必须戒掉这些不良习惯。而前列腺癌与人的老化、油脂摄取过高有关，如不提早防范，其患癌率增加也是必然的趋势。

哈佛大学公共卫生学院的研究发现，不良的饮食、缺乏运动、不当的生活习惯与六成以上的癌症死亡有关，而其他许多研究同样发现，饮食与癌症的相关性达30%以上，因此平时如能多摄取一些防癌食物，患癌症的概率就能降低许多。

食物种类繁多，如何从中找出有效的抗癌成分和组合，实在是一门大学问，而在现今"谈癌色变"的氛围下，一本完备的防癌、抗癌锦囊，相信大家必然热切期盼它的诞生。本书可说是最佳的防癌、抗癌实用大全，因为内容丰富且基本囊括癌症的所有重要饮食保健知识，并都以清晰简洁的方式呈现，读者阅读完之后，若能按照书中内容改变饮食习惯，就能让身体有效产生防癌、抗癌的保护网。

许多食材所具有的抗癌功效及对应癌症的食物选择，在书中也完整呈现。对许多保健食品所含的抗癌成分，一般读者都容易感到困惑，而当你看完本书的内容后，相信你从此能够聪明地选购保健食品，也能针对你的生活和饮食状况作最有效的改善。

常在许多推广养生健康知识的场合，提醒听众一句话，即"放弃一下子，但是坚持要一辈子"，抗癌防癌就是要坚持一辈子的事，因为癌症从开始成长到真正成为伤害人体的恶性肿瘤，需要相当长的时间，而中间的过程，你随时都有机会阻断它的延续，因此只要坚持选择正确的饮食，癌症必然不会上身，健康长寿也必然与你同在。

台湾长庚技术学院、养生保健饮食概论讲师

如何使用本书

本书分为四篇，第一篇为防癌抗癌常见问答；第二篇为本书重点，介绍20大类约200种明星防癌抗癌食物；第三篇为防癌抗癌营养素介绍，共分维生素、矿物质、膳食纤维及其他营养素；第四篇则介绍了20种癌症的资讯。这是一本拥有完整防癌抗癌知识观念的保健书。

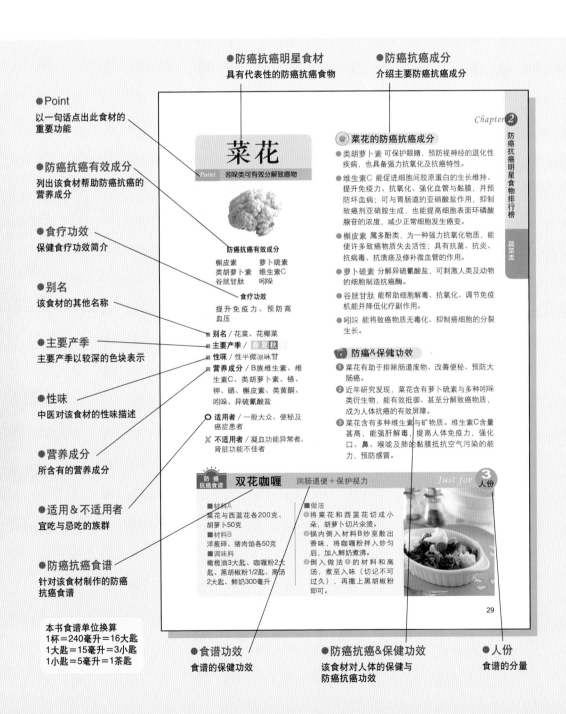

●防癌抗癌明星食材
具有代表性的防癌抗癌食物

●防癌抗癌成分
介绍主要防癌抗癌成分

●Point
以一句话点出此食材的重要功能

●防癌抗癌有效成分
列出该食材帮助防癌抗癌的营养成分

●食疗功效
保健食疗功效简介

●别名
该食材的其他名称

●主要产季
主要产季以较深的色块表示

●性味
中医对该食材的性味描述

●营养成分
所含有的营养成分

●适用＆不适用者
宜吃与忌吃的族群

●防癌抗癌食谱
针对该食材制作的防癌抗癌食谱

本书食谱单位换算
1杯＝240毫升＝16大匙
1大匙＝15毫升＝3小匙
1小匙＝5毫升＝1茶匙

菜花
Point 吲哚类可有效分解致癌物

防癌抗癌有效成分
槲皮素　萝卜硫素
类胡萝卜素　维生素C
谷胱甘肽　吲哚

食疗功效
提升免疫力、预防高血压

■别名／花菜、花椰菜
■主要产季／春夏秋
■性味／性半微凉味甘
■营养成分／B族维生素、维生素C、类胡萝卜素、铬、钾、硒、槲皮素、类黄酮、吲哚、异硫氰酸盐

○适用者／一般大众、便秘及癌症患者

✗不适用者／凝血功能异常者、肾脏功能不佳者

Chapter ② 防癌抗癌明星食物排行榜 蔬菜类

菜花的防癌抗癌成分
●类胡萝卜素 可保护眼睛，预防视神经的退化性疾病，也具备强力抗氧化及抗癌特性。
●维生素C 能促进细胞间胶原蛋白的生长维持、提升免疫力、抗氧化、强化血管与黏膜，并预防坏血病；可与胃肠道的亚硝酸盐作用，抑制致癌剂亚硝胺生成，也能提高细胞表面环磷酸腺苷的浓度，减少正常细胞发生癌变。
●槲皮素 属多酚类，为一种强力抗氧化物质，能使许多致癌物质失去活性；具有抗菌、抗炎、抗病毒及修补微血管的作用。
●萝卜硫素 分解异硫氰酸盐，可刺激人类及动物的细胞制造抗癌酶。
●谷胱甘肽 能帮助细胞解毒、抗氧化、调节免疫机能并降低化疗副作用。
●吲哚 能将致癌物质无毒化、抑制癌细胞的分裂生长。

防癌＆保健功效
① 菜花有助于排除肠道废物、改善便秘、预防大肠癌。
② 近年研究发现，菜花含有萝卜硫素与多种吲哚类衍生物，能有效抵御、甚至分解致癌物质，成为人体抗癌的有效屏障。
③ 菜花含有多种维生素与矿物质。维生素C含量甚高，能强肝解毒，提高人体免疫力，强化口、鼻、喉咙及肺的黏膜抵抗空气污染的能力，预防感冒。

防癌抗癌食谱　双花咖喱　润肠通便＋保护视力

Just for **3** 人份

■材料A
菜花与西蓝花各200克、胡萝卜50克
■材料B
洋葱碎、猪肉馅各50克
■调味料
橄榄油3大匙、咖喱粉2大匙、黑胡椒粉1/2匙、高汤2大匙、鲜奶300毫升

■做法
①将菜花和西蓝花切成小朵，胡萝卜切片汆烫。
②锅内倒入材料B炒至散出香味，将咖喱粉拌入炒匀后，加入鲜奶煮沸。
③倒入做法①的材料和高汤，煮至入味（切记不可过久），再撒上黑胡椒粉即可。

29

●食谱功效
食谱的保健功效

●防癌抗癌＆保健功效
该食材对人体的保健与防癌抗癌功效

●人份
食谱的分量

◉ 本书特色

- ● 200种明星防癌抗癌食物
  运用生活中唾手可得的天然防癌抗癌食材，细说200种健康食物防癌抗癌保健功效。

- ● 防癌抗癌保健成分大公开
  吲哚、硫化物、维生素C、多糖体……食材中的防癌抗癌成分完整揭露，这些食材为什么能够有效防癌抗癌？奥秘一次告诉你。

- ● 80道防癌抗癌食谱
  营养师设计的简易实用、健康美味食谱，教你运用天然食材，吃对食物、远离癌症威胁，调养身体、提升免疫力，保证自己及家人的健康。

- ● 28类防癌抗癌营养素功效
  专栏介绍28类防癌抗癌营养素，图表对照、容易阅读。

- ● 20种癌症知识
  常见癌症问答、20种癌症简介、饮食与癌症资讯，你一定要知道的抗癌防癌知识完全收录。

- ● 附录完整翔实
  常见癌症的症状与防治、防癌抗癌营养素等，以表格方式呈现，方便读者检索与查阅。

●防癌抗癌食材家族
列出具代表性的防癌食材

●防癌抗癌食材分类
依食材不同属性，分为不同大类，介绍该类食材的防癌功效

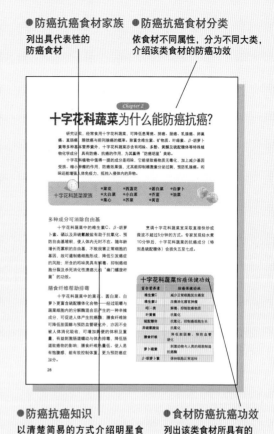

●防癌抗癌知识
以清楚简易的方式介绍明星食材为何能防癌、抗癌

●食材防癌抗癌功效
列出该类食材所具有的防癌抗癌功效的营养素

●营养素小档案
列出化学名称、英文名、单位及建议摄取量

●营养素介绍
该营养素的基本知识

●防癌抗癌营养素
具代表性的防癌抗癌营养素

●防癌抗癌功效
以一句话点出此营养素的重要功能

●人体保健功效
以人体图列出该营养素对人体的益处

●缺乏时的症状
缺乏该营养素时，对人体造成的影响

●建议摄取食物
富含该营养素的食材

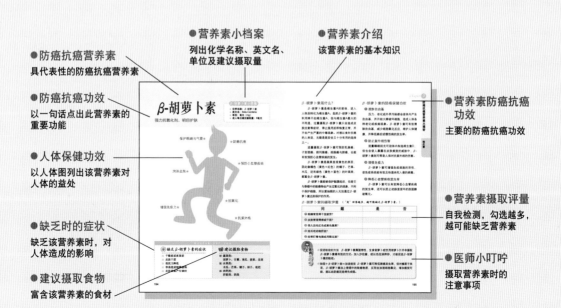

●营养素防癌抗癌功效
主要的防癌抗癌功效

●营养素摄取评量
自我检测，勾选越多，越可能缺乏营养素

●医师小叮咛
摄取营养素时的注意事项

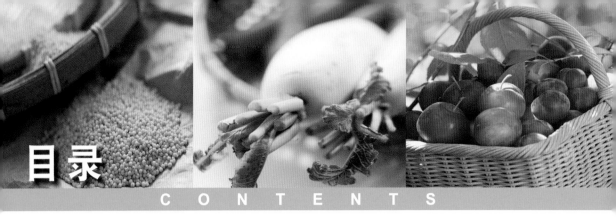

目录

C O N T E N T S

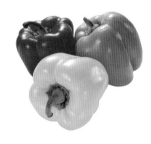

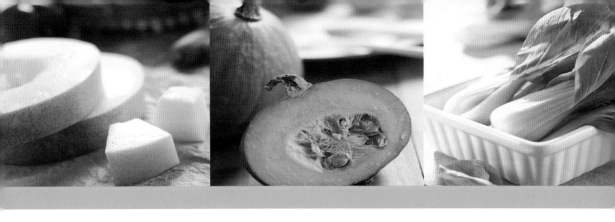

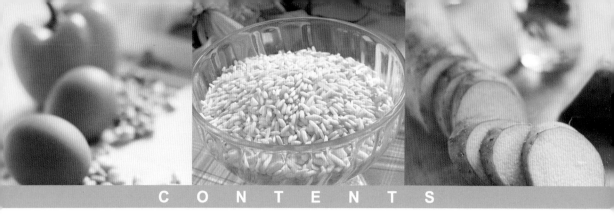

CONTENTS

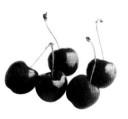

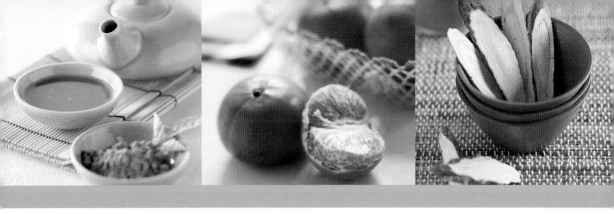

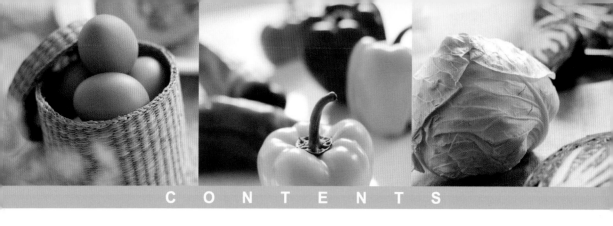

C O N T E N T S

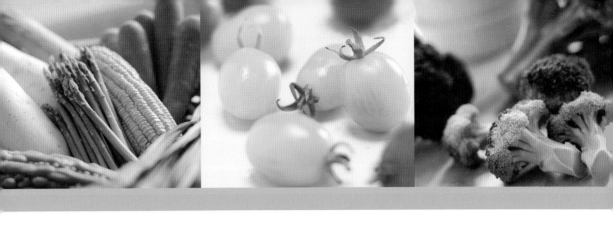

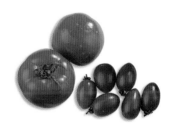

◎烹调中所用油如无特别注明，均为一般食用植物油，所用葱为小葱，如用大葱应酌量减少，正文中不再说明。

◎本书中食谱仅为辅助食疗，不能代替正式的治疗，且效果依个人体质、病史、年龄、性别、季节、用量差异而有所不同。若有不适，以遵照医生的诊断与建议为宜。

80道防癌抗癌食谱

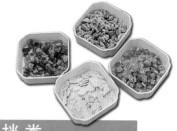

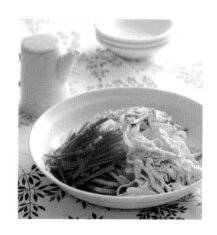

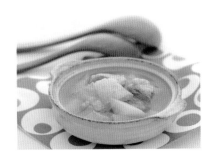

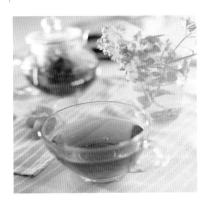

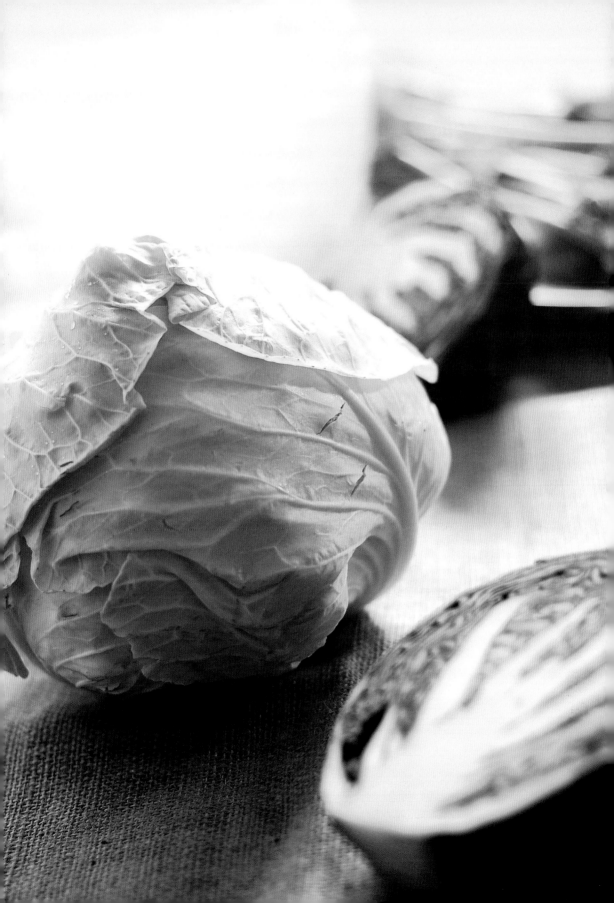

Chapter 1
如何防癌抗癌Q&A

现代社会人人闻癌色变,

至于癌症是什么,

或许较少人清楚了解。

本篇介绍14个常见的防癌抗癌问题,

让你对癌症有基本的认识。

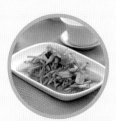
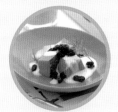
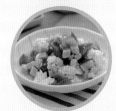
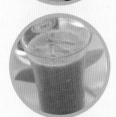
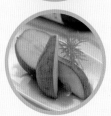

Q/A 吃素可以防癌吗？

素食者在肺癌及消化道癌上的发生率较低

✪ 素食可避免胆固醇的堆积

素食在现代社会，逐渐从宗教上或保护动物的理由，转变为以健康诉求为目的。现代人的生活饮食，肉类占了相当大的部分，大鱼大肉的饮食习惯易累积过多的蛋白质、脂肪及胆固醇，更压缩了植物性食物的空间，人的体质也随着大量动物性食材的摄入而变化。因此，人们转而寻求较为简单原始的饮食方式，素食便是一项很好的选择。

近来素食已逐渐被证实具有降低胆固醇、减轻肥胖、减少心血管疾病及某些癌症发生的效果，例如素食者患肺癌及消化道癌症的概率比一般人低。原因来自于素食的主食五谷蔬果，它们脂肪及胆固醇含量较低，且含有丰富的膳食纤维、维生素、矿物质与抗氧化剂，可有效避免胆固醇堆积、产生肥胖，还可帮助肠胃蠕动、促进排便，也能帮助身体新陈代谢。蔬果中还含有胡萝卜素、类黄酮素等抗癌成分，可抑制癌细胞发展。

✪ 低油低盐低糖，补充蛋白质

一般素食者最常面对的问题，就是饮食过油、食物加工过度及营养不均衡的问题。素食应以低油、低盐、低糖、少加工及高纤为原则，并尽量食用多样化食材，注意营养的完整均衡。特别是蛋白质部分，因为蔬果所含蛋白质不如奶蛋肉类优良完整，所以更要广泛食用五谷、根茎类、豆类、坚果类食材，才能补足人体所需的蛋白质。

防癌抗老的素食吃法

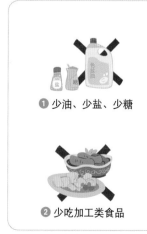

❶ 少油、少盐、少糖

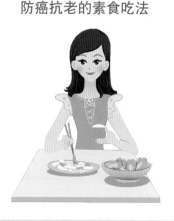

❷ 少吃加工类食品

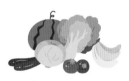

❸ 多吃新鲜蔬果

❹ 多补充蛋白质食材

人参、灵芝可以防癌吗？

两者均富含多糖体，可以提升免疫力

✪ 多糖体可调节免疫系统

人参与灵芝一直以来被认为是固本培元的圣品，是传统中医的上等药材，因此近来自然疗法与另类医学将其从治疗后的调养补品，转变为预防甚至治疗癌症的灵丹妙药，这种巨大的角色转变来自多糖体的发现与研究。

人体的免疫细胞，彼此间通过表面的糖传递信息。不仅如此，细菌、病毒也是通过糖与人体细胞沟通，癌细胞的表面也有糖质存在，而人参与灵芝含有天然的活性多糖体，具有调节免疫力的作用，身价因而水涨船高。

除多糖体外，人参与灵芝所含的某几种人参皂苷，具有提高免疫力的作用，也同样具有抑制癌症发生的功效。

但是人参中所含有的三十多种人参皂苷，其中被证实具有抗癌作用的，仅存于少数一两种红参中，且含量很低。灵芝也有类似情况，其所含的三萜类成分，也被认为有抗癌、抑制癌细胞增生的作用，主要用来治疗肝脏疾病，但不同类的灵芝，三萜类化合物的含量与种类都不相同。

✪ 勿迷信过于夸大的疗效

依目前的研究成果而言，尽管灵芝和人参确实都能提升免疫力，但灵芝的效用比人参要好，除了灵芝多糖体的品质较佳外，人参所含成分太过复杂，加上皂苷含量太低，反而不如灵芝来得单纯。

不过值得注意的是，市面上人参和灵芝种类繁多，其产地或栽种及采收的条件可能大不相同，它们都可影响其成分，故无须太过迷信其被夸大的疗效，毕竟均衡饮食、提升免疫力才是对抗癌症的根本之道。

人参＆灵芝保健功效

名称	人参	灵芝
成分	●活性多糖体 ●人参皂苷（含量低）	●活性多糖体 ●三萜类化合物 ●人参皂苷（含量较高）
作用	●提升免疫力 ●防癌	●提升免疫力 ●防癌（效果较佳）

生鲜饮食怎么吃能抗癌？

生食蔬果、熟食五谷杂粮，注意饮食均衡

✪ 无农药、添加物及防腐剂

随着现代人对养生、延缓老化、防癌的日渐重视，生鲜饮食由于强调原始、天然的饮食形态，在人们反思如何抵挡文明病的发生之时，生鲜饮食于是成了新希望，期望借以改善体质、重拾健康。

生鲜饮食的概念是尽可能食用未烹煮的食物，因未烹煮的食物能保留最多营养、酶，人体才能有效吸收。生鲜饮食者也认为动物性食材，包括蛋类、牛奶与奶制品，容易受到污染且可能附有寄生虫，应避免食用。由于对生食的强调，对于食材的选择便更需讲究，无农药、化学肥料、化学添加物或防腐剂的有机食品是最基本的要求。

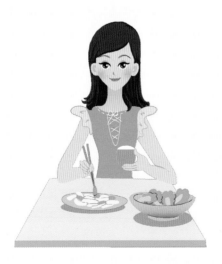

生鲜饮食者大多生食蔬果、熟食五谷杂粮类、饮用天然保健饮料，如小麦草汁。然而有些生鲜饮食的方式，并不利于营养吸收甚至抗癌。例如生食，蔬菜中所含的脂溶性维生素，略加油炒再吃更能增加养分的吸收。体质寒凉，虚弱多病者，更不宜经常生食食物，也不适合采用生鲜饮食方式。否则，不但不能达到抗癌目的，反而容易消化不良、胃痛腹胀、下痢，降低免疫力。

✪ 癌症患者不宜只生食

值得一提的是，若不幸患上癌症，在接受化疗的过程当中，不宜只采取生鲜饮食方式。由于生鲜饮食惯用的食材当中，普遍缺乏蛋白质，然而接受化疗的患者，对蛋白质的需求比一般人更高，所以不宜生食。一般人采取生鲜饮食方式，也要注意饮食均衡。生鲜饮食本身很容易满足每日五蔬果的需求，但对于蛋白质的摄取较为欠缺，因此，必须以其他方式补充。应避免过于单一的食材，不局限于蔬菜水果，而辅以豆类、坚果类补充营养，最好还能搭配新鲜的鱼类、肉类，达到营养均衡，才是健康的第一步。

移动电话用太久会得癌症吗?

不一定有直接关联，但尽量减少手机使用量

现今，移动电话已成为最重要的沟通工具，随之而来的安全性也更受人重视，尤其当经常使用手机者患脑瘤的报道一出，更使得社会上人心惶惶。究竟移动电话的电磁波是否影响人体健康，科学界曾多次研究，想找出移动电话电磁波与脑瘤、听神经瘤、眼瘤等癌症间的关联，部分研究指出移动电话可能造成癌症，但其他研究却认为两者并无关联，截至目前仍未有一致的结论。

✪ 手机与癌症关联尚未被证实

另依2005年世界卫生组织报告指出，目前尚无基站引发癌症的可靠证据。总的来说，移动电话与癌症关联仍未被证实。在未证实之前，尽量减少使用量是最好的自保之道，例如使用室内电话替代移动电话，长话短说，或是以短信、网络传递信息，都是不错的替代方式。

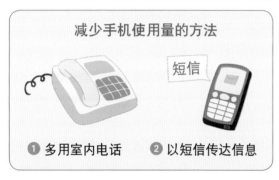

减少手机使用量的方法

短信

❶ 多用室内电话　　❷ 以短信传达信息

哺过乳的女性，不易得乳腺癌吗?

哺乳已被证实能降低女性患乳腺癌的概率

✪ 哺乳时母体排毒能力增强

哺乳已被证实能降低女性乳腺癌发生率。哺乳时母体卵巢激素分泌减少，新陈代谢速率增加，排泄毒物的能力也增强，因而产生减少了患癌症的可能。目前科学家正积极研究促使激素分泌减少的保护性物质，使从未哺乳或不孕的妇女也能因此受惠。

✪ 哺乳越久，乳腺癌发生率越低

哺乳时间长短不同也会影响乳腺癌发生率，一生中哺乳时间超过两年者，比哺乳时间仅六个月者，乳腺癌发生率减少五成。

哺乳的影响可维持至停经后，曾哺乳两周以上的女性，停经后乳腺癌发生率会降低13%，哺乳时间超过两年者，停经后乳腺癌发生率降低27%。

日光浴过度，容易得皮肤癌吗?

接受过度日照，会造成皮肤细胞DNA突变

古人说的"一白遮三丑"这句话已逐渐为流行所遗忘，每隔几年就会吹起一阵小麦肤色风，年轻的女孩将自己晒成金黄肤色，借此象征健康与年轻，最普遍的方式就是到海边日光浴，也有少数健身房提供日照灯服务，供无暇出游者也能享有"健康肤色"。但人体一旦接受过度日照，阳光中的紫外线不仅会使皮肤表面晒伤，也会造成皮肤细胞DNA突变，埋下癌变隐忧。

✪ 短暂日晒不会导致皮肤癌

澳洲曾有一名华裔女孩因频繁的日光浴与照射日照灯，在26岁的芳龄即死于皮肤癌，死前留下影片呼吁民众注意日光浴与日照灯对健康的危害。

但是，也不能因噎废食，过度躲避阳光，否则会使人体活性维生素D不足，阻碍骨骼对钙质的吸收，也减少维生素D对癌症的预防效果。

乙肝容易转成肝癌吗?

病毒携带者避免饮酒熬夜，定期检查即可远离癌症

肝癌是我国的第二大癌症，每年有11万人死于肝癌，其中九成以上曾感染乙肝病毒，逾半数为乙肝病毒携带者，肝炎与肝癌两者紧密的关系由此可见。据统计，成人感染乙肝，大部分会痊愈，并产生抗体，其中一至两成患者则转为慢性肝炎，也就是肝炎病毒携带者。

✪ 终止"肝癌三部曲"的进行

慢性肝炎无明显症状，易使人忽略，长期处于发炎状态的肝，细胞疲于组织修复，久而久之就形成肝硬化，并有极大可能在不久后演变为肝癌，甚至跳过肝硬化阶段直接自肝炎引发肝癌。自大力推行乙肝疫苗接种以来，乙肝病毒携带者的比例已逐年下降。乙肝病毒携带者需注意日常生活习惯，避免饮酒、熬夜，每3~6个月进行定期检查，从根本上终止肝癌三部曲进行，就能避免悲剧发生。

> 肝癌三部曲
> 肝炎 ➡ 肝硬化 ➡ 肝癌

厨房油烟会使女性得肺癌吗？

油品加热至200℃后会产生致癌化学物质

女性为家人煎煮炒炸时，除了担心食物是否新鲜美味外，就是担心油烟黏在墙上，又油又脏且不好清理，鲜有人会考虑油烟对自身的伤害。女性癌症死因榜首为肺癌，且多为转移快速的肺腺癌，两成归因于吸烟或二手烟，五成可归因于厨房油烟。不论何种油品，加热至200℃后即会产生致癌化学物质，如硝基多环芳烃，油温越高或加热次数越多含量就越高。

✿ 多采用无油烟烹饪方式

油烟本身也会刺激呼吸道，并影响眼睛与皮肤健康。因此，炒菜时不能一味讲求火候，总以大火快炒来保留食物原味，应尽量采用水煮等无油烟烹饪方式，同时，在厨房设置完善的抽油烟机，定期清理油网，烹饪后保留抽风机运转十分钟，并全程保持厨房通风。长期接触油烟者，最好定期进行胸部X光与痰液检查。

黄曲霉毒素为什么会使人得肝癌？

黄曲霉毒素可使肝细胞病变，故不可吃发霉的五谷杂粮

黄曲霉毒素主要是因食物加工、运输、保存过程不当，导致食物体上长出黄曲霉菌。一般，霉菌在高温下可被破坏，但黄曲霉毒素需加温到260℃。人体一旦食入黄曲霉毒素，即使含量不高，细胞的免疫反应也会受到抑制，并可能导致肝细胞病变，甚至诱发肝癌，乙肝病毒携带者更需注意。

✿ 少吃腌制品或干货

要避免黄曲霉毒素的伤害，应选用新鲜食材，避免食用腌制品、干货、动物内脏，购买五谷杂粮时需注意若有破损、变色，或有发霉现象，即不可购买，保存时需维持干燥、低温，若食品已有部分发霉，因菌丝已深入整个食材，剩余部分也不可再食用。

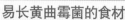

易长黄曲霉菌的食材

花生 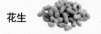 玉米 黄豆 小麦

你知道什么是"癌"吗?

癌是恶性肿瘤,会侵入或转移到身体其他组织

✿细胞异常增生导致病变

现代社会人人闻癌色变,至于癌症是什么,或许较少有人清楚了解。肿瘤疾病并不等于癌,相对于良性肿瘤,癌症在病理上属恶性肿瘤。

恶性肿瘤是指动物的组织细胞发生了变异而产生的异常增生,并进一步侵入甚至转移到其他的组织当中,而造成局部甚至全身性功能的丧失,危及生命。

恶性肿瘤在组织学上可分为两类,上皮细胞发生的病变,即一般所称的癌症,而间叶细胞的病变,则为一般的恶性肿瘤,如纤维恶性肉瘤、黑色素恶性肉瘤等,其中以前者发生的比例较高。另外尚有免疫系统方面的癌症,也就是众所周知的血癌或淋巴癌。

癌细胞是怎么产生的?

受遗传或后天影响,细胞基因变异而向周围侵袭

一个正常的细胞,大约可进行70次的分裂,随后便不再进行分裂,停止生长并逐渐凋零死亡。然而正常的细胞若受到遗传或后天影响,如不良的生活习惯、营养失调、化学物质或辐射,使细胞发生基因突变,改变其控制生长的机制,细胞便可能无止境生长,若这类增生细胞具有向周围组织侵袭甚至转移的能力,便表示有癌细胞产生。

✿免疫系统强大可避免肿瘤

一旦人体的免疫能力不足以对抗这些初期的癌细胞,癌细胞继续分化累积,便会产生致命性的危害。也就是说,人体内随时都有癌细胞存在,但只要人体的营养均衡、免疫系统够强大,并远离致癌因子持续的威胁,就能够压下或摧毁发生变异的细胞,避免肿瘤生成。

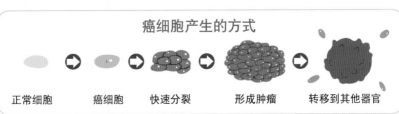

癌细胞产生的方式

正常细胞	癌细胞	快速分裂	形成肿瘤	转移到其他器官

癌症高危人群指哪些？

有家族病史者及暴露在高致癌因子环境的人易得癌症

当人体细胞运转机制发生变异时，即可能转变为癌细胞。刺激细胞变异的原因包括先天性因素与后天的环境和生活习惯。如果家族中有癌症病史，后代发生相同癌症的概率也较高。长期暴露在高致癌因子的环境下，会促使细胞变异，污染源包括砷、石棉、放射线物质等。

而过早或不当的性行为，也容易诱发宫颈癌。另外，免疫系统不健全者也同样属于癌症高危人群。

❂ 饮食习惯不佳易得癌症

饮食习惯不佳也容易导致癌症，特别是常吃腌制、烧烤食品，或是未能多食用蔬果，并有高油、高盐、高糖的饮食习惯者，都会增加患癌症的风险。此外，还有一些比较特殊的例子，包括厨房油烟所引起的肺癌，吸烟、酗酒、嚼食槟榔易引发肺癌、肝癌、食道癌及口腔癌。而长期不当曝晒于紫外线下，容易引发皮肤癌。

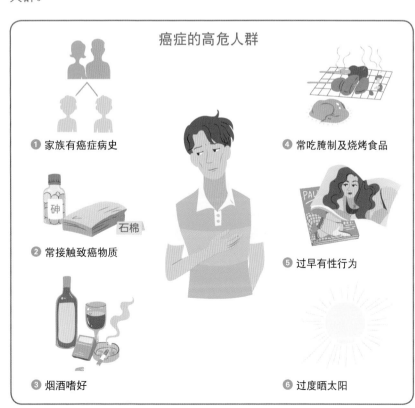

癌症的高危人群

❶ 家族有癌症病史

❷ 常接触致癌物质

❸ 烟酒嗜好

❹ 常吃腌制及烧烤食品

❺ 过早有性行为

❻ 过度晒太阳

癌症是可以预防的吗？

注意日常饮食、作息和环境，提升免疫力，预防癌症

随着社会与生活形态的改变，不仅每五名死亡者中即有一人死于癌症，而且患癌症者的年龄也有逐渐下降的趋势。然而，与其因此莫名恐惧，或是得了癌症后才不知所措地四处求助，不如对于癌症及其成因先有所认识。特别是癌症的发生除遗传因素外，也与生活习惯息息相关，只要我们能从日常饮食、作息及环境进行调整，癌症是可以预防的。

"预防胜于治疗"这句话朗朗上口，而且也是人类摆脱癌症噩梦的最佳方式。杜绝癌症发生最为人所知的方法，便是力行"天天五蔬果"，亦即每人一天至少食用三份蔬菜及两份水果，而且最好是不同颜色。这样，不仅可借由蔬果中的膳食纤维及所含的抗氧化剂，达到提升免疫力、预防癌症的功效，也可降低胆固醇，减少肥胖机会，是百利无一害的抗癌方法。

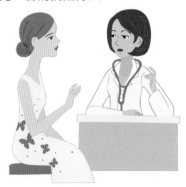

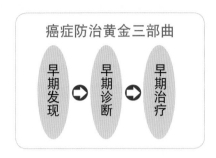

癌症防治黄金三部曲

早期发现 ➡ 早期诊断 ➡ 早期治疗

✪ 多注意自己的身体变化

多食用蔬果之余，也应减少动物性脂肪的摄取，加强体重的控制，达到饮食的均衡，才能通过饮食习惯的改善降低癌症发生概率。除此之外，也要避免抽烟、酗酒、嚼食槟榔，远离致癌物质，同时还要避免长期暴露于致癌环境，例如避免长时间晒太阳或是照射X光。远离致癌的环境及物质，都是避免癌症的方法。

另一项更重要的方式，便是注意自己身体的变化，观察是否产生了早期癌症患者常有的身体反应。更积极的方式是进行定期的癌症筛检或健康检查。如此，都有助于"早期发现、早期诊断并早期治疗"。

通过日常饮食、生活习惯及环境的调整与改善，加上对癌症症状的警觉及筛检，就能够有效地及早预防癌症的发生，或是在癌症发生后增加治愈的机会。

癌症的早期症状有哪些？

10项大症状帮你及早察觉癌症

俗称"癌症"的恶性肿瘤，在中国城市已经成为首位死因，在农村为第二位死因（仅次于脑血管病），其对健康危害之深不言而喻，因而如何防癌抗癌已成为重要的议题。所谓"上医治未病"，所有疾病都讲究"早期发现、早期治疗"，况且癌症会有转移的情形，若轻忽怠慢，将比其他疾病更易危及生命。

✪ 局部与全身性的10大症状

癌症的警讯主要归纳为十项，又可区分为局部及全身性两类。其中，局部性症状，包括 **①** 不正常出血或分泌物，如便血、血尿、咳血，或女性阴部出血；**②** 身体有硬块；**③** 长久不愈的伤口或溃疡，如口中的溃疡或是长期的胃溃疡；**④** 痣的外观有变；**⑤** 长期咳嗽或声音沙哑，可能是颈部癌症或肺癌的早期症状；**⑥** 吞咽困难或消化不良，可能是胃癌或颈部癌症所引起；**⑦** 不明原因局部疼痛；**⑧** 排便习惯改变，有可能是胃癌或结肠直肠癌的征兆；**⑨** 不明原因的体重减轻；**⑩** 不明原因的发烧或倦怠。最后两项是全身性症状。

尽管许多癌症的症状与相关部位的疾病类似，但如能经常对身体保持警觉，一旦身体发出警告，便能在第一时间察觉。若出现较显著的症状，除先检视自己的生活作息及饮食习惯外，也应立即就医做进一步详细的检查，即使检查后得知并非癌症，也能借机治疗，避免这些症状影响生活，甚至进一步成为日后诱发为癌症的原因。

癌症10大症状

10大症状	身体出现的变化
① 分泌物有血	鼻涕、尿、便、痰或其他分泌物带有血丝
② 身体肿块	平日要留心身体各部位，如脖子侧面、乳房、上腹部等是否有肿块
③ 伤口不愈合	伤口超过2周还没好，尤其是口腔、喉咙、皮肤等溃疡须特别注意
④ 痣有变化	痔或是疣有明显变大、红肿不消，或形状、颜色改变
⑤ 久咳不愈	久咳不愈或咳血、声音沙哑，要检查口腔、喉咙及肺部
⑥ 吞咽困难	没有胃口、消化不良或食不下咽
⑦ 无端疼痛	没有原因的局部疼痛
⑧ 大小便改变	次数突然增加或减少，尤其突然有便秘、频尿、颜色异常等
⑨ 体重减轻	不明原因体重下降，3个月内减5公斤以上
⑩ 发烧或倦怠	不明原因发烧或倦怠，全身无力，一直无法改善

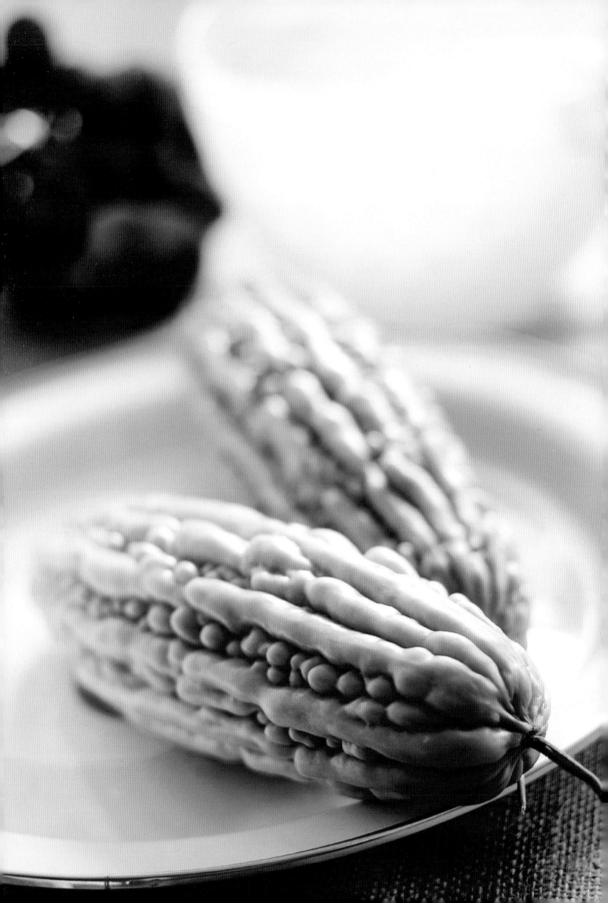

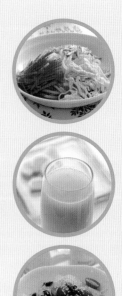

Chapter 2

防癌抗癌明星食物排行榜

200种明星防癌食材,

防癌抗癌保健功效完整揭露,

详细介绍防癌抗癌的营养素,

让你吃对食物、吃出健康,

远离癌症威胁!

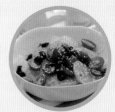

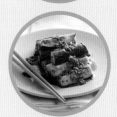

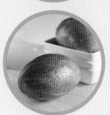

十字花科蔬菜为什么能防癌抗癌?

研究证实，经常食用十字花科蔬菜，可降低患胃癌、肺癌、肠癌、乳腺癌、卵巢癌、直肠癌、膀胱癌与前列腺癌的概率。除富含维生素、矿物质、叶绿素、β-胡萝卜素等多种基本营养素外，十字花科蔬菜亦含有吲哚、多酚、黄酮及硫配糖体等特殊植物化学成分，具有防癌、抗癌的作用，为其赢得"防癌明星"美称。

十字花科植物中值得一提的成分是吲哚，它能使致癌物质无毒化，加上减少基因受损、缩小肿瘤的作用，防癌效果强，尤其能抑制雌激素分泌过剩，预防乳腺癌。吲哚还能增强人体免疫力，抵挡入侵体内的异物。

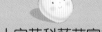

十字花科蔬菜家族	●菜花	●西蓝花	●圆白菜	●白萝卜
	●大白菜	●小白菜	●芥蓝	●油菜
	●菜心	●芥菜	●莴苣	

多种成分可消除自由基

十字花科蔬菜中的维生素C、β-胡萝卜素、硒以及异硫氰酸盐有助于抗氧化、预防自由基堆积，使人体内无时不在、随年龄增长而累积的自由基，不致戕害正常细胞的基因，故可遏制癌细胞形成，降低引发癌症的风险；所含的吲哚类具有解毒、抑制癌细胞分裂及杀死消化性溃疡元凶"幽门螺旋杆菌"的功效。

膳食纤维帮助排毒

十字花科蔬菜中的菜花、圆白菜、白萝卜更富含硫配糖体化合物——经过咀嚼与蔬菜细胞内的分解酶混合后产生的一种辛辣成分，可促进人体产生抗癌酶；膳食纤维除可降低胆固醇与预防血管硬化外，亦因不会被人体消化吸收，可增加粪便的体积及重量，有益刺激肠道蠕动与体内排毒，降低肠道致癌物的影响；膳食纤维热量低、使人易有饱腹感，能有效控制体重，更为预防癌症加分。

烹调十字花科蔬菜宜采取直接快炒或微波不超过5分钟的方式。专家发现经水煮10分钟后，十字花科蔬菜的抗癌成分（特别是硫配糖体）会损失五至七成。

十字花科蔬菜防癌保健功效

富含营养素	防癌保健功效
维生素C	减少正常细胞发生癌变
维生素U	改善消化器官肿瘤
吲哚类	解毒、抑制致癌物质
叶黄素	抗氧化
硫配糖体	抗氧化、抑制癌细胞生长
异硫氰酸盐	抗氧化
膳食纤维	降低胆固醇、预防血管硬化
萝卜硫素	刺激动物与人类的细胞制造抗癌酶
β-胡萝卜素	保持细胞正常运转

菜花

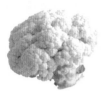

防癌抗癌有效成分

槲皮素　　萝卜硫素
类胡萝卜素　维生素C
谷胱甘肽　　吲哚

食疗功效

提升免疫力、预防高
血压

- **别名** / 花菜、花椰菜
- **主要产季** / 春 夏 秋
- **性味** / 性平微凉味甘
- **营养成分** / B族维生素、维
生素C、类胡萝卜素、铬、
钾、硒、槲皮素、类黄酮、
吲哚、异硫氰酸盐

- ○ **适用者** / 一般大众、便秘及
癌症患者

- ✗ **不适用者** / 凝血功能异常者、
肾脏功能不佳者

😊 菜花的防癌抗癌成分

- ●**类胡萝卜素** 可保护眼睛，预防视神经的退化性疾病，也具备强力抗氧化及抗癌特性。

- ●**维生素C** 能促进细胞间胶原蛋白的生长维持、提升免疫力、抗氧化、强化血管与黏膜，并预防坏血病；可与胃肠道的亚硝酸盐作用，抑制致癌剂亚硝胺生成，也能提高细胞表面环磷酸腺苷的浓度，减少正常细胞发生癌变。

- ●**槲皮素** 属多酚类，为一种强力抗氧化物质，能使许多致癌物质失去活性；具有抗菌、抗炎、抗病毒、抗溃疡及修补微血管的作用。

- ●**萝卜硫素** 分解异硫氰酸盐，可刺激人类及动物的细胞制造抗癌酶。

- ●**谷胱甘肽** 能帮助细胞解毒、抗氧化、调节免疫机能并降低化疗副作用。

- ●**吲哚** 能将致癌物质无毒化、抑制癌细胞的分裂生长。

🥘 防癌&保健功效

1. 菜花有助于排除肠道废物、改善便秘、预防大肠癌。

2. 近年研究发现，菜花含有萝卜硫素与多种吲哚类衍生物，能有效抵御、甚至分解致癌物质，成为人体抗癌的有效屏障。

3. 菜花含有多种维生素与矿物质。维生素C含量甚高，能强肝解毒，提高人体免疫力，强化口、鼻、喉咙及肺的黏膜抵抗空气污染的能力，预防感冒。

防癌抗癌食谱 　**双花咖喱** 　润肠通便＋保护视力 　*Just for* **3人份**

■**材料A**
菜花与西蓝花各200克、胡萝卜50克
■**材料B**
洋葱碎、猪肉馅各50克
■**调味料**
橄榄油3大匙、咖喱粉2大匙、黑胡椒粉1/2匙、高汤2大匙、鲜奶300毫升

■**做法**
1. 将菜花和西蓝花切成小朵，胡萝卜切片汆烫。
2. 锅内倒入材料B炒至散出香味，将咖喱粉拌入炒匀后，加入鲜奶煮沸。
3. 倒入做法❶的材料和高汤，煮至入味（切记不可过久），再撒上黑胡椒粉即可。

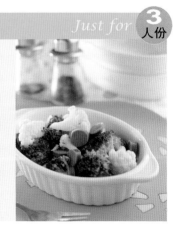

西蓝花

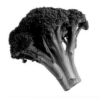

Point 十字花科植物之王
可预防多种癌症

防癌抗癌有效成分

β-胡萝卜素　维生素B₂
叶绿素　　　类黄酮
异硫氰酸盐　钙

食疗功效

预防骨质疏松、帮助消化

- **别名** / 绿菜花、美国花椰菜
- **主要产季** / 春 夏 秋 冬
- **性味** / 性平味甘
- **营养成分** / B族维生素、维生素C、类胡萝卜素、钙、铁、镁、钾、硒、锌、叶绿素、槲皮素、类黄酮、吲哚
- **○ 适用者** / 一般大众
- **✗ 不适用者** / 凝血功能异常者、肾脏功能不佳者

☺ 西蓝花的防癌抗癌成分

- **β-胡萝卜素** 有滤光作用，在体内转化为维生素A，可抗氧化、防止基因受伤、使活性氧无毒化，也可预防消化系统的癌症。

- **维生素B₂** 能维持眼睛、皮肤、黏膜与神经系统健康，防止过氧化脂质造成的伤害，也能帮助人体分解毒素与致癌物。

- **叶绿素** 可减少人体对致癌及伤肝物质的吸收，促进人体排出毒素，并加速胃溃疡、胃炎患者的组织细胞再生，也有助于降低黄曲霉毒素所导致的人体DNA损伤后遗症。

- **类黄酮** 是极佳的血管清洁剂，能阻止胆固醇氧化与血小板凝结成块，也有助于治疗压力所引发的胃溃疡。

- **异硫氰酸盐** 能抑制致癌物质代谢，抗氧化，防止基因受伤。

- **钙** 维持神经和肌肉功能，促进骨骼生长。

防癌&保健功效

1. 西蓝花除富含类胡萝卜素及维生素C，也含B族维生素、类黄酮、吲哚衍生物与丰富的硒等各种强力抗氧化及抗癌物质的组合，对于肠癌、子宫癌及乳腺癌等癌症，具有极佳的预防效果。

2. 西蓝花被誉为"十字花科植物之王"，中医认为其兼具止咳、清热、明目、降压、利尿、助消化、止溃疡的功效。

防癌抗癌食谱 ## 味噌酱西蓝花　明眸美目＋预防肿瘤　*Just for* **3** 人份

■材料
西蓝花500克
■调味料
油2小匙，味噌酱、柚子醋（也可以柠檬汁代替）、蒜末各1大匙，糖1/2小匙，白芝麻粒2小匙

■做法
1. 将西蓝花切块，放入沸水汆烫3～5分钟，放入油，保持西蓝花的鲜翠。
2. 起锅后盛盘待凉；将味噌酱、柚子醋、糖、蒜末拌调均匀，淋在烫熟的西蓝花上。
3. 撒上白芝麻粒，即可食用。

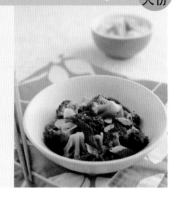

圆白菜

Point 所含雌激素能有效降低乳腺癌的发生率

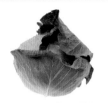

防癌抗癌有效成分

维生素B₆	维生素C
维生素K	维生素U
叶黄素	赖氨酸

食疗功效

补益脾胃、降胆固醇

- **别名** / 甘蓝菜、包心菜、卷心菜
- **主要产季** / 春 夏 秋 冬
- **性味** / 性平味甘
- **营养成分** / B族维生素，维生素C、维生素K、维生素U、钾、硒、β-胡萝卜素、叶黄素、槲皮素、类黄酮、赖氨酸、异硫氰酸盐
- **○ 适用者** / 一般大众、减重者、消化道溃疡患者
- **✗ 不适用者** / 脾胃虚寒者

☺ 圆白菜的防癌抗癌成分

- 维生素B₆ 能协助脑部功能发挥，并可抑制色氨酸的代谢物，预防膀胱癌。

- 维生素C 可抗氧化、强化血管与黏膜，并能与胃肠的亚硝酸盐作用，抑制致癌物亚硝胺生成。

- 维生素K 预防骨质疏松，帮助人体合成重要的凝血因子，缺乏时会造成凝血功能异常。

- 维生素U 促进胃黏膜修复，治疗胃及十二指肠溃疡，预防消化器官肿瘤，并具有解毒功效，可减缓宿醉、改善肝脏机能。

- 叶黄素 又名"植物黄体素"，具有抗氧化作用，可使视网膜上的不饱和脂肪酸免受自由基攻击，还能保护眼睛的微血管，维持眼部血液循环正常。

- 赖氨酸 可帮助钙质吸收，促进胶原蛋白形成，帮助人体制造抗休激素及酶。

🦷 防癌&保健功效

1. 中医认为，圆白菜有助于健胃益肾、通络壮骨、填补脑髓；其富含的吲哚成分，可使致癌物无毒化、减少基因受损，并抑制雌激素，能有效降低女性患乳腺癌的概率。

2. 圆白菜中的β-胡萝卜素及维生素U，可以预防消化器官的癌症。

3. 圆白菜有"厨房的天然胃菜"之称，并有作为强壮剂来使用的记录。

防癌抗癌食谱 ## 菠萝圆白菜汁 健胃通肠＋美肤抗老

Just for **1** 人份

■材料
圆白菜200克、菠萝150克、水500毫升

■调味料
柠檬汁1小匙、蜂蜜1大匙、糖适量（视个人口味添加）

■做法
1. 将菠萝去皮切块，圆白菜叶洗净切片。
2. 加入调味料放入榨汁机中，打成综合果菜汁即可。

■说明
内含大量纤维、酶与维生素C，可抗氧化，增进消化功能，润肤。

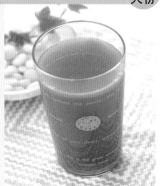

白萝卜

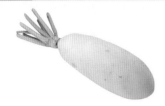

Point 生吃润喉，熟食御寒

防癌抗癌有效成分

维生素B$_1$	烟酸
泛酸	维生素B$_6$
叶酸	生物类黄酮
木质素	铜

食疗功效

开胃杀菌、促进消化

- **别名** / 菜头、小人参、莱菔
- **主要产季** / 春夏秋冬
- **性味** / （生）性凉味甘辛
  （熟）性温味甘辛
- **营养成分** / B族维生素、维生素C、钙、铜、铁、钾、镁、锌、生物类黄酮
- **○ 适用者** / 一般大众、伤风感冒患者
- **✗ 不适用者** / 身体虚弱者、服用人参及西洋参者

☺ 白萝卜的防癌抗癌成分

- ●维生素B$_1$ 可消除疲劳，代谢老化废物，并维持黏膜、神经和肌肉健康。
- ●烟酸 可帮助糖类、脂质代谢，减少体内坏胆固醇含量。
- ●泛酸 内含的辅酶A能在体内分解化合物，预防各种中毒。
- ●维生素B$_6$ 能协助脑部功能的发挥，促进新陈代谢，并可抑制色氨酸的代谢物，预防膀胱癌。
- ●叶酸 可帮助红细胞生成与DNA合成，预防心脏病，修复癌症抑制因子。
- ●生物类黄酮 能增强微血管弹性、预防脑卒中。
- ●木质素 为一种不溶性膳食纤维，能提高巨噬细胞的活力，吞噬癌变细胞。
- ●铜 能结合铁与血红蛋白，是改善贫血症状必要的矿物质，也是制造胶原蛋白时必要酶的构成成分。

🏠 防癌&保健功效

1. 白萝卜去皮后生吃，可润喉、止咳、利尿；此外还含有糖化酶，能分解食物中的亚硝胺，预防癌症。
2. 《本草纲目》盛赞白萝卜为"蔬中最有利益者也"。新鲜白萝卜的淀粉酶可助消化；内含芥子油，有开胃杀菌的功能。
3. 煮熟后的白萝卜则性温平，可下气补中、安五脏，具有增生津液、抵御风寒的疗效。

防癌抗癌食谱 **白萝卜竹荪小排汤** 温润五脏＋抵御风寒 *Just for* **4人份**

■材料
白萝卜300克、竹荪5克、小排骨300克
■调味料
盐2茶匙、姜3片、酒少许

■做法
1. 竹荪泡水后挤干水分，切块备用。
2. 小排骨以热水汆烫，加姜片并放入开水熬煮成高汤后，除去汤面上层油脂。
3. 放入白萝卜及竹荪熬煮，起锅前以盐调味，并加入少许酒即可。

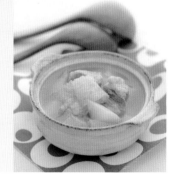

大白菜

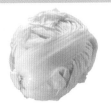

Point 高纤帮助排毒及通便

防癌抗癌有效成分

维生素B$_1$	维生素B$_2$
维生素C	吲哚 钼
膳食纤维	硒 锌

食疗功效

消除疲劳、预防感冒

- **别名** / 结球白菜、包心白菜、黄芽白菜、菘
- **主要产季** / 春夏 **秋冬**
- **性味** / 性凉味甘
- **营养成分** / B族维生素、维生素C、钙、钼、钠、硒、吲哚、锌、膳食纤维

- **适用者** / 一般大众、心血管疾病患者

- ✗ **不适用者** / 寒性体质者、肠胃功能不佳者

大白菜的防癌抗癌成分

- B族维生素 维生素B$_1$代谢人体老化废物，并维持黏膜、神经和肌肉健康。维生素B$_2$维持黏膜健康、神经和皮肤健康（故称为美容维生素），防止过氧化脂质造成的伤害。

- 维生素C 可促进细胞间胶原蛋白生长维持，并能提升免疫力，强化血管与黏膜，保护细胞免受氧化破坏。

- 钼 能防止致癌物亚硝胺的合成，并阻断亚硝胺等致癌物质在人体内发挥作用。

- 硒 是人体中过氧化酶的一种组成部分，可防止不饱和脂肪酸的氧化，并抑制可能成为致癌过氧化物与自由基的形成。

- 锌 防止氧化，促进细胞分裂、修补和成长，帮助皮肤细胞再生，强化免疫力，合成DNA、蛋白质时所需酶的构成成分。

- 吲哚 可阻碍致癌物质内代谢活性酶的作用。

- 膳食纤维 可帮助肠道蠕动与废物排出，能迅速将致癌物排出体外，有养颜排毒之功效，还能预防便秘，也可预防糖尿病和肥胖症。

防癌&保健功效

1. 早在魏晋时期的本草著作《名医别录》即记载了大白菜的药效，谓其能"通利胃肠、除胸中烦、解酒毒"，为一种清凉降泄兼补益的良品。

2. 白菜中的有效成分能舒缓热咳与喉咙发炎，并有助于降低人体胆固醇浓度与增加血管弹性，常食可预防动脉粥样硬化及其他心血管疾病。

防癌抗癌食谱 **干贝白菜** 润肺镇咳＋美白护肤

Just for **3** 人份

■材料
大白菜半棵、干贝3粒、香菇3朵

■调味料
油2大匙、鸡高汤1/2杯、盐1小匙、香油1小匙

■做法
1. 起油锅，将泡开的干贝捏碎，放入锅中爆香。
2. 大白菜洗净切块、香菇切丝，加入高汤后，放入锅内焖煮。
3. 焖煮约5分钟至菜叶软后，加入盐拌匀，淋上香油盛盘即可。

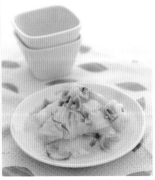

小白菜

Point 维生素C能增强免疫力

☺ 小白菜的防癌抗癌成分

● 烟酸 可帮助糖类、脂质代谢，减少体内坏胆
固醇含量。

● 维生素C 可提升人体免疫系统功能，并促进
细胞间胶原蛋白的生长与维持。

● 槲皮素 可抗氧化，有助于修复微血管，并能
预防心血管疾病。

● 萝卜硫素 可抑制致癌物质代谢，防止基因
受伤，并刺激动物与人类的细胞来制造抗
癌酶。

🍴 防癌&保健功效

① 小白菜含类胡萝卜素、维生素C、多种矿物
质及植物化学物质，有助于美化肌肤、健全
细胞组织、降血压，预防乳腺癌及前列腺癌。

② 中医认为体内热重、常感津液不足，而产生
牙龈肿胀、牙缝出血等现象的人，多食小白
菜能渐渐消除内火、改善唇舌干燥并维护牙
龈健康。

芥蓝

Point β-胡萝卜素帮助保健视力

☺ 芥蓝的防癌抗癌成分

● β-胡萝卜素 具有滤光作用，并能在体内转
化为维生素A，有抗氧化、防止基因受伤、
使活性氧无毒化及预防皮肤癌的功效。

● 叶黄素 能有效抗氧化，帮助水晶体抵抗紫
外线，避免其受损而产生白内障，还可使视
网膜免受自由基攻击，预防视觉中枢黄斑部
的退化。

● 玉米黄质 是黄体素的异构体，对人体水晶
体、视网膜及黄斑部有重要功能，还能过滤
紫外线的蓝光谱，避免自由基的伤害。

🍴 防癌&保健功效

① 叶黄素及玉米黄质能防止白内障及视网膜病
变；萝卜硫素为异硫氰酸盐的降解产物，预
防乳腺癌、前列腺癌、食道癌及结肠癌。

② 芥蓝是低草酸高钙的蔬菜，可防止骨骼疏
松；因含一种天然甲状腺肿大剂，甲状腺功
能失调者应少摄取，一般人也须适量食用。

油菜

Point 可缓解心脏病胸闷现象

防癌抗癌有效成分
维生素B2　　叶绿素
膳食纤维

食疗功效
整肠健胃、强健骨骼

- **别名** / 青江菜、油白菜、清梗白菜、小棠菜
- **主要产季** 春 夏 秋 冬
- **性味** / 性平味甘
- **营养成分** / B族维生素、维生素C、β-胡萝卜素、钙、铁

- **适用者** / 一般大众、心脏病患者
- **不适用者** / 脾胃虚弱者

油菜的防癌抗癌成分

● 维生素B2 有美容维生素之称，可维持黏膜、神经、眼睛与皮肤健康，防止过氧化脂质造成的伤害，具防癌解毒作用。

● 叶绿素 可促进人体排毒，强化生物体内的细胞壁，增强身体抵抗疾病的能力，强化循环系统、肠胃系统，帮助控制体重；有助于维持血液的碱性，也能增加血液的带氧量。

● 膳食纤维 可增加肠内益菌与粪便分量，有利于肠内废物排出、预防肠癌，也可降低血糖值、血压及血中胆固醇。

防癌&保健功效

① 油菜可清热除烦、整肠健胃，改善牙龈发肿或口干舌燥，可缓解小至宿醉呕吐、大至心脏病胸闷的现象。

② 富含β-胡萝卜素、维生素C与蛋白质，可抗氧化、促进细胞再生、保护黏膜与上皮组织，有助于维持眼睛健康与肌肤润泽。

菜心

Point 防止高血压及各种心血管病

防癌抗癌有效成分
β-胡萝卜素　　钙
维生素C

食疗功效
预防贫血、降胆固醇

- **别名** / 芸薹、芸苔、菜苔
- **主要产季** 春 夏 秋 冬
- **性味** / 性温味辛
- **营养成分** / B族维生素、维生素C、β-胡萝卜素、钙、铁、钾、膳食纤维

- **适用者** / 一般大众、产妇
- **不适用者** / 无

菜心的防癌抗癌成分

● β-胡萝卜素 可在体内转化为维生素A，能预防夜盲、干眼症及角膜软化症，并有助于提升免疫力、降低胆固醇、预防癌症。

● 维生素C 可提高铁质吸收、改善贫血，并能提升细胞表面的环磷酸腺苷的浓度，减少正常细胞发生癌变。

● 钙 可强健骨骼，并预防骨质疏松与佝偻病，调节心脏和神经活动，维持肌肉的紧张力。

防癌&保健功效

① 《本草纲目》记述菜心茎叶气味辛温，具有散血消肿之功效，可改善妇女产后的淤血腹痛症状。

② 菜心营养丰富，含β-胡萝卜素、维生素B2、维生素C、钙、铁、钾及膳食纤维，可预防贫血、调节心脏和肌肉的活动性、防止高血压与各种心血管疾病。

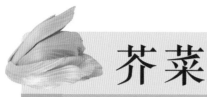

芥菜

防癌抗癌有效成分

叶酸　　　维生素C
吲哚　　　钙

食疗功效

促进食欲、缓解咳嗽

- **别名** / 刈菜、大菜、大芥、咸菜、长年菜、盖菜
- **主要产季** / 春　秋冬
- **性味** / 性温味辛
- **营养成分** / B族维生素、维生素C、β-胡萝卜素、钙、铁、磷

- **○ 适用者** / 一般大众
- **✗ 不适用者** / 高血压患者、心血管疾病患者、疮疡痔疾者

☺ 芥菜的防癌抗癌成分

- 叶酸 能帮助红细胞生成，并提高血中甲硫胺酸的量，具防癌作用。
- 维生素C 可减少体内自由基对细胞基因的伤害，避免细胞癌化。
- 吲哚 帮助男女性激素正常代谢，抑制癌细胞分裂，预防乳腺癌、子宫颈癌及前列腺癌。
- 钙 为骨骼和牙齿的组成元素，可维持神经和肌肉功能，促进骨骼成长和新陈代谢，安定神经。

防癌&保健功效

1. 芥菜因具有久煮不黄、易吸油脂且利膈开胃的特性，是年节期间家家必备的蔬菜；它富含维生素、矿物质、类胡萝卜素及吲哚，可抑制多种致癌因素，被视为有效的防癌蔬菜。
2. 酸菜、榨菜及雪里红（浙式）等腌制后的芥菜盐分极高（也含亚硝酸盐），高血压及心血管疾病患者不宜摄取。

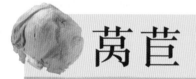

莴苣

防癌抗癌有效成分

莴苣苦素　　维生素K
钾　　　　　硒

食疗功效

镇咳助眠、促进排便

- **别名** / 生菜、莴苣、莴笋
- **主要产季** / 秋冬
- **性味** / 性凉味甘苦
- **营养成分** / B族维生素、维生素C、维生素K、β-胡萝卜素、钙

- **○ 适用者** / 一般大众、高血压患者、心脏病患者
- **✗ 不适用者** / 胃寒者、产后妇女

☺ 莴苣的防癌抗癌成分

- 莴苣苦素 增进食欲、促进消化、安定神经、止咳镇痛、降低胆固醇、润泽皮肤及抗肿瘤。
- 维生素K 可抑制钙的流失、预防骨质疏松，也能帮助人体合成凝血因子，缺乏时会造成凝血功能异常。
- 钾 可促进钠的排出、降低血压，并有利于水和电解质的平衡，利于排尿。
- 硒 增强免疫力，保护细胞膜不受自由基破坏。

防癌&保健功效

1. 莴苣茎叶中含莴苣苦素，可分解亚硝胺，预防胃癌、肠癌。莴苣为凉性蔬菜，体寒脾虚的人不宜生食或多食。
2. 中医认为，莴苣可改善食欲不振、消化不良、排尿不顺、大便秘结及产妇泌乳量不足等。
3. 莴苣营养价值极高，含有人体不可缺乏的重要元素，对预防高血压、心脏病、肾脏病具有良好的保健食疗功效。

茄科蔬菜为什么能防癌抗癌？

专家发现，希腊与克利特岛的居民长年大量食用茄子、番茄、彩椒与辣椒等茄科蔬菜，该地心脏病与癌症的发生率明显低于欧美其他国家或地区。茄科蔬菜富含β-胡萝卜素、B族维生素、维生素C、维生素K、维生素P（生物类黄酮）、番茄红素及香豆素、单烯、三烯与酚酸等植物化学物质，具有一定的防癌活性，可降低患癌症的概率。辣椒所含的辣椒素能防止细胞氧化，并可加速人体的新陈代谢；茄子中特有的龙葵碱则可抑制消化道的肿瘤，减少患胃癌的概率。

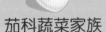

茄科蔬菜家族　　●茄子　●番茄　●青椒（彩椒）　●辣椒

番茄红素是抗氧化尖兵

茄科蔬菜含有的红色素成分称为番茄红素，与β-胡萝卜素同属于类胡萝卜素，但其在体内无法转变为维生素A。番茄红素具有强力去除体内活性氧的功效，其抗氧化作用是β-胡萝卜素的2倍，维生素E的100倍。活性氧是细胞制造能量时产生的物质，可导致细胞氧化及降低身体功能；而动脉硬化的原因之一，即为低密度脂蛋白（坏胆固醇）受活性氧氧化后，堆积于血管壁而导致的。

研究指出，若血液中含番茄红素浓度较高，患心血管病的概率会明显降低。番茄红素也能与黄体素作用，防止活性氧导致的视觉功能减退，并能保护肌肤免于紫外线伤害，预防黑斑、皱纹生成与皮肤癌。番茄红素最显著的功效莫过于对抗前列腺癌，而在抑制肺、乳腺、胃、肝、胰脏、子宫等处癌细胞的增生与繁殖方面，也有卓越功效。番茄红素有脂溶性，宜以少许的油烹调，可更有效地被人体所吸收。

极佳的血管清洁剂

茄科蔬菜中的茄子、番茄、彩椒富含矿物质钾，可调节心脏及肌肉活性，有效防止高血压。维生素C可减少体内自由基对细胞基因的伤害、避免细胞癌化，提升免疫力、促进细胞间胶原蛋白生长及缓解压力。维生素P可帮助人体对抗病毒、致癌与过敏物质，避免心脏疾病的发生。

茄科蔬菜防癌保健功效

富含营养素	防癌保健功效
维生素C	增强免疫机能、预防癌症
维生素K	预防骨质疏松、防止不正常出血
维生素P	预防心血管疾病
钾	降低血压
黄体素	抗氧化
膳食纤维	促进排便、清除肠道废物
番茄红素	抵抗前列腺癌
β-胡萝卜素	去除活性氧
胆碱	强化大脑功能与记忆力
柠檬酸	加速分解、消除疲劳因子

茄子

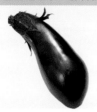

Point 富含维生素P可降低高血压

防癌抗癌有效成分

维生素C	维生素P
花青素	胆碱
绿原酸	钙

食疗功效

改善痛风、降低胆固醇

- **别名** / 茄菜、落苏、酪酥昆仑瓜、草鳖甲
- **主要产季** / 春 夏 **秋 冬**
- **性味** / 性寒味甘
- **营养成分** / B族维生素、维生素C、维生素P、类胡萝卜素、钙、铁、钾、磷、花青素、生物碱、皂苷、绿原酸、膳食纤维

- **O 适用者** / 一般大众、心血管疾病、胃癌与直肠癌患者
- **✗ 不适用者** / 异位性皮肤炎患者、结核病患者

茄子的防癌抗癌成分

- 维生素P 能增强人体细胞间的附着力，降低胆固醇，保持微血管弹性，抑制血管硬化，降低高血压。

- 花青素 可加速视紫质再生，促进视觉敏锐度，并有助于抗氧化、提升免疫力、降低糖尿病患者血糖值、提升肝脏功能及预防癌症。

- 胆碱 是传导神经冲动、调节胆囊、肝功能及卵磷脂形成的必需物质，可消除肝脏过多的脂肪，协助代谢胆固醇，并能强化大脑功能与记忆力。

- 绿原酸 有助于维护细胞活力、减少坏胆固醇、维持血管壁弹性，并保护呼吸与消化道。

- 维生素C 可减少体内自由基对细胞基因的伤害，并提高铁质吸收、改善贫血。

- 钙 可维持神经与肌肉功能、帮助骨骼生长，并促进正常凝血功能。

防癌&保健功效

1. 龙葵碱（即茄碱）能抑制消化系统肿瘤的增殖；花青素能降低自由基，达到抗衰老作用。
2. 茄子富含龙葵碱及皂苷，可与胆酸及胆固醇结合，有抗癌作用，可预防癌细胞增生。
3. 茄子每千克含有高达7200毫克的维生素P，就食疗而论，有降低高血压、防止微血管破裂的功能，也可防治咳血、坏血症及改善痛风。
4. 茄子中的葫芦巴碱及胆碱，在小肠内能结合过多胆固醇，并将其排出体外。

防癌抗癌食谱 **凉拌茄子** 保护血管＋加速新陈代谢 *Just for* **2人份**

■材料
茄子2根、红辣椒半根、葱丝少许

■调味料
橄榄油2大匙、醋2大匙、蒜蓉1茶匙、盐1茶匙

■做法
1. 茄子洗净、去蒂、对剖，每条再横切成2～3段；红辣椒去蒂及籽切末。
2. 将茄子蒸熟冷却后切成5厘米长段，置于盘中。
3. 将调味料拌匀成酱汁，淋于茄子上，加入葱丝、红辣椒末即可。

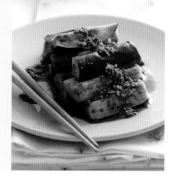

番茄

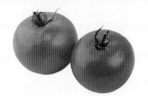

防癌抗癌有效成分

维生素C	番茄红素
柠檬酸	苹果酸
维生素P	钾

食疗功效

润滑皮肤、健胃整肠

- **别名** / 西红柿、洋柿子、番李子、洋茄
- **主要产季** / 夏季
- **性味** / 性微寒味甘酸
- **营养成分** / 维生素C、维生素E、维生素P、β-胡萝卜素、番茄红素、铁、钾、磷、柠檬酸、苹果酸、绿原酸
- ○ **适用者** / 一般大众、慢性病患者、前列腺癌患者
- ✗ **不适用者** / 胃寒者、女性痛经者、急性肠炎者

😊 番茄的防癌抗癌成分

- ● 维生素C 可抗氧化，也是形成胶原蛋白的主要物质，强化血管弹性与强度，加速伤口复原。
- ● 番茄红素 可清除体内自由基，预防心血管疾病及多种癌症。
- ● 柠檬酸 为一种重要的有机酸，能将乳酸再利用，加速分解消除疲劳因子，让氧气及营养素顺利输送至全身，增强活力，使身体的代谢顺畅。
- ● 苹果酸 能预防肌肉缺氧现象，促进能量的制造，缓解纤维肌痛的症状，并改善运动表现。
- ● 维生素P 能帮助人体对抗病毒、致癌物、毒素与过敏物质。
- ● 钾 可维持体内血液、体液之酸碱恒定，并能促进钠的排出、降低血压。

防癌&保健功效

1. 研究发现，脂肪摄入越多的人，越易患前列腺癌。番茄中的番茄红素可抑制自由基破坏细胞，防止坏胆固醇氧化而沉积血管壁，可有效预防心血管疾病，对男性前列腺也有极佳的保护作用。

2. 番茄含柠檬酸（枸橼酸）、苹果酸等有机酸，可使番茄中的高量维生素C不致因烹调而受到损失，有助于消除疲劳、延缓老化。硒能消除已形成的过氧化物，防止细胞膜遭受氧化破坏。

3. 番茄宜与蛋白质食物一起食用，有助于促进胶原蛋白合成。番茄性微寒，痛经的女性及胃寒的人应避免食用。

防癌抗癌食谱 **番茄豆腐瘦肉汤** 养颜美容+提升免疫力 *Just for* **2人份**

■**材料**
大番茄2个、豆腐2块、小白菜1棵、瘦肉100克
■**调味料**
老姜末1大匙、盐1茶匙、香油少许

■**做法**
1. 瘦肉洗净切片，用少许盐腌片刻。
2. 番茄洗净切片，豆腐剖半切片，小白菜切小段。
3. 大火油爆姜末约1分钟散出香味后，锅内放水5碗煮滚后改用小火，放入白菜外的材料。
4. 最后加入小白菜，煮滚熄火，以香油及盐调味，即可盛出食用。

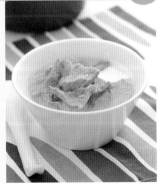

青椒（彩椒）

Point β-胡萝卜素与维生素C含量是蔬菜之冠

防癌抗癌有效成分
β-胡萝卜素　烟酸
维生素C　　维生素K

食疗功效
消除疲劳、视力保健

- **别名** / 甜椒、彩甜椒、番椒
- **主要产季** / 春 夏 秋 冬
- **性味** / 性平味甘
- **营养成分** / 维生素B₁、维生素B₂、维生素C、维生素K、维生素P、β-胡萝卜素

○ **适用者** / 一般大众

✕ **不适用者** / 痔疮患者、食道炎患者

青椒（彩椒）的防癌抗癌成分

- β-胡萝卜素 为维生素A的前体，可预防夜盲症、白内障及防止体内器官氧化。

- 烟酸 可改善血液循环、强化脑神经。

- 维生素C、维生素K 维生素C提升免疫力，防止细胞氧化，强化血管、黏膜。维生素K能促进凝血因子产生，防止不正常出血，并可抑制钙的流失、预防骨质疏松。

防癌&保健功效

1. 青椒与彩椒是辣椒的变种，营养成分丰富，其中β-胡萝卜素与维生素C的含量高居所有蔬菜之冠。

2. 青椒与彩椒富含有机硒，经常食用可强化指甲，滋养发根，活化肌肤细胞组织，促进新陈代谢，具美容功效；维生素P可强化微血管，并预防牙龈、视网膜出血及脑血管出血。

3. 除果肉外，青椒内的柔纤部分含有更多的膳食纤维，可促进排便，预防大肠癌。

辣椒

Point 辣椒素利于食物的消化吸收

防癌抗癌有效成分
辣椒素　　辣椒红素
维生素C　维生素P

食疗功效
促进食欲、帮助消化

- **别名** / 尖椒、棒椒、番椒
- **主要产季** / 春 夏 秋 冬
- **性味** / 性热味辛
- **营养成分** / B族维生素、维生素C、维生素P、β-胡萝卜素、钾、镁

○ **适用者** / 一般大众、贫血者体寒及感冒者

✕ **不适用者** / 痔疮患者、胃溃疡患者、肺结核患者

辣椒的防癌抗癌成分

- 辣椒素 能中和体内多种有害含氧物质，抑制前致癌物激活酶，预防细胞癌变。

- 辣椒红素 存在于辣椒皮中的类胡萝卜素，可预防自由基形成，防止低密度脂蛋白（坏胆固醇）被氧化为有害的形态。

- 维生素C 可抗氧化，并增强毛细血管的抗压力，维持血管正常弹性。

- 维生素P 其抗氧化力可抑制癌细胞生长，阻断癌症发生。

防癌&保健功效

1. 辣椒含辣椒素，能刺激口腔内唾液腺，增加唾液分泌，加快胃肠蠕动，利于食物的消化吸收，并具有抗炎及抗氧化作用，有助于降低患心脏病、癌症、慢性病的风险。

2. 中医认为辣椒在寒冷之处可起到温中祛寒的功效，闷热潮湿之地则有开胃除湿之效。

根茎类蔬菜为什么能防癌抗癌?

根茎类作物为传统农家中常见的食材，过去在料理中往往仅担任次要的角色，如今却因含有防癌抗癌的有效成分而备受瞩目。根茎类蔬菜富含类胡萝卜素、多种维生素与矿物质、蛋白质、碳水化合物、膳食纤维等营养成分及诸多微量元素，除有抗氧化、排水调理的功能外，也有益于肠道的修复与细胞的重整，对于亚洲人发生率甚高的消化器官癌症具有极佳的防治作用。

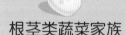 根茎类蔬菜家族 ●甘薯 ●土豆 ●山药 ●竹笋 ●芜菁 ●芦笋 ●姜 ●甜菜

良好的蛋白质与糖类来源

根茎类蔬菜中的甘薯、土豆及山药含植物性蛋白与糖类（碳水化合物）；蛋白质是构成细胞质的重要物质，亦为人体细胞、组织修复及生长所必需的营养素；生物需要能量时，细胞首先分解糖类，其次脂质，最后才是蛋白质；糖类可供给身体所需能量、增加脑部的活力、保护人体组织蛋白质免于分解消耗、避免脂肪酸氧化不完全时引起的酮酸中毒，并能合成肝糖储存于肝脏和肌肉中，以维持肌肉耐力及血糖稳定。

黏蛋白可促进胆固醇排泄

甘薯、土豆及山药中的黏蛋白为一种多糖及蛋白质的混合物，有助于维持人体血管壁的弹性、防止动脉粥样硬化、促进胆固醇排泄，并能保护人体呼吸道、消化道、关节腔和浆膜腔，有很好的润滑和抗炎作用。

平民食材跃升为防癌明星

根茎类蔬菜富含类胡萝卜素，有助于恢复细胞间的联系、终止肿瘤生长，可有效预防乳腺癌、胃癌、大肠癌、前列腺癌、子宫内膜癌及心血管疾病。膳食纤维可预防便秘及憩室炎等消化道症状，能促进消化道健康。

根茎类蔬菜防癌保健功效

富含营养素	防癌保健功效
维生素C	清除自由基、强化血管与黏膜
B族维生素	消除疲劳
钾	促进钠的排出、降低血压
磷	促进糖类、脂类及蛋白质的新陈代谢
黏蛋白	增强机体免疫力
膳食纤维	防止致癌物质吸附肠内
类胡萝卜素	抗氧化、降低癌症发生率
糖类	供给身体所需能量
蛋白质	构成细胞质的重要物质
薯蓣皂苷	预防自身免疫性疾病

甘薯

缓和女性更年期各种病症

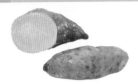

防癌抗癌有效成分

β-胡萝卜素　赖氨酸
黏蛋白　　　烟酸
亚油酸

食疗功效
保健视力、舒缓压力

- **别名** / 地瓜、番薯、红薯、甜薯
- **主要产季** / 春夏秋冬
- **性味** / 性平味甘
- **营养成分** / 维生素B1、维生素B2、维生素B6、维生素B12、维生素E、维生素K、β-胡萝卜素、烟酸、钙、铜、钾、磷、黏蛋白、糖类
- **○ 适用者** / 一般大众、夜盲症患者
- **✗ 不适用者** / 胃溃疡者、容易胀气的人

☺ 甘薯的防癌抗癌成分

- ● β-胡萝卜素 为维生素A的前体，能抑制致癌物与DNA结合，促使初期癌化的细胞死亡，抑制癌症。

- ● 赖氨酸 可帮助钙质吸收，促进胶原蛋白形成，帮助抗体激素及酶的制造，并能辅助治疗单纯性疱疹。

- ● 黏蛋白 可帮助坏胆固醇排出，控制体内血糖值，避免肝肾中的结缔组织萎缩。保护人体的呼吸道、消化道与关节腔，有极佳的润滑与抗炎的功效。

- ● 烟酸 可帮助糖类、脂质代谢，减少体内坏胆固醇含量。

- ● 亚油酸 能降低血液中不良的胆固醇，预防心血管疾病。

🔬 防癌&保健功效

❶ 去氢表雄酮是一种抗癌物质，可预防心血管疾病、糖尿病、乳腺癌及结肠癌；类雌激素可使皮肤保持光泽柔润，并有助于缓解女性更年期各种病征。

❷ 甘薯外皮含绿原酸，可分解致癌物亚硝酸盐，预防癌症。

❸ 甘薯含丰富的糖类、膳食纤维、维生素A、B族维生素、维生素C、维生素E、维生素K等，可补充人体能量，增进身体与脑部活力，并有促进胃肠蠕动、改善便秘、降低胆固醇、预防动脉硬化等作用。

防癌抗癌食谱 **甘薯牛奶** 改善便秘＋整肠润肤 *Just for* **2人份**

■材料
甘薯2根、牛奶1000毫升
■调味料
果糖少许（视个人口味添加）

■做法
❶ 将甘薯洗净去皮，切块蒸熟备用。
❷ 放入搅拌机内加牛奶搅拌均匀。
❸ 倒入杯中，加入少许果糖调味。

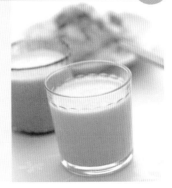

土豆

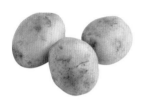

Point 富含钾，可以维护心血管健康

防癌抗癌有效成分

维生素B$_1$	维生素B$_2$
维生素B$_6$	叶酸
维生素C	铬钾

食疗功效

促进代谢、增强抵抗力

- **别名**／土豆、洋山芋、山药蛋
- **主要产季**／ 春 夏 秋 冬
- **性味**／性平味甘
- **营养成分**／维生素B$_1$、维生素B$_2$、维生素B$_6$、维生素C、烟酸、叶酸、钙、铬、钾、镁、磷、锌、醌类、酚类、糖类

- ○ **适用者**／一般大众、便秘者、手术后腹胀患者
- ✗ **不适用者**／肾炎患者

土豆的防癌抗癌成分

- B族维生素 维生素B$_1$能消除疲劳、代谢老化废物，维持黏膜、神经与肌肉健康，并有助于改善烦躁或沮丧的心情。维生素B$_2$可辅助细胞的氧化还原作用，并维持黏膜、神经、眼睛和皮肤健康。维生素B$_6$可促进脂肪代谢，也是神经传导物质重要的合成元素。

- 铬 可促进胰岛素作用、提高葡萄糖进入细胞的效率，并活化葡萄糖代谢，有助于防治糖尿病。

- 钾 可促进尿酸随尿液排出体外，预防痛风。维持体内血液、体液的酸碱恒定，并能促进钠的排出、降低血压。

- 维生素C 为保护人体细胞最有效的抗氧化剂，可维护牙龈及免疫系统健康。

- 叶酸 促进核酸及蛋白质形成，使胎儿发育正常。

防癌&保健功效

1. 中医认为，土豆有益消化不良、肠胃不和、大便不畅等症状。

2. 土豆富含植物蛋白质，为人体细胞、组织修复及生长的必需营养素；碳水化合物为人体每日大脑活动与肌肉运动必需的补充源泉。

3. 土豆能提供人体每日所需钾的21%，堪称蔬果之最；钾有助于身体排泄过剩的水分，可收缩肾脏血管，有利尿作用，并可预防高血压、动脉粥样化等心脑血管疾病。

4. 多吃土豆可增加脑内神经传递物质血清素的含量，有助于缓解忧郁，使人心情舒畅。

防癌抗癌食谱 **土豆烘蛋** 消除疲劳＋促进胶原合成 *Just for* **2** 人份

■**材料**
土豆3个、洋葱1个、鸡蛋6个
■**调味料**
盐少许、牛奶1/4杯、酸奶油酌量

■**做法**
1. 将洋葱、土豆去皮切丁。
2. 起油锅先将洋葱及土豆炒软。
3. 鸡蛋加入牛奶用力搅打至发泡。
4. 将蛋液倒入炒软的土豆及洋葱中，加盐及酸奶油。
5. 至蛋液略为凝固，边缘成金黄色时，转小火焖片刻让中心熟透，即可以起锅盛盘。

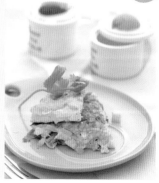

山药

Point 含雌激素，故不可长期大量食用

防癌抗癌有效成分
薯蓣皂苷　薯蓣多糖体
多巴胺

食疗功效
促进食欲、修复黏膜

- **别名** / 淮山、山芋、山薯
- **主要产季** / 春夏**秋冬**
- **性味** / 性平味甘
- **营养成分** / B族维生素、维生素K、钾、锗、镁、多糖体、多巴胺、黏蛋白、皂苷
- **适用者** / 一般大众、久病体虚者、糖尿病患者
- **不适用者** / 便秘者、腹胀者

😊 山药的防癌抗癌成分

● 薯蓣皂苷 为人体制造激素的原料之一，会在人体内转化为去氢表雄酮，有天然激素的功效，可改善更年期不适、预防自身免疫性疾病与癌症。

● 薯蓣多糖体 可提高巨噬细胞能力与T细胞增值，能调节人体免疫功能，并对抗突变的癌细胞。

● 多巴胺 能扩张血管、促进血液循环，并能帮助改变情绪、传递愉快信息，有助于提升免疫力及预防帕金森氏症。

防癌&保健功效

1. 山药所含的薯蓣多糖体、薯蓣皂苷、黏蛋白等化学物质具有多种有益生命活动的生理功能，有助于增强免疫作用、防止细胞突变、抑制癌细胞增殖与修复黏膜。
2. 山药中黏液多糖物质与无机盐结合后可形成骨质，使软骨具有一定的弹性。

竹笋

Point 具有低热量、低脂肪和高纤维的优点

防癌抗癌有效成分
膳食纤维　　钾　磷

食疗功效
降低血压、健胃整肠

- **别名** / 笋子、竹肉
- **主要产季** / 春夏**秋冬**
- **性味** / 性微寒味甘
- **营养成分** / 钙、铁、钾、磷、多巴胺、蛋白质
- **适用者** / 一般大众、便秘者、肥胖者
- **不适用者** / 关节炎、痛风者、肾脏病患者、结石患者

😊 竹笋的防癌抗癌成分

● 膳食纤维 可延缓血糖上升速度、帮助调节血中胆固醇，也能使排便顺畅，对消化道的生理有重要的影响，还可降低罹患痔疮、大肠癌的危险，也会间接影响到体内的代谢和免疫功能。

● 钾 可促进钠随尿液排出体外，维持体内水分平衡并能降低血压，有助于维持肌肉、心脏和肾的正常功能。

● 磷 体内的磷酸盐具有缓冲作用，可维持体内的血液、体液酸碱平衡。

防癌&保健功效

1. 竹笋具有低热量、低脂肪与高纤维的优点，另含丰富的钾与磷，可清热解毒、降血压、改善糖尿病，并能促进消化。
2. 竹笋中的膳食纤维，可以消除体内堆积的脂肪，刺激肠道蠕动及改善便秘，可降低胆固醇及防治高血压、糖尿病、肥胖病。

芜菁

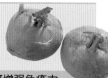

Point 经常摄取可增强免疫力

> **防癌抗癌有效成分**
> 赖氨酸 色氨酸 钾 磷

> **食疗功效**
> 帮助消化、降低血压

- **别名** / 大头菜、结头菜、蔓青、疙瘩菜、诸葛菜
- **主要产季** / 春夏 **秋** **冬**
- **性味** / 性凉味苦
- **营养成分** / B族维生素、维生素C、维生素P、β-胡萝卜素、钾、镁、磷、异硫氰酸盐、吲哚
- ○ **适用者** / 一般大众、酒醉者
- ✕ **不适用者** / 体质偏寒、病后体虚、容易胀气者

☺ 芜菁的防癌抗癌成分

- ● 赖氨酸 可促进钙质吸收与胶原蛋白形成，并协助人体制造抗体激素及酶。

- ● 色氨酸 为形成血清素的必要原料，有助于改善睡眠，缓解焦躁及抑郁，并能加强免疫功能，减少患心脏血管疾病的机会。

- ● 钾 降低血压，可处理体内废物，促进代谢。

- ● 磷 可使人体血液、体液保持酸碱平衡，并能促进成长发育。

🔒 防癌&保健功效

1. 芜菁是芥菜的变种，为根用芥菜，中医认为能开胃消食、利尿除湿，并促进身体水、电解质平衡。

2. 芜菁中的粗纤维可刺激肠道蠕动、改善便秘，并有降低血糖、血压及胆固醇等作用。酒醉后食用，具有解酒醒酒的效果。

3. 芜菁叶富含β-胡萝卜素与维生素C，有极佳的抗氧化作用。

芦笋

Point 芸香苷强化血管及预防高血压

> **防癌抗癌有效成分**
> 芸香苷　天门冬氨酸
> 果糖

> **食疗功效**
> 改善贫血、消除疲劳

- **别名** / 笋尖、文山竹、石刁柏、野天门冬、松叶土当归
- **主要产季** / 春夏 **秋冬**
- **性味** / 性寒味甘
- **营养成分** / B族维生素、维生素C、维生素E、维生素P、β-胡萝卜素、钙
- ○ **适用者** / 一般大众、孕妇
- ✕ **不适用者** / 痛风者、泌尿道结石患者

☺ 芦笋的防癌抗癌成分

- ● 芸香苷 可强化血管及预防高血压、动脉硬化，此外芸香苷特别具有利尿效果，有助于人体的排毒。

- ● 天门冬氨酸 能促进新陈代谢，提高蛋白质的合成作用，有助于消除疲劳和滋养身体。

- ● 果糖 为益生素的一种，可配合大分子的膳食纤维，共同增进肠道健康与预防大肠癌。

🔒 防癌&保健功效

1. 芦笋为优良的抗氧化碱性食品，可帮助预防肺、皮肤、淋巴腺、膀胱等癌症。

2. 芦笋含有适量的钙、钾与镁三种矿物质，有助于降低血压并预防心血管疾病；硒为协助人体制造谷胱甘肽的重要成分，可强化免疫机能，并抑制不饱和脂肪酸氧化，避免过氧化脂质造成动脉硬化。

3. 叶酸为天然抗氧化剂，可促进骨髓中红细胞的合成，预防贫血。

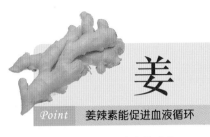

姜

防癌抗癌有效成分

姜烯酚　姜辣素　钾
维生素C　姜醇

食疗功效

促进消化、增强食欲

- **别名** / 生姜、姜仔、姜母
- **主要产季** / 春夏**秋冬**
- **性味** / 性温味辛
- **营养成分** / B族维生素、维生素C、钾、镁、磷、锌、姜辣素
- ○ **适用者** / 一般大众、产妇、感冒患者
- ✗ **不适用者** / 痔疮患者、肝炎患者、糖尿病患者

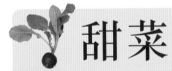

甜菜

防癌抗癌有效成分

甜菜碱　　叶酸
维生素B12

食疗功效

降血压、辅助治疗溃疡

- **别名** / 甜菜根、牛皮菜
- **主要产季** / 　　**秋**
- **性味** / 性凉味甘
- **营养成分** / 维生素B12、维生素C、β-胡萝卜素、叶酸、钙
- ○ **适用者** / 一般大众、贫血者、消化不良者
- ✗ **不适用者** / 肥胖者

☺ 姜的防癌抗癌成分

- 姜烯酚 有止吐、缓和恶心的功能。
- 姜醇 有助于预防心血管疾病，并具有抗炎的效用，可缓治骨关节炎，并抑制癌细胞转移。
- 姜辣素 能抗氧化，有助于抑制肿瘤生成，并可刺激胃液分泌、促进消化；具有利胆作用，可防治胆囊炎和胆结石。
- 维生素C 能防止体内器官氧化，并强化血管及黏膜。
- 钾 可预防动脉粥样硬化、高血压、卒中等。

🦷 防癌&保健功效

1. 姜醇可抗炎，并抑制血小板凝结，有利于心血管疾病的预防。膳食纤维素能改善肠胃蠕动不良，预防便秘及大肠癌。
2. 姜的辣味主要成分为姜辣素及其分解物姜油酮及姜烯酚，能增进食欲、缓解呕吐症状、促进血液循环，进入人体后能产生一种抗氧化酶，可抵抗人体内的有害物质并预防衰老。

☺ 甜菜的防癌抗癌成分

- 甜菜碱 能扩张血管、降低血压，并能抑制血中脂肪、协助肝脏细胞再生与解毒。
- 叶酸 在妊娠期间极其重要，因为它有助于预防胎儿的先天性缺陷症，也可保护心血管，减少高半胱氨酸这种与心脏病风险相关的氨基酸，并预防细胞出现癌变。
- 维生素B12 可提振精神、促进食欲，并协助DNA合成及改善贫血症状。

🦷 防癌&保健功效

1. 甜菜碱有诸多药理作用，可促进生长、提升肝中的磷脂含量；具有保肝作用，并能降低血脂及抑制癌细胞形成。
2. 甜菜根和叶均可食用，富含叶酸、维生素B12与铁质，为造血系统中的重要成分，可预防恶性贫血，增强免疫力，并协助DNA合成。
3. 色如红宝石的甜菜味道清甜，而且营养丰富，古希腊人将甜菜美称为"阿波罗的礼物"。

百合

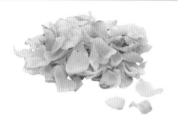

防癌抗癌有效成分

秋水仙碱　　硒
维生素C

食疗功效

清燥润肺、宁心安神

- **别名** / 重迈、中庭、摩罗
- **主要产季** / 秋
- **性味** / 性平味甘
- **营养成分** / 维生素B₁、维生素B₂、维生素C、蛋白质、脂肪、硒、钙、磷、铁

○ **适用者** / 一般大众、病后调养者

✗ **不适用者** / 无

😊 百合的防癌抗癌成分

● 秋水仙碱 是一种生物碱，能抑制癌细胞的分裂，阻止癌细胞生长繁殖，对肉瘤、子宫颈癌有较强抑制作用，并且对化疗、放疗后细胞减少症状有治疗作用，可用于治疗恶性淋巴瘤。

● 维生素C 有抗氧化作用，可防止自由基对身体细胞的损伤，抑制癌细胞生长，并能排除体内的有毒物质，提高身体防御能力，避免癌症。

● 硒 能够帮助身体抗氧化，抑制过氧化脂质增加，保护身体的细胞不和癌细胞结合，并且能够促进维生素C的吸收，抑制黄曲霉毒素引起的突变，有抗癌作用并增强体力，改善体质。

🐷 防癌&保健功效

❶ 在肿瘤的预防和治疗方面，百合在体内能促进吞噬癌症细胞的功能，提高身体的免疫能力，并且能显著抑制黄曲霉毒素的致病突变作用，可辅助治疗肺癌、鼻咽癌、皮肤癌、乳腺癌等。

❷ 鲜百合与粳米一起煮粥，再调入适量的冰糖或蜂蜜后食用，对增强体质、抑制癌细胞生长、缓解放疗的反应，具有良好的效果，适合进行放疗的病患者食用。

❸ 若在癌症进行放射治疗后，出现了体力不济、心烦口干、食欲不振等症状时，也可食用百合来减缓症状和不适的感觉。

❹ 百合含有秋水仙碱等多种生物碱，这些成分综合作用于人体，不仅具有良好的营养滋补功效，而且对于病后调养的患者也大有帮助。

 防癌抗癌食谱 豆干百合炒鸡柳 补脑安神+滋补元气 *Just for* **4** 人份

■**材料**

鸡柳120克，鲜百合20克，甜椒、豆干3块，蒜、姜泥、花生各适量

■**调味料**

酱油、糖、粟粉各1/4匙，鱼露、胡椒、香油各适量

■**做法**

❶ 鸡柳跟调味料拌匀，甜椒去籽切条状，豆干洗净切丝，鲜百合分成片状。

❷ 用热锅炒蒜、姜，之后加入鸡柳炒拌。

❸ 加入豆干、甜椒、百合、调味料、花生炒熟即可食用。

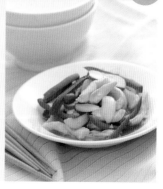

葱蒜韭类蔬菜为什么能防癌抗癌?

国人熟知葱蒜韭类蔬菜具有调味、提味与提色的料理功能，而其具备的药理价值其实也不容小觑。此类蔬菜含有丰富的无机盐，如铁、磷、硒、硫等，是构成若干具有特殊生理功能物质的重要成分。硫化物如异硫氰酸盐及硫化丙烯基，具有抗氧化作用，可除去活性氧，预防细胞老化，减少患胃癌及大肠癌的概率，并可调节体内血糖，改善糖尿病，也能降低血脂，防止动脉硬化；硒为协助人体制造抗氧化酶谷胱甘肽的重要成分，能保护细胞、血液免受自由基侵害，抑制不饱和脂肪酸氧化所引发的心血管老化病变。

葱蒜韭类蔬菜家族　　●洋葱　　●葱　　●大蒜　　●蒜苗　　●韭菜

蒜素具有强效杀菌作用

洋葱、葱、大蒜与蒜苗中的蒜素，具有强效杀菌作用，可防止消化道的细菌感染，并能降低血小板黏度，防止其黏附于血管壁而导致动脉硬化，另也有助于降低肝脏中胆固醇的合成，并活化肝脏中的解毒酶。

抗氧化的β-胡萝卜素

洋葱、葱、蒜苗与韭菜富含β-胡萝卜素，可在体内转化为维生素A，能使黏膜强韧，协助黏液正常分泌，抑制细菌在体内的孳生，并能防止体内器官氧化与细胞膜受伤，预防乳腺癌、胃癌、大肠癌、前列腺癌及子宫内膜癌。

葱蒜韭性温可以协助体内祛湿

气温下降、降雨频繁，在温湿变化剧烈的日子，最易导致皮肤过敏的症状，也可能引发困倦、食欲减退、手脚冰冷与呼吸道和肠胃方面的炎症。应对这种情况，除应避免摄取过量的寒性食物以免伤害脾胃外，在

烹调时加入适量的葱、蒜、韭等蔬菜，能起到温补阳气、调理脾胃，加强排除体内多余的湿气、消灭病菌、强化免疫机能的作用，它们还可作为雨季时对湿度变化格外敏感的心脏病、肾脏病、气喘、关节炎及癌症患者的调养食材。

葱蒜韭类蔬菜防癌保健功效

富含营养素	防癌保健功效
维生素B₁	维持黏膜、神经和肌肉健康
维生素C	清除自由基、强化血管与黏膜
硒	防止细胞遭到氧化破坏
蒜素	杀菌、增强免疫力
硫化丙烯基	增进食欲、降血脂、防癌
异硫氰酸盐	去除活性氧
β-胡萝卜素	降低癌症发生率
槲皮素	抗菌、消除自由基
膳食纤维	使排便顺畅
前列腺素A	降低血压、预防血栓

洋葱

Point 硫化物可降低血脂和血糖

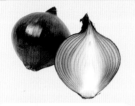

防癌抗癌有效成分

硫化丙烯基	蒜素
异硫氰酸盐	槲皮素
维生素C	钙
前列腺素A	

食疗功效

增进食欲、促进消化

- **别名** / 玉葱、球葱、葱头、大葱头
- **主要产季** / 春 夏 冬
- **性味** / 性温味辛
- **营养成分** / B族维生素、维生素C、β-胡萝卜素、钙、钾、磷、硒、锌、蒜素
- ○ **适用者** / 一般大众、消化不良者
- ✗ **不适用者** / 热病患者、容易胀气的人

☺ 洋葱的防癌抗癌成分

- **蒜素** 为天然抗生素，能加强毛细管收缩，消除细菌，增强免疫力，预防动脉硬化及降低肝脏中胆固醇的合成。
- **硫化丙烯基** 能增进食欲、降血脂和预防癌症。
- **异硫氰酸盐** 可抑制由黄曲霉毒素与加工食品内的亚硝胺等致癌物质所导致的癌症。
- **槲皮素** 为多酚的一种，能抗菌、消除自由基、保护神经细胞并预防癌症。
- **前列腺素A** 能舒张血管，减少心脏冠状动脉阻力，并有降低血压和预防血栓形成的作用。
- **维生素C** 能保护人体细胞免受自由基侵害，可维护免疫系统健康，并促进细胞间胶原蛋白的生长与维持。
- **钙** 可预防骨质疏松，维持正常凝血作用，并有解除烦躁、安定神经的作用。

🦷 防癌&保健功效

① 维生素B1可消除疲劳，预防脚气病及神经炎，并能代谢老化废物；钙有助于骨骼成长并维持神经与肌肉的功能；硒可防止细胞氧化，预防白内障及癌症。

② 洋葱富含多种维生素、矿物质及硫化物，有助于延缓细胞氧化、杀菌、改善高血压与动脉硬化，并有促进肠胃蠕动的功效。

③ 洋葱中的硫化物包含蒜素、硫化丙烯基和异硫氰酸盐，具有降低体内血脂与血糖的功效，可预防动脉硬化及糖尿病。

防癌抗癌食谱 ## 洋葱炒蛋 润泽肌肤＋促进胶原形成 *Just for* ② 人份

■**材料**
洋葱1个、鸡蛋3个
■**调味料**
橄榄油2大匙、盐1小匙

■**做法**
❶ 洋葱去皮切丝、蛋打成蛋液备用。
❷ 热一大匙油，以小火把洋葱丝慢慢炒软至透明。
❸ 将蛋液均匀撒在洋葱丝上后改用大火，待蛋液半凝固时，将鸡蛋炒散即可盛盘食用。

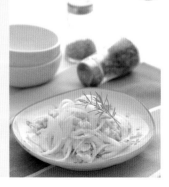

大蒜

Point 蒜素可加速癌细胞死亡

防癌抗癌有效成分
蒜素 硫化丙烯基 硒

食疗功效
促进食欲、降低胆固醇

- **别名** / 蒜头、胡蒜、独蒜
- **主要产季** / 春夏秋冬
- **性味** / 性温味辛
- **营养成分** / 维生素B₁、维生素B₂、维生素C、维生素D、烟酸、钙、铁、锗、磷、硒、锌、蒜素
- ⭕ **适用者** / 一般大众、感冒患者、心血管疾病患者
- ❌ **不适用者** / 肠胃疾病患者、溃疡病患者、眼疾患者

😊 大蒜的防癌抗癌成分

- ● 蒜素 可杀菌、活化肝脏中的解毒酶，且具有降血糖作用，能够促进胰岛素发挥作用及肝糖的合成。
- ● 硫化丙烯基 可扩张血管壁，降低血压与血脂，防止血栓形成及动脉硬化。
- ● 硒 可保护细胞免受自由基攻击，并能防止过氧化脂质造成动脉硬化，引发心血管病变。

🍴 防癌&保健功效

1. 大蒜的主要成分蒜素为一种抗菌广、毒性小的植物抗菌素，可防止癌细胞血管增生、加速癌细胞死亡或缩小，对痢疾杆菌、大肠杆菌及金黄色葡萄球菌也有很强的抑制作用，有助于预防流行性感冒、流行性脑脊髓膜炎、肺结核、腹泻、痢疾、伤寒等病症。
2. 大蒜为国人日常不可或缺的调味料。《本草备要》记载大蒜的功用为开胃健脾、通五脏、达诸窍、破症积、化肉食。

蒜苗

Point 蒜素可消灭病原菌和寄生虫

防癌抗癌有效成分
蒜素　　　　膳食纤维
维生素B₁　　磷

食疗功效
杀菌排毒、保护肝脏

- **别名** / 蒜毫、青蒜
- **主要产季** / 春秋冬
- **性味** / 性温味苦辛
- **营养成分** / B族维生素、维生素C、β-胡萝卜素、钙、铁、磷、硒、锌、蒜素
- ⭕ **适用者** / 一般大众、感冒者
- ❌ **不适用者** / 肠胃疾病患者、溃疡病患者、眼疾患者

😊 蒜苗的防癌抗癌成分

- ● 蒜素 对病原菌和寄生虫都有良好的杀灭作用，可驱虫、预防流感、防止伤口感染并治疗感染性疾病。
- ● 膳食纤维 能使排便顺畅，对消化道的生理作用有重要影响，并可延缓血糖上升速度，帮助调节血中胆固醇。
- ● 维生素B₁ 能消除疲劳、促进糖类代谢。
- ● 磷 可维持体内的血液和体液的酸碱平衡，并能促进糖类、脂类、蛋白质的新陈代谢。

🍴 防癌&保健功效

1. 蒜苗具有降血脂及预防冠心病、血栓和动脉硬化的作用，且有助于保护肝脏，诱导肝细胞脱毒的活性，并能阻断亚硝胺致癌物质的合成，预防癌症发生。
2. 蒜苗富含维生素、无机盐类、类胡萝卜素、碳水化合物及硫化合物，可杀菌、促进食欲、预防流感。

韭菜

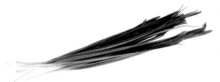

Point 温补肝肾但不宜天天食用

防癌抗癌有效成分

硫化丙烯基　叶绿素
β-胡萝卜素　维生素B2
维生素C

食疗功效

降低血脂、促进胃肠蠕动

- **别名** / 扁菜、长生草、起阳草、壮阳草
- **主要产季** / 春夏秋冬
- **性味** / 性温味辛甘
- **营养成分** / B族维生素、维生素C、β-胡萝卜素、钙、铁、钾、磷、锌、硫化丙烯基
- ○ **适用者** / 一般大众、阳痿患者
- **不适用者** / 眼疾患者、体质
- ✗ 偏热者、胃病患者

韭菜的防癌抗癌成分

- 硫化丙烯基 可防止细胞突变与癌变，并阻断细菌产生有毒物质的毒性，且能降血脂、防止动脉硬化。

- 叶绿素 可强化循环及肠胃系统、增强身体抵抗疾病的能力，并能帮助控制体重。

- β-胡萝卜素 在体内形成维生素A，可抗氧化，也是肝脏中重要的营养素，有助于肝脏细胞的修复，并能协助B族维生素、维生素E、维生素D与钙、磷、锌发挥效用。

- 维生素B2 可促进人体成长，帮助头发、皮肤、指甲等细胞再生。

- 维生素C 有助于防止细胞氧化，并能强化血管及黏膜，活化脑部神经，增进智力。

防癌&保健功效

① 就现代医学的观点，韭菜含丰富的膳食纤维，可促进肠道蠕动，预防大肠癌，而且能与胆酸（胆固醇的代谢产物）结合成不易为人体所吸收的复合体，可降低胆固醇，有预防及治疗动脉硬化、冠心病等疾病的作用。

② 韭菜就中医膳疗的角度而言，能活血化淤、理气降逆、解毒止血、温肾壮阳，因能治阳痿、早泄，故又名"起阳草"。

③ 韭菜以"春初早韭"为最合时的鲜嫩佳蔬；春天人体肝气易偏旺，会影响到脾胃的消化与吸收，多食韭菜可养肝并增强脾胃之气。

防癌抗癌食谱 **韭菜木耳肉丝** 消除疲劳＋美肤润色 *Just for* **2** 人份

■**材料**
韭菜1把、猪里脊肉100克、鲜木耳2大片

■**调味料**
盐1小匙、酱油2大匙、米酒1大匙、油3大匙

■**做法**
① 韭菜洗净切成3～4厘米小段，鲜木耳切丝。
② 里脊肉切丝，以酱油与米酒腌制约10分钟。炒锅入油烧热，肉丝下锅炒至半熟捞出。
③ 倒出锅内余油剩1匙半，将韭菜翻炒至熟，加盐调味。
④ 加入肉丝及木耳丝拌炒片刻即可。

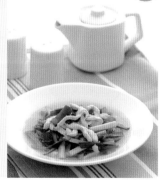

葱

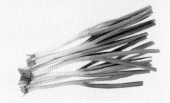

Point 有机硫化物能降低患癌概率

防癌抗癌有效成分

硫化物　　　苹果酸
β-胡萝卜素　维生素B$_1$
维生素B$_2$　　硒

食疗功效

消除疲劳、镇定神经

- **别名** / 小葱、青葱、大葱、菜伯、和事草、和事菜
- **主要产季** / 春 夏 秋 冬
- **性味** / 性温味辛
- **营养成分** / B族维生素、维生素C、β-胡萝卜素、钙、铁、磷、硒、苹果酸、蒜素、硫化丙烯基
- **适用者** / 一般大众、脑力工作者
- **不适用者** / 肠胃疾病患者、溃疡病患者、多汗者

葱的防癌抗癌成分

- **硫化物** 可抑制肠胃道的细菌，促使食物内的硝酸盐与蛋白质结合，而阻断致癌物亚硝胺的形成，即阻断后续的致癌过程。

- **苹果酸** 可促进能量的制造，增进体能耐力并改善运动表现。

- **β-胡萝卜素** 为维生素A的前体，可使黏膜强韧，防止自由基伤害细胞膜，并能降低胆固醇，预防心脏病与癌症。

- **B族维生素** 维生素B$_1$能保持神经机能正常，并有助于改善焦躁沮丧的情绪。维生素B$_2$可缓治焦虑、疲乏、健忘和失眠，并协助蛋白质、脂肪与糖类的代谢。

- **硒** 可构成人体内的谷胱甘肽，能调控及启动细胞的免疫机能，并协助人体排除毒素。

防癌&保健功效

1. 葱的辛味主要来自有机硫化物成分（蒜素、硫化丙烯基及异硫氰酸盐），能活化人体内抑制致癌物酶，降低身体罹患癌症的概率，也可提高B族维生素的作用，有助于消除疲劳。

2. 葱绿色部分的黏液主要含多糖体，能与体内不正常细胞（如癌细胞）凝集而达到抑制效果。

3. 《本草纲目》描述葱有"安中利五脏、杀百药毒、根治伤寒及通关节、止血"等功效。葱虽是调味饮食的配角，却具有提升免疫力与防癌的作用。

防癌抗癌食谱 **葱白瘦肉粥** 预防流感＋增强体力 *Just for* **2人份**

■材料
葱白3段、瘦猪肉120克、圆糯米30克、水8～9杯
■调味料
盐1小匙

■做法
1. 圆糯米加水煲滚后以中小火熬煮。
2. 葱白去头须，切细丝；猪肉切丝。
3. 待圆糯米粥熟成后，放入猪肉丝。
4. 加盐调味，临起锅时加入葱丝焖一下即可。

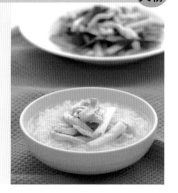

伞形科蔬菜为什么能防癌抗癌？

伞形科植物通常茎部中空，有芳香气味，包括胡萝卜、芹菜、香菜、莳萝、西芹等，其恰如伞骨排列的小花轴或花梗称为伞状花序。此类蔬菜含有充分的类胡萝卜素、B族维生素、维生素C、钙、钾、磷、糖类、蛋白质及膳食纤维，可抗氧化、强化身体的黏膜组织与免疫机能、预防高血压并促进排便。

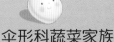

伞形科蔬菜家族　　●胡萝卜　●芹菜　●西芹　●香菜　●莳萝

类胡萝卜素可消除自由基

伞形科类蔬菜富含类胡萝卜素，能增加连接蛋白的活性，帮助各细胞之间形成通道，以连接所有体内的细胞，使其能彼此交换营养素和生命信息，维持正常细胞生长。正常细胞的沟通会使大部分肿瘤细胞失去联系，使其在孤立的状况下无法与其邻近肿瘤细胞交流，由此恢复正常细胞间的沟通效率而终止肿瘤的生长，也有助于降低心血管与眼睛疾病的发生概率。

类胡萝卜素中所含的β-胡萝卜素为维生素A的前体，可消除自由基，防止氧化作用伤害细胞，并有助于强化上皮细胞与正常酶活动，也能刺激免疫系统消灭初期癌化细胞，有效预防乳腺癌、胃癌、大肠癌、前列腺癌及子宫内膜癌。

膳食纤维防癌降胆固醇

伞形科类蔬菜所含丰富的膳食纤维，其功能主要在消化道，对消化道的生理有重要的影响，也间接影响到体内的代谢和免疫，可加速肠道排空，减少细菌将消化道内被污染的物质转化为毒素，并能促进排便，预防大肠癌。不溶性与水溶性的膳食纤维也

有不同的功能：不溶性膳食纤维有助于控制血糖与血脂；水溶性膳食纤维能吸附胆酸，增加胆盐的排泄，可降低血胆固醇。

芹菜、西芹、香菜与莳萝均含香芹酮，可平喘、镇咳、利胆，并可促进肠胃消化功能、阻止肿瘤生长。

伞形科蔬菜防癌保健功效

富含营养素	防癌保健功效
维生素C	强化人体结缔组织
β-胡萝卜素	护眼、强化黏膜组织
钙	维持神经与肌肉功能
钾	降低血压
香芹酮	缓治咳嗽，促进肠胃的消化功能
不溶性膳食纤维	控制血糖与血脂
水溶性膳食纤维	降低血胆固醇
果胶	清除胆固醇
木质素	使体内巨噬细胞吞噬癌细胞的活力提高
芹菜素	阻止肿瘤生长

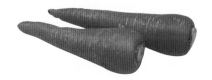

胡萝卜

Point β-胡萝卜素可增进视力

防癌抗癌有效成分

β-胡萝卜素　木质素
糖化酶　　　　果胶
天门冬氨酸　　维生素P

食疗功效

保护眼睛、预防夜盲

- **别名** / 红萝卜、红菜头、小人参
- **主要产季** / 春 夏 秋 冬
- **性味** / 性微温味甘辛
- **营养成分** / 维生素B₁、维生素B₂、维生素C、维生素P、β-胡萝卜素、钙、铁、磷、天门冬氨酸、植物固醇、琥珀酸钾盐、糖类
- ○ **适用者** / 一般大众、近视的人、发育中孩童
- ✗ **不适用者** / 喝酒的人

😊 胡萝卜的防癌抗癌成分

- ● β-胡萝卜素 为维生素A的前体，可协助对抗破坏细胞的自由基，使细胞正常生长、保持黏膜健康，亦有益于心脏，也是肝脏中重要的营养素，有助于肝脏细胞的修复。

- ● 糖化酶 为优质的转化糖类，可加强肠功能，分解食物中致癌物质亚硝胺。

- ● 果胶 可帮助身体清除胆固醇，降低胆固醇含量。

- ● 木质素 为植物坚硬部分的组成成分，能增大食物消化后的体积，有助于预防便秘，也可让人有饱腹感，能帮助减肥，亦能使体内巨噬细胞吞噬癌细胞的活力提高，有抗癌功效。

- ● 维生素P 具有抗氧化作用，可阻止低密度脂蛋白（坏胆固醇）氧化，防止血小板凝结成块，降低患动脉粥样硬化所产生的心脏疾病概率。

- ● 天门冬氨酸 可促进新陈代谢，提高蛋白质合成，有助于消除疲劳，增强体力。

防癌&保健功效

1. 胡萝卜鲜明的橘色是由所含的β-胡萝卜素而来，可在体内转为维生素A，有增进视力、改善干粗皮肤、强韧黏膜、强化免疫力、帮助骨骼生长、降低胆固醇、清除有害自由基及抑制癌症的功效。

2. 果胶可与汞结合，有助于排除人体内有害的汞成分；糖化酶可抑制亚硝胺的致癌作用。

3. 《本草纲目》称胡萝卜具有"下气补中、利胸膈肠胃、安五脏"的功效。

防癌抗癌食谱 **胡萝卜炒鲜菇** 强筋健骨＋增强免疫力 *Just for* **2**人份

■材料
胡萝卜1根、鲜香菇5朵、香菜2～3棵

■调味料
酱油2小匙、香油1小匙、淀粉少许、盐1小匙、色拉油1大匙

■做法
1. 鲜香菇洗净切细丝，加入酱油、香油、淀粉腌制，拌匀备用。
2. 胡萝卜洗净，削皮，切成细丝。香菜洗净切碎。
3. 锅内入油，将腌制的香菇放入爆香后，加入胡萝卜丝同炒，盖上锅盖，改用小火焖煮至熟，加盐。
4. 起锅盛盘，撒上香菜即可。

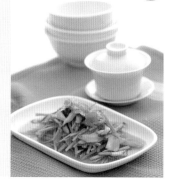

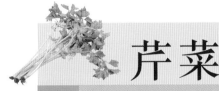

芹菜

Point 芹菜叶中的营养成分大于叶柄

防癌抗癌有效成分
芹菜素　　　绿原酸
异槲皮素　　β-胡萝卜素
维生素C

食疗功效
安定神经、预防中暑

- **别名** / 本芹、青芹、白芹
- **主要产季** / 春 夏 秋 冬
- **性味** / 性微寒味甘苦
- **营养成分** / B族维生素、维生素C、维生素E、β-胡萝卜素、钙、铁
- ○ **适用者** / 一般大众、高血压患者
- ✘ **不适用者** / 脾胃虚寒者

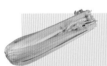

西芹

Point 可抑制致癌细胞的活性

防癌抗癌有效成分
芹菜素　　　香豆素
膳食纤维

食疗功效
促进消化、预防血栓

- **别名** / 西洋芹、美国芹
- **主要产季** / 春 夏 秋 冬
- **性味** / 性凉味甘辛
- **营养成分** / B族维生素、维生素C、β-胡萝卜素、钙、铁
- ○ **适用者** / 一般大众、高血压患者
- ✘ **不适用者** / 脾胃虚寒者、想生育的人

😊 芹菜的防癌抗癌成分

● 芹菜素 为黄酮的一种，可阻止肿瘤生长。

● 绿原酸 可分解致癌的物质亚硝酸盐。

● 异槲皮素 有利尿作用，可作为膀胱炎和急性肾炎的应急治疗。

● β-胡萝卜素 为天然抗氧化剂，有助于人体细胞清除自由基，防止细胞癌变和老化。

● 维生素C 能促进胶原蛋白形成与铁质吸收，参与体内氧化还原反应。

🍲 防癌&保健功效

❶ 芹菜素即三羟基黄酮，可使血管平滑肌舒张，预防高血压，并缓解心脏早搏，降低胆固醇，阻止肿瘤生长。

❷ 芹菜应尽可能的食用叶子，因为叶子中矿物质、维生素的含量比叶柄中的多。

❸ 芹菜中的钾可增强血管弹性，改善糖尿病与高血压，防治痛风，也能辅治神经衰弱。芹菜含铁量较高，是缺铁性贫血患者的佳蔬。

😊 西芹的防癌抗癌成分

● 芹菜素 可促进维生素C吸收、抗过敏、预防动脉硬化、细胞癌化并抑制肿瘤生长。

● 香豆素 为一种抗凝血剂，可延长血液凝固时间及预防血栓的产生。

● 膳食纤维 有助于排除体内废物、减重、控制糖尿病、调节胆固醇，并促进肠道益菌的生长，帮助整肠，预防大肠癌及直肠癌。

🍲 防癌&保健功效

❶ β-胡萝卜素可在人体内转化为维生素A；芹菜素可捕捉体内自由基，抑制致癌物质的致癌活性，治疗各种炎症。

❷ 西芹也有保护心脏及治疗帕金森氏症的功效。西芹所含挥发油中有一种α-芹子烯，对于人脑中枢神经有安定及抗痉挛作用。西芹所含香豆素可预防血栓。

❸ 西芹叶柄宽而扁，因热量甚低且富含粗纤维，能促进消化、清肠通便。

香菜

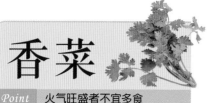

Point 火气旺盛者不宜多食

> **防癌抗癌有效成分**
> β-胡萝卜素 维生素B₁
> 维生素B₂

> **食疗功效**
> 补益脾胃、降胆固醇

- **别名** / 芫荽、胡荽、香荽
- **主要产季** / 春 夏 秋 冬
- **性味** / 性温味辛
- **营养成分** / B族维生素、维生素C、β-胡萝卜素、钙、钾、镁

- ○ **适用者** / 一般大众、小儿出麻疹时

- ✗ **不适用者** / 火气旺者、口臭和腋臭者、皮肤病患者

😊 香菜的防癌抗癌成分

- ● **β-胡萝卜素** 可预防夜盲症和视力减退，有助于去除老人斑，维持皮肤、头发、牙齿的健康，加强免疫力，促进成长，强壮骨骼。

- ● **B族维生素** 维生素B₁能保持正常食欲和消化功能，让神经系统维持正常功能，维持睾丸组织的健全，降低乳酸于肌肉中的累积量，可避免肌肉无力、全身倦怠。维生素B₂有助于保持正常食欲和消化功能，让神经系统维持正常。

🛡 防癌&保健功效

1. 香菜中含大量的维生素A前体——β-胡萝卜素，可保护细胞膜、降低胆固醇、预防心脏病并抑制癌症。

2. 香菜为改善妇科疾病之良药，能调经并改善经痛；含雌二醇与雌三醇等雌激素，能促进排卵，并缓解更年期症候群。

3. 香菜是中东、非洲、地中海地区、印度、中国、东南亚及拉丁美洲的料理中重要的辛香料植物，其药用价值也备受重视。

莳萝

Point 柠檬烯可清除肝脏内的杂质

> **防癌抗癌有效成分**
> 香芹酮　　　柠檬烯
> 叶绿素　　　叶酸

> **食疗功效**
> 安抚情绪、消除腹胀

- **别名** / 洋茴香、野小茴、土茴香
- **主要产季** / 春 秋
- **性味** / 性温味辛
- **营养成分** / 维生素B₁、维生素B₂、维生素C、β-胡萝卜素、烟酸、叶酸、钙、铁、钾、钠

- ○ **适用者** / 一般大众、失眠者、气喘者

- ✗ **不适用者** / 孕妇

😊 莳萝的防癌抗癌成分

- ● **香芹酮** 可平喘、镇咳、提高肠胃消化功能。

- ● **柠檬烯** 为一种天然松烯油，可增加肝脏中酶的含量，分解致癌物质并清除肝脏内的杂质与毒素。

- ● **叶绿素** 可强化循环、肠胃及女性的生殖系统，并减少人体对致癌物质的吸收。

- ● **叶酸** 可促进核酸与蛋白质合成，有助于预防贫血、心脏病与癌症。

🛡 防癌&保健功效

1. 莳萝富含钾，故具有镇静作用，可治疗失眠、头痛，预防高血压、卒中等疾病。

2. 莳萝可促使产后妇女分泌母乳（但怀孕中的妇女不宜食用莳萝子），所含香芹酮则可镇咳。

3. 柠檬烯又称柠檬油精，可抑制癌细胞生长；叶绿素对于受损的胃黏膜具有修复作用，也可抑制胃蛋白酶的活性以保护胃壁，并能加速伤口复原。

叶菜类蔬菜为什么能防癌抗癌?

在蔬菜中，绿色叶菜类蔬菜的营养素最为可观，如β-胡萝卜素（维生素A原）、B族维生素（维生素B₁、维生素B₂、叶酸）、维生素C、叶绿素、胆碱、膳食纤维与多种无机盐类的含量均高于其他蔬菜，除为日常生活中人体的重要养分来源外，更是孕妇及授乳母亲的重要食品。

叶菜类蔬菜家族

- ●菠菜　●甘薯叶　●空心菜　●明日叶　●紫苏
- ●雪里红　●荠菜

维生素A、维生素C预防流感和癌症

人体皮肤、眼睛、鼻子、喉咙、气管、肺、肾脏等部位均有黏膜组织，须依赖维生素A来帮助正常分泌黏液，增强黏膜的防御与再生能力，避免细菌于人体内孳生或降低感染感冒或其他疾病的概率；维生素A亦有抗氧化作用，可稳定上皮细胞的正常机能，预防如肺癌、膀胱癌、乳腺癌等上皮细胞性癌症。

维生素C有助提升人体免疫机能、抑制感冒元凶——病毒，以及减缓感冒症状，而有防治感冒的功效。食物中含防腐剂或残存硝酸盐时，若与蛋白质的二级胺相遇，会形成亚硝胺而提高患胃癌概率。叶菜类蔬菜中丰富的维生素C能阻断上述反应，降低患食道癌及胃癌的危险性。

孕妇必需营养素——叶酸

叶酸即维生素B₉，又称维生素M。叶酸能与维生素B₁₂合作，共同参与体内核酸的合成，也协同维生素B₆参与氨基酸新陈代谢的工作。新细胞的合成与叶酸密切相关，缺乏叶酸会增加孕妇分娩时生产出脊椎及脑神经系统缺损的畸形儿的概率，而银发族患脑、心血管疾病也与叶酸不足有关。

植物的精、气、神——叶绿素

叶绿素是植物中最主要的色素成分，有助于植物转换光能以产生能量。在光合作用中，叶绿素获得太阳能后，进行多项新陈代谢的功能，因会吸收太阳能，故又被称为"液体阳光"，能发挥净化、再生、回春的功能。叶绿素有助于修复受损的胃黏膜、降低黄曲霉毒素所导致的人体DNA损伤的后遗症，达到保健肝脏的目的。

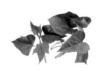

叶菜类蔬菜防癌保健功效

富含营养素	防癌保健功效
维生素A	预防上皮细胞性癌症
维生素C	抗氧化
β-胡萝卜素	使黏膜强韧、免疫力正常
叶酸	负责造血、蛋白质合成
钙	使骨骼发育健全
铁	预防贫血
锰	调节血糖
膳食纤维	促进肠胃的蠕动
叶绿素	保健肝脏

菠菜

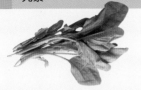

Point 富含叶酸与铁，为造血主要元素

防癌抗癌有效成分

叶酸　　　　　维生素E
叶黄素　　　　维生素K
β-胡萝卜素　　锰

食疗功效

保护视力、改善便秘

- **别名** / 菠薐、波斯菜、飞龙菜、赤根叶、红嘴绿鹦哥
- **主要产季** / 春 夏 秋 冬
- **性味** / 性凉味甘
- **营养成分** / 维生素B1、维生素B2、维生素B6、β-胡萝卜素、叶黄素、维生素C、维生素D、维生素E、维生素K、叶酸、钙、氟、铁、钾、镁、磷
- ○ **适用者** / 一般大众、孕妇、糖尿病患者
- ✗ **不适用者** / 结石患者

菠菜的防癌抗癌成分

- ●叶酸 可抑制肺癌，并能使红细胞再生，改善贫血，也有益胎儿大脑神经发育。

- ●维生素E 天然抗氧化剂，能阻止机体内部氧化过程，排除坏胆固醇，维持血管健康。

- ●维生素K 可帮助血液凝固，防止不正常出血，抑制骨质内钙的流失，预防骨质疏松。

- ●β-胡萝卜素 为维生素A的前体，能维护皮肤及黏膜的健康，并帮助骨骼与牙齿成长发育。

- ●叶黄素 是构成人眼视网膜黄斑部的主要色素，具有抗氧化作用，有助于预防眼睛的老化与病变，并减少眼疾的发生率。

- ●锰 是身体不可或缺的微量金属之一，适量的锰有助于维持皮肤健康、增强记忆力、并缓和神经过敏及烦躁。

防癌&保健功效

1. 中医认为菠菜"入肺、肠、胃经"，可"养血、敛阴润燥、通利肠胃、解酒毒热毒"等。

2. 菠菜富含叶酸与铁，两者均为造血的主要元素；叶酸与维生素B6还可抑制血液内过量的同型半胱氨酸（也称类胱氨酸），能预防卒中、心脏病及身体其他组织的损伤。

3. 维生素B1和维生素B2有预防口角炎的作用；维生素K可促进凝血因子产生，具止血作用，对于痔疮性出血颇有疗效。叶黄素可保护视网膜免受光线的伤害。

4. 为避免损失营养，菠菜最好洗净后连根同食。

防癌抗癌食谱 ## 菠菜猪肝汤 消除疲劳＋补血养肝　　*Just for* ② 人份

■材料
菠菜150克、猪肝150克、葱末1大匙
■调味料
盐1小匙、黄酒1小匙、米醋1小匙

■做法
1. 菠菜洗净，猪肝清洗后切薄片，用调味料拌匀备用。
2. 起汤锅放水一碗半，水滚后先下菠菜，再滚后即倒入猪肝片，继续烧开约两分钟。
3. 加盐，撒上葱末，即可盛碗食用。

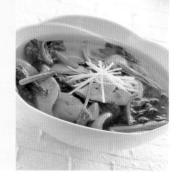

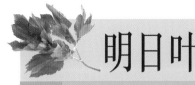

明日叶

Point 黄色汁液中的成分查耳酮可抗病毒

防癌抗癌有效成分
有机锗　香豆素　泛酸
芸香苷　异槲皮苷

食疗功效
增强免疫力、预防胃炎

- **别名** / 咸草、明日草、八丈草
- **主要产季** / 秋
- **性味** / 性寒味甘
- **营养成分** / B族维生素、维生素C、维生素D、β-胡萝卜素、叶酸

- ○ **适用者** / 一般大众、皮肤病患者、胃肠病患者
- ✗ **不适用者** / 肾脏疾病患者

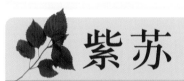

紫苏

Point 紫苏醇可抑制乳腺癌

防癌抗癌有效成分
紫苏醇　　α-次亚油酸
柠檬烯　　迷迭香酸
维生素B1

食疗功效
消除疲劳、祛痰镇咳

- **别名** / 苏叶、大叶、水苏
- **主要产季** / 春 夏 秋 冬
- **性味** / 性温味辛
- **营养成分** / 维生素B1、维生素B2、维生素C、维生素E，β-胡萝卜素、钙

- ○ **适用者** / 一般大众、花粉症患者
- ✗ **不适用者** / 糖尿病患者

◉ 明日叶的防癌抗癌成分
- ● **有机锗** 可增进免疫机能，并能与有毒金属结合后再排出体外。
- ● **香豆素** 为一种抗凝血剂，可延长血液凝固时间及预防血栓产生。
- ● **异槲皮苷** 有利尿作用，可以改善膀胱炎与急性肾炎。
- ● **芸香苷** 可消炎、抗过敏、强化微血管壁。
- ● **泛酸** 可以提升免疫力、促进肾上腺皮质激素的合成。

🏥 防癌&保健功效
1. 因"今日摘叶，明日生出"而得名的明日叶含丰富的营养素，具有促进新陈代谢、增强体力、增进抵抗力及抗氧化的功效。
2. 明日叶黄色汁液中具有一种成分叫做查耳酮（Chalcone），可将植物中所含各营养成分自动交融，与人体机能所需确实结合，可抗病毒、抗血栓、调整人体免疫功能、抑制体内酸性物质、预防胃溃疡。

◉ 紫苏的防癌抗癌成分
- ● **紫苏醇** 具有抑制乳腺癌的功效。
- ● **柠檬烯** 可抑制与预防肿瘤增生。
- ● **迷迭香酸** 具有抗炎、抗氧化、消除人体自由基、延缓人体衰老等效果。
- ● **α-次亚油酸** 能抑制血小板凝集，降低血栓形成速度，亦有助于治疗哮喘、风湿性关节炎、溃疡性结肠炎、癌症等疾病。
- ● **维生素B1** 可消除疲劳，使精神状态良好，也有助于带状疱疹的治疗。

🏥 防癌&保健功效
1. 紫苏醇有抑制癌细胞增生的作用；柠檬烯具有诱发肝脏解毒酶的功能；α-次亚油酸为ω-3脂肪酸的一种，能帮助活化免疫机能。
2. 紫苏富含维生素B1、维生素B2、维生素C、维生素E与钙、铁、磷等，可抗氧化、预防动脉硬化与促进新陈代谢。
3. 特殊成分紫苏醛有助于增进食欲、促进胃液分泌，并预防食物中毒。

甘薯叶

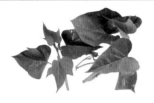

防癌抗癌有效成分

β-胡萝卜素　维生素B1

维生素B6　　吲哚

烟酸　　　　锌

食疗功效

增强免疫力、强韧黏膜

■ **别名** / 红薯叶、地瓜叶、过沟菜、猪菜

■ **主要产季** / 春 夏 秋 冬

■ **性味** / 性平味甘

■ **营养成分** / 维生素B1、维生素B2、维生素B6、维生素C、维生素D、维生素E、β-胡萝卜素、叶黄素、叶酸

○ **适用者** / 一般大众、糖尿病患者

✗ **不适用者** / 虚冷体质、常下痢者、肾病患者

😊 甘薯叶的防癌抗癌成分

● β-胡萝卜素 为维生素A的前体，可对抗自由基破坏细胞，使细胞正常生长，并保持黏膜健康；也是肝脏中重要的营养素，有助于肝脏细胞的修复。

● B族维生素 维生素B1对维持神经组织健康和精神状态稳定有重要的影响，有"精神性维生素"之称；缺乏时会产生疲倦、焦虑等症状，也会影响心脏和肌肉的功能。维生素B6可健全免疫系统，制造抗体及红细胞，并可预防各种神经与皮肤疾病。

● 吲哚 可促进人体产生一种重要的酶，能有效抑制癌细胞的生长与分裂。

● 烟酸 可帮助糖类、脂质代谢，减少人体中坏胆固醇及甘油三酯含量。

● 锌 可抗氧化，促进生长，提升前列腺机能，并加速伤口愈合。

🐷 防癌&保健功效

① 甘薯叶富含膳食纤维，可增加油脂排出，降低体内坏胆固醇，也能促进胃肠蠕动、预防便秘，并降低患痔疮、大肠癌的概率；酚类具有抗氧化及抗癌性；吲哚可使致癌物在体内无毒化。

② 昔日甘薯叶是乡下养猪的食料，如今却转为现代人的健康蔬食，名列为"联合国亚洲蔬菜研究发展中心"的十大抗氧化蔬菜之一。

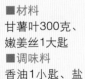

香油甘薯叶　养肝防癌＋预防便秘　　Just for 1 人份

■**材料**
甘薯叶300克、嫩姜丝1大匙
■**调味料**
香油1小匙、盐1小匙

■**做法**
❶ 将甘薯叶洗净。
❷ 锅内加入适量的水，待滚后放入甘薯叶备用。
❸ 三分钟左右捞起盛盘，加入嫩姜丝之后拌匀。
❹ 滴入数滴香油，再加盐调味，即成一道美味的保肝佳肴。

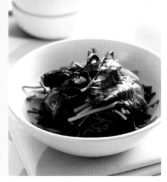

空心菜

Point 粗纤维素可帮助通便解毒

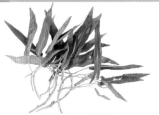

防癌抗癌有效成分

玉米黄质	叶黄素
果胶	叶绿素
β-胡萝卜素	木质素

食疗功效

强肝解毒
预防血管硬化

- **别名**／蕹菜、瓮菜、通菜
- **主要产季**／春夏秋冬
- **性味**／性寒味甘
- **营养成分**／维生素B₁、维生素B₂、维生素B₆、维生素C、β-胡萝卜素、叶黄素、玉米黄质、叶酸、钙
- **○ 适用者**／一般大众、便秘者、高血压与糖尿病患者
- **✗ 不适用者**／脾胃虚寒者、低血压患者

😊 空心菜的防癌抗癌成分

- 叶黄素与玉米黄质 属胡萝卜素，但无法在体内转化为维生素A，具有抗氧化效应，可以降低视网膜黄斑部病变，并减少患白内障的危险。

- 果胶 降低血中胆固醇，预防血管硬化。

- 木质素 能增大食物消化后的体积，让人有饱腹感，可帮助减肥，也能提升体内巨噬细胞的活力，有抗癌功效。

- 叶绿素 可去臭抗菌，增加血液带氧量，促进伤口愈合，保护肝脏及强化循环系统、肠胃系统和女性的生殖系统。

- β-胡萝卜素 可消灭自由基，使细胞正常生长，保持黏膜健康，也能预防心脏病、降低胆固醇，并协助修复肝脏细胞。

🏠 防癌&保健功效

1. 维生素A能抑制某些致癌物的活性，并逆转致癌物质所造成的损害；叶绿素可促进人体排毒，也有助于增加血中氧气含量及维持血液的碱性、降低肠道酸度，预防肠道内的菌群失衡，预防"文明病"。

2. 由纤维素、半纤维素、木质素、胶浆及果胶等组成的粗纤维素，具有促进肠蠕动及通便解毒作用，可增强肝脏中胆固醇转化酶的活力，使之参与人体内胆固醇的代谢，降低血中的胆固醇含量。

防癌抗癌食谱 ## 虾酱空心菜 预防高血脂+清热解毒 *Just for* **2人份**

■材料
鲜嫩空心菜500克、大蒜2瓣
■调味料
色拉油4～5大匙、虾酱2茶匙、水1大匙

■做法
1. 将空心菜洗净沥干水分，切段备用。
2. 蒜去皮，拍扁切碎；虾酱以清水稍微稀释。
3. 炒锅先以旺火加热，倒入色拉油，再放入大蒜爆香。
4. 加入虾酱与空心菜，用筷子快速拨炒均匀后即可起锅。

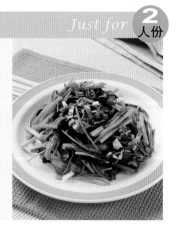

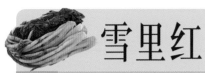

雪里红

Point 抵抗自由基预防老化

防癌抗癌有效成分
β-胡萝卜素　　维生素B$_1$
维生素B$_2$　　　　维生素C
钙　　　　　　　铁

食疗功效
增进食欲、帮助消化

- **别名** / 雪菜、雪里蕻
- **主要产季** / 春夏**秋冬**
- **性味** / 性平味辛
- **营养成分** / B族维生素、维生素C、β-胡萝卜素、钙、铁

- ○ **适用者** / 一般大众、便秘者
- ✗ **不适用者** / 高血压患者、心血管疾病患者

荠菜

Point 适合发育中的孩童与年长者

防癌抗癌有效成分
荠菜酸　　柠檬酸　　胆碱
甘露醇　　山梨醇

食疗功效
强健骨骼、调节血压

- **别名** / 荠、护生草、地菜
- **主要产季** / 春夏**秋冬**
- **性味** / 性凉味甘
- **营养成分** / B族维生素、维生素C、β-胡萝卜素、钙、铁

- ○ **适用者** / 一般大众、年长者、发育中的孩童
- ✗ **不适用者** / 无

☺ 雪里红的防癌抗癌成分

- β-胡萝卜素 可在体内转化为维生素A，预防夜盲症，并能使黏膜强韧，保持皮肤、头发及牙龈健康。

- 维生素B$_1$ 消除疲劳，并预防脚气病及神经炎。

- 维生素B$_2$ 可缓治焦虑、疲乏、健忘和失眠。

- 维生素C 促进胶原生成，维持结缔组织正常。

- 钙 可以促进骨骼成长、牙齿健康，以及维持神经与肌肉的功能。

- 铁 防止疲劳、帮助发育成长及合成细胞中的血红蛋白，改善贫血症状。

🔒 防癌&保健功效

1. 雪里红富含β-胡萝卜素（维生素A的前体）、B族维生素、维生素C、钙、铁、磷及膳食纤维；维生素A与维生素C都有抵抗自由基的作用，有助于预防老化并能抑制癌症。

2. 膳食纤维可以促进肠胃的蠕动，加速体内废物排泄，防止便秘情况产生。

☺ 荠菜的防癌抗癌成分

- 荠菜酸 为有效的止血成分，可缩短出血和凝血的时间。

- 柠檬酸 能帮助身体基础代谢顺畅及抑制体内脂肪的生成。

- 甘露醇 可降低血压、利尿和消肿，并有通便功效，能减少粪便中毒素，预防结肠癌。

- 山梨醇 有助于提高维生素及其他营养成分的吸收，也是肌肤保湿剂。

- 胆碱 能在血液中形成神经递质乙酰胆碱，可改善大脑功能，提高学习和记忆力。

🔒 防癌&保健功效

1. 荠菜自古即被视为蔬中珍品，且有广泛药用价值，除有"阳春三月三，荠菜当灵丹"民谚外，还流传着"春食荠菜赛仙丹"的说法。

2. 荠菜富含胡萝卜素、维生素C、钙、蛋白质及十多种人体必需氨基酸，极适合发育中的孩童与年长者食用。

芽菜类蔬菜为什么能防癌抗癌?

芽菜是五谷、蔬菜、坚果、豆类等作物可供食用的幼苗。因生长所需，充满养分及酶的种子，发芽时会释放一切能量，而成为一株完整植物，其原有的维生素、蛋白质、矿物质也会变得加倍丰富。芽菜中的营养包括粗蛋白、多种氨基酸、矿物质（钙、铁、钾）、β-胡萝卜素（维生素A的前体）、B族维生素（维生素B_1、维生素B_2、维生素B_6、烟酸、泛酸、叶酸），维生素C、维生素D、维生素E。芽菜中的矿物质是以自然的方式与维生素嵌合，故极易为肠胃所吸收，于人体内合成有益物质。

芽菜类蔬菜家族

- 黄豆芽　　● 绿豆芽　　● 苜蓿芽　　● 豌豆芽
- 萝卜缨　　● 小麦芽

营养满点的芽菜

芽菜的脂肪、淀粉及糖分含量甚低，且不含胆固醇，具有控制体重，降血压及血中胆固醇的作用，可有效防治贫血、高血压、糖尿病和便秘等疾病，是极佳的自然健康食品，但须注意，土豆本身的芽叶含有毒素，绝对禁止食用。

发芽后增生叶绿素与维生素C

日本科学家在研究时发现，发育芽菜时由胚体中抽芽长叶后的叶绿素，能通过光合作用，将无机盐变成有机物，且病毒无法于叶绿素汁中繁殖。芽菜的叶绿素可消除体内致癌的潜在危机，使有癌化潜力的细胞呈现较正常的形态，有助于防治直肠癌等癌症。发芽前的种子不含维生素C，但在发芽过程中，维生素C的生物合成即开始旺盛进行，其主要聚集在种子芽瓣中，有益于防止冠状动脉硬化等心血管疾病。

生食芽菜才能有效利用酶

种子发芽长叶后的叶绿体内含酶，负责将能量催化为生长所需的物质。酶参与人体所有新陈代谢的过程，人体的器官、组织、思考活动、免疫系统，甚至连呼吸都必须依赖酶，而矿物质、维生素及激素也需要酶使之发挥功能。

许多医学研究报告指出，有毒物质及遗传才是疾病的导因，但须注意，所有细胞的活动均要依赖酶才能启动；酶先分解有毒物质，人体才能将其排除，同时不危损排毒的器官。酶在高温中会被破坏或完全杀死，故芽菜以生食为佳。

芽菜类蔬菜防癌保健功效

富含营养素	防癌保健功效
维生素C	使血管壁保持弹性
维生素E	抑制癌细胞发展
β-胡萝卜素	增进免疫力机能
钙	帮助骨骼发育健全
铁	预防贫血及神经衰老
钾	预防动脉粥样硬化
叶绿素	促进伤口愈合
膳食纤维	促进肠胃的蠕动
芸香苷	增加人体免疫功能
卵磷脂	帮助脑部与中枢神经发育

黄豆芽

Point 卵磷脂可预防心血管疾病

防癌抗癌有效成分
卵磷脂　　大豆异黄酮
维生素B₁　天门冬氨酸

食疗功效
消除疲劳、利尿解毒

- **别名** / 如意菜、银芽、大豆芽
- **主要产季** / 春 夏 秋 冬
- **性味** / 性温味甘
- **营养成分** / 维生素A、B族维生素、维生素C、维生素E、钙、磷、铁、氨基酸（天门冬氨酸）
- **适用者** / 一般大众
- **不适用者** / 无

绿豆芽

Point 降低患食道癌、胃癌和直肠癌的概率

防癌抗癌有效成分
赖氨酸　　苏氨酸
皂苷　　　维生素C

食疗功效
降低眼压、消暑止渴

- **别名** / 文豆芽、银针
- **主要产季** / 春 夏 秋 冬
- **性味** / 性平味甘
- **营养成分** / B族维生素、维生素C、维生素E、β-胡萝卜素、钙
- **适用者** / 一般大众、青光眼患者
- **不适用者** / 体质虚寒者

黄豆芽的防癌抗癌成分

- 卵磷脂 可帮助脑部与中枢神经的发育，预防老年痴呆症。
- 大豆异黄酮 可防止女性卵巢功能过早衰退、推迟更年期来临时间，有延缓衰老的作用，并有助改善经期及更年期不适的症状。
- 天门冬氨酸 可促进新陈代谢、提高蛋白质的合成作用，能帮助氨的排泄，消除疲劳，增加身体耐力。
- 维生素B₁ 可消除疲劳、代谢老化废物并预防脚气病。

防癌&保健功效

1. 黄豆芽含大豆异黄酮，为一种天然植物性的雌激素，对体内雌激素具有双向调节作用，可抗氧化，减轻活性氧、自由基对细胞的损伤，防止细胞突变和癌的发生。
2. 卵磷脂具有保护神经的作用，卵磷脂也具有生物乳化剂的特性，可清除积存于血管壁的胆固醇及肝脏内的脂肪，有助于预防心血管疾病。

绿豆芽的防癌抗癌成分

- 皂苷 有助于乳化油脂、抑制胆固醇的合成及吸收，并具有抗氧化作用。
- 赖氨酸 可帮助钙质吸收，促进胶原蛋白形成，帮助抗体激素及酶的制造。
- 苏氨酸 为必需氨基酸，是人体胶原蛋白及牙齿珐琅质的重要成分，可防止肝脏脂肪堆积，并促进胃肠道功能。
- 维生素C 是良好的自由基清除者，能促进胶原蛋白生成，强化血管与黏膜。

防癌&保健功效

1. 绿豆芽对于青光眼患者具有降低眼压的功效，经常摄取绿豆芽，更可有效降低患食道癌、胃癌与直肠癌的概率。
2. 绿豆芽属于碱性、高纤、低脂的食品，也是天然解暑剂，可提升肠胃功能，并可缓治高血压、糖尿病、胆固醇及血脂过高等。

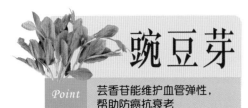

豌豆芽

Point 芸香苷能维护血管弹性，帮助防癌抗衰老

防癌抗癌有效成分
硒　锌　皂苷　芸香苷

食疗功效
增强免疫机能
清热解毒

- **别名** / 豆苗、豌豆苗
- **主要产季** / 春夏秋冬
- **性味** / 性平偏凉味甘
- **营养成分** / B族维生素、维生素C、维生素E、β-胡萝卜素、钙、铜、铁、钾、镁、锰、钠

○ **适用者** / 一般大众、女性
✗ **不适用者** / 无

萝卜缨

Point 萝卜硫素可帮助细胞制造抗癌酶

防癌抗癌有效成分
维生素C　　萝卜硫素
膳食纤维　　钾

食疗功效
对抗氧化、增进食欲

- **别名** / 萝卜芽
- **主要产季** / 春夏秋冬
- **性味** / 性平味辛
- **营养成分** / B族维生素、维生素C、β-胡萝卜素、钙、铁、磷

○ **适用者** / 一般大众、慢性肠胃病患者
✗ **不适用者** / 无

😊 豌豆芽的防癌抗癌成分

- ● **硒** 是体内谷胱甘肽的构成物质，可延缓细胞氧化、增强免疫力，并能预防高血压、动脉硬化、糖尿病、白内障与癌症。
- ● **锌** 能加速伤口愈合、降低坏胆固醇，并有助于治疗生殖能力障碍、预防前列腺疾病。
- ● **皂苷** 为一种天然抗氧化剂，可防治体内自由基破坏，具有抗癌功效。
- ● **芸香苷** 能降低血管脆性、扩张冠状血管，降低胆固醇、血糖与血脂，并能抗过敏。

🦷 防癌&保健功效

1. 豌豆芽所含的芸香苷能维护血管的弹性，可防止动脉硬化及高血压发生，并具有抗菌、抗病毒及抗癌的作用。
2. 中医认为豌豆芽性平味甘，具有生津止渴、和中下气、滑肠利尿与明目润肤等功效。
3. 现代营养学研究分析，豌豆苗富含维生素、矿物质、叶绿素、膳食纤维，经常摄取能美容养颜、促进肠胃蠕动、增强免疫机能。

😊 萝卜缨的防癌抗癌成分

- ● **维生素C** 能阻止亚硝酸盐与胺类结合成亚硝胺致癌物，减少胃癌及食道癌的发生。
- ● **钾** 能平衡体内各种矿物质的分布，维持体重的恒定，并维护肌肉健康。
- ● **萝卜硫素** 具有抗菌作用，能抑制葡萄球菌、大肠杆菌，还能清热解毒，促进消化。
- ● **膳食纤维** 可降低胆固醇，并能使排便顺畅，降低患便秘、痔疮及大肠癌的概率。

🦷 防癌&保健功效

1. 萝卜硫素可帮助人体细胞制造抗癌酶，有助于抵抗各种不同的癌症。
2. 萝卜缨含有丰富的β-胡萝卜素，可使免疫力正常，帮助骨骼生长及保护视力健康。
3. 维生素C能提升免疫力、防止活性氧伤害细胞、促进细胞间胶原生成。
4. 淀粉分解酶能帮助肠胃蠕动消化，有助于治疗一般慢性胃肠疾病。

瓜类为什么能防癌抗癌?

瓜类蔬菜种类繁多,性味有温(南瓜)、凉(苦瓜、黄瓜)、平(瓠瓜)之分。瓜类蔬菜的营养丰富,含有众多维生素(B族维生素、维生素C)、无机盐(钙、铁、钾、磷)与膳食纤维;其共同的保健食疗功效是降低血糖、调降血压、润肠通便,有助于预防动脉硬化、糖尿病与癌症。

苦瓜中有一种苦瓜素,是从苦瓜子中提取的,可以抑制恶性肿瘤细胞分泌的蛋白酶,阻止癌细胞生长扩散。想要预防前列腺癌,则可以每天吃一把炒熟的南瓜子,因为南瓜中含有一种能分解致癌物亚硝胺的酶,降低癌症发生概率。

瓜类家族　●南瓜　●苦瓜　●小黄瓜　●大黄瓜　●瓠瓜

瓜类富含氨基酸

构成生物体的主要成分——蛋白质是由不同的氨基酸聚合而成的。氨基酸除形成身体主要器官(如肌肉、内脏、骨骼等)的结构蛋白外,也实际参与人体各种系统及功能的运行(如激素及酶的分泌、免疫系统的功能);若干氨基酸还作为脑神经信息传导物,协助控制身体各部位的活动、腺体分泌,甚至情绪反应等。瓜类蔬菜中富含的氨基酸如天门冬氨酸能增强活力,可改善慢性疲劳症候群;谷氨酸可提高脑部功能、保护心脏病患的心脏肌肉、促进伤口愈合、降低酒瘾与对于糖类的嗜好,还可促进生长激素合成、增加肌肉量及减少脂肪囤积。

果胶降低血糖与胆固醇

瓜类蔬菜中的葫芦素能调降血糖、增强机体免疫功能,并有助提高巨噬细胞的吞噬能力。动物实验证明,葫芦素有明显的防止细胞癌变与抗肿瘤的作用。

果胶属水溶性纤维素,可保护胃肠黏膜、延缓肠道对糖分的吸收,增加饱腹感,可在减重过程中协助减少食物的摄取。果胶能降低总胆固醇及坏胆固醇的含量,降低患心血管疾病与胆结石的概率,也可消除人体中有害的金属及毒素。

瓜类防癌保健功效

富含营养素	防癌保健功效
维生素C	防止病菌侵袭细胞组织
β-胡萝卜素	降低坏的胆固醇
铁	预防老化与癌症
钾	改善偏酸与易癌化的体质
皂苷	降低肠癌的罹患率
葫芦素	降低血糖值
膳食纤维	加速体内腐败物质排出
果胶	消除有害的金属及毒素
天门冬氨酸	增加活力
谷氨酸	促进伤口愈合

南瓜

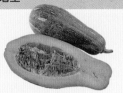

Point 微量元素抑制子宫颈癌细胞增生

防癌抗癌有效成分

葫芦巴碱	甘露醇
瓜氨酸	组氨酸
维生素B12	果胶

食疗功效

润肺止咳、改善贫血

- **别名** / 金瓜、麦瓜、倭瓜、番瓜、窝瓜、饭瓜、番蒲
- **主要产季** / 夏 秋
- **性味** / 性温味甘
- **营养成分** / B族维生素、维生素C、β-胡萝卜素、钙、钴、铬、铁、钾、镁、磷、矽、锌、叶绿素、组氨酸

- ○ **适用者** / 一般大众、老年人
- ✗ **不适用者** / 毒疮患者、黄疸患者

😊 南瓜的防癌抗癌成分

- ●**葫芦巴碱** 可促进人体新陈代谢，并抑制糖类转化为脂肪。

- ●**甘露醇** 有通便功效，可减少粪便中毒素对人体的危害，防止结肠癌。

- ●**瓜氨酸** 可增加流入阴茎海绵体中的血液量，并促进血管内释放出一氧化氮，可加强男性勃起功能。

- ●**组氨酸** 组氨酸是人体血红素的主要成分之一，可强化听觉神经的传导，并能改善贫血、过敏疾病及类风湿关节炎等症状。

- ●**果胶** 可在肠道内形成一种凝胶状物质，能延缓肠道对营养物质的消化吸收，控制血糖。

- ●**维生素B12** 能协助DNA合成、促进红细胞形成及再生，预防贫血，并维护神经系统健康，消除烦躁不安，增强精神及体力。

🏠 防癌&保健功效

① 南瓜子含大量的微量元素镁、锌及不饱和脂肪酸（亚麻酸等），有驱虫、促进前列腺机能及抑制子宫颈癌细胞增生等功效。

② 精氨酸能增强人体对抗细菌、病毒及肿瘤的免疫力，并可增加精子数目，促进伤口愈合、生长激素分泌及肝细胞再生；丰富的膳食纤维有助于排便顺畅及预防大肠癌。

③ 所含的微量元素钴，可催化维生素B12的功能，并促使糖尿病患者胰岛素分泌正常化，对降低血糖有良好效果。

 防癌抗癌食谱 # 南瓜酸奶沙拉 养颜美容＋降低血糖  *Just for* 1 人份

■**材料**
南瓜150克、葡萄干100克

■**调味料**
酸奶350克、盐少许、蜂蜜1大匙

■**做法**
① 南瓜洗净，连皮切成约1.5厘米的厚片。
② 将南瓜放入电锅内蒸至熟软。
③ 将蒸熟的南瓜盛入碗中，撒上少许盐调味。
④ 淋上酸奶与蜂蜜拌匀，加入葡萄干即可。

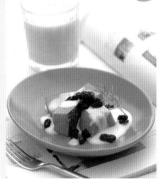

苦瓜

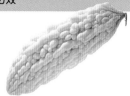

Point 苦瓜素有解渴及保护视力的功效

防癌抗癌有效成分

共轭亚油酸	苦瓜苷
维生素B₂	苦瓜素
维生素C	烟酸

食疗功效

消暑降火、促进食欲

- **别名** / 癞瓜、锦荔枝、癞葡萄、红姑娘、凉瓜、君子菜
- **主要产季** / 春夏秋冬
- **性味** / 性寒味苦
- **营养成分** / B族维生素、维生素C、β-胡萝卜素、钙、铁、磷、氨基酸、苦瓜苷、苦瓜素、多肽-P、皂苷

○ **适用者** / 一般大众、火气大者、糖尿病患者

✗ **不适用者** / 生理期女性

☺ 苦瓜的防癌抗癌成分

- 苦瓜苷 具有调节血脂、降低血压的作用，并能强化"胰岛素细胞"活性，促进自身调节血糖的能力、加速血糖氧化，符合人体代谢的自然规律。

- 苦瓜素 有促进食欲、解渴、清凉、解劳、明目等功效。

- 共轭亚油酸 为一种必需脂肪酸，有助于减少体内脂肪囤积。

- 维生素B₂ 可预防口角炎、舌炎、眼睛红肿、嘴唇干裂与青春痘等症状。

- 烟酸 有助于维护神经和循环系统的健康，并降低血液中坏胆固醇含量。

- 维生素C 有助于调节体内代谢，增强免疫力，防止致癌物亚硝胺在体内形成，并降低静脉中血栓的发生概率。

🦷 防癌&保健功效

1. 苦瓜在民间早已被广泛地应用于清热健胃、明目净血、消渴缓泻的食疗处方内。存于苦味植物中的维生素B₁₇，可预防癌细胞增生。

2. 苦瓜苷可消暑降火、促进食欲；苦瓜素有解渴、解劳、保护视力的良效；金鸡纳霜能抑制过度兴奋的体温中枢，达到解热作用。

3. 苦瓜富含"类胰岛素"多肽-P，能促进胰岛素的分泌，降低血糖值；皂苷可降低胆固醇，预防动脉粥样化。

 防癌抗癌食谱 **苦瓜菠萝汁** 瘦身纤体＋促进消化  *Just for* **2** 人份

■**材料**
苦瓜100克、菠萝100克、苜蓿芽少许、水250毫升
■**调味料**
蜂蜜30毫升、柠檬汁少许

■**做法**
1. 苦瓜洗净后去籽切小块，菠萝切小块。
2. 将材料全部放入榨汁机，搅打约40秒即可。

■**注意**
苦瓜汁要现打现喝，否则三小时后会变黑。

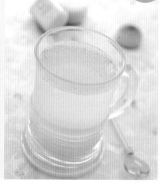

黄瓜

Point 糖尿病人可经常食用以降糖

防癌抗癌有效成分
绿原酸　　　咖啡酸
异槲皮素　　谷氨酸

食疗功效
利尿消肿、增进食欲

- **别名** / 胡瓜、花瓜
- **主要产季** / 春夏**秋冬**
- **性味** / 性凉味甘
- **营养成分** / B族维生素、维生素C、维生素E、β-胡萝卜素、钙、铁

- ⭕ **适用者** / 一般大众、糖尿病患者、胆固醇过高者

- ❌ **不适用者** / 胃病患者、女性生理期前后

😊 黄瓜的防癌抗癌成分

- 绿原酸 抗菌消炎，分解致癌物亚硝酸盐。

- 咖啡酸 能有效对抗自由基、预防心肌病变、动脉硬化、卒中、帕金森氏症与癌症。

- 异槲皮素 有较好的利尿作用，可辅助治疗膀胱炎与急性肾炎。

- 谷氨酸 可减轻疲劳，提升脑部功能，促进伤口愈合，并有助于生长激素合成，增加肌肉量与减少脂肪囤积。

防癌&保健功效

1. 黄瓜是夏天主要蔬菜之一，清凉解暑，经常食用有助于净化血液，清理胃肠积热。

2. 黄瓜含维生素C，为天然抗氧化剂；黄瓜酶能促进机体新陈代谢、加强血液循环，并增进肌肤氧化还原作用；葫芦素能调降血糖并提升巨噬细胞功能。

3. 黄瓜中所含的甘露糖、木糖醇等糖类，不会参与体内糖代谢，甚至有降糖作用。

大黄瓜

Point 丙醇二酸帮助控制体重

防癌抗癌有效成分
芸香苷　　　葫芦素
丙氨酸　　　维生素C

食疗功效
清热解毒、生津止渴

- **别名** / 胡瓜、刺瓜
- **主要产季** / 春夏**秋冬**
- **性味** / 性凉味甘
- **营养成分** / B族维生素、维生素C、维生素E、β-胡萝卜素、钙、铁

- ⭕ **适用者** / 一般大众、胆肾结石患者、肝病患者

- ❌ **不适用者** / 胃寒的人、女性生理期前后

😊 大黄瓜的防癌抗癌成分

- 芸香苷 可抗发炎、强化微血管，能辅助治疗淤伤、静脉曲张及痔疮。

- 葫芦素 能增强机体免疫功能，并有助于提高巨噬细胞的吞噬力，防止细胞癌变。

- 丙氨酸 可帮助产生抗体、协助糖类及有机酸的代谢，并改善前列腺肥大的症状。

- 维生素C 能消除自由基、保护骨质基本结构，并预防牙龈出血及坏血病。

防癌&保健功效

1. 大黄瓜为一种富含淀粉的碱性蔬菜，具有利尿消暑、清热解毒的功效。

2. 大黄瓜中的丙醇二酸有助于抑制糖类转化成脂肪，能协助控制体重；所含的丙氨酸、精氨酸与谷氨酸，对肝脏病人，特别是对酒精性肝硬化患者有一定辅助效果。

3. 嫩籽含有维生素E，可防止氧化、排除坏胆固醇，保护细胞与血管的健康。

菇蕈类为什么能防癌抗癌？

菇蕈类种类高达三百多种。就食物链的角度而言，菇蕈类属于"分解者"，意即不进行光合作用，而以分解木材中的木质素及纤维，从中获取作为生长来源的养分，故其含有的营养素及活性物质有别于依赖进行光合作用生存的"生产者"——蔬菜。菇蕈类共同的营养特色是低热量、高纤维与富含B族维生素、维生素C、矿物质（铁、钙、磷）及生物活性物质。

菇蕈类家族

- ●香菇
- ●金针菇
- ●口蘑
- ●草菇
- ●黑木耳
- ●银耳
- ●巴西蘑菇
- ●猴头菇
- ●蟹味菇
- ●茯苓

蔬菜中的牛排——菇蕈类

菇蕈类中的蛋白质包括十多种氨基酸，较蔬菜中的蛋白质更易为人体组织所吸收利用，且无肉类中过量的脂肪及胆固醇，故有"蔬菜牛排"的美称。多食菇蕈类有消除疲劳、延缓衰老、调节血脂并预防癌症的作用。但因菇蕈类嘌呤含量偏高，痛风病患及尿酸高者须适量摄取。

生物活性物质为健康加分

菇蕈类富含多糖体、三萜类化合物、核酸、氨基酸等多种生物活性物质，其本身虽不属于维持生命延续的营养成分，但对人体的生命活动有重要的调节作用，有助于强化免疫功能、防治血栓、对抗肿瘤与预防癌症。

菇蕈类具有许多明显药效的成分，尤以高分子多糖体最为突出。近期的研究报道指出，菇蕈类多糖体中的 β -葡聚糖为一种可活化巨噬细胞的前趋物，进而引起人体内一连串的免疫反应，能有效清除自由基、强化身体免疫防御机制、增强淋巴T细胞的活性，并抑制癌化细胞繁殖，对经期不顺、更年期障碍与泌尿器官疾病也有防治作用。

丰富的氨基酸可抗辐射

菇蕈类所含的氨基酸种类多达18种左右，甚至含有一般蔬果缺乏、且人体无法制造的8种必需氨基酸，尤其是赖氨酸的含量甚丰，可帮助钙质吸收、促进胶原蛋白形成；色氨酸能加强免疫功能、减轻焦虑，并预防心血管疾病。

菇蕈类防癌保健功效

富含营养素	防癌保健功效
B族维生素	促进脑部及身体发育
多糖体	消炎抗菌、增强免疫机能
核酸	对抗流感病毒及血栓
三萜类化合物	强化身体的免疫防御机制
膳食纤维	清除肠内有害物质
麦角固醇	预防骨质疏松
β -葡聚糖	增强淋巴 T 细胞的活性
胱氨酸	抗辐射、清除自由基
磷	预防贫血及骨质疏松
植物性胶质	维护骨关节

香菇

Point 香菇多糖可增强机体细胞免疫力

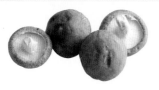

防癌抗癌有效成分

香菇多糖	麦角固醇
也利得宁	赖氨酸
精氨酸	苏氨酸
色氨酸	

食疗功效

增强免疫力、降低胆固醇

- **别名** / 冬菇、香蕈、椎茸、香菰、毛菰
- **主要产季** / 春 秋
- **性味** / 性甘味平
- **营养成分** / B族维生素、维生素C、烟酸、麦角固醇、钙、铁、钾、磷、锌、精氨酸、亮氨酸、赖氨酸、苏氨酸
- ○ **适用者** / 一般大众
- ✗ **不适用者** / 痛风患者、尿酸过高的人

☺ 香菇的防癌抗癌成分

- ● **香菇多糖** 能活化多种免疫细胞，如巨噬细胞、T细胞及自然杀伤细胞等，达到抗肿瘤的效果。
- ● **麦角固醇** 为维生素D的前体，可强化骨骼，预防骨质疏松，避免佝偻病。
- ● **也利得宁**（Eritadenin） 能促使坏胆固醇（LDL）转为好胆固醇（HDL），及协助维持正常体重。
- ● **赖氨酸** 能帮助制造抗体，强化循环系统，并维持细胞正常成长。
- ● **精氨酸** 可增强人体对抗细菌、病毒及肿瘤的免疫力，并促进肝细胞再生及减少脂肪囤积。
- ● **苏氨酸** 能促进胃肠道功能平顺并防止肝脏脂肪堆积。
- ● **色氨酸** 为天然的精神松弛剂，可在体内转化为血清促进素，能改善睡眠、提升情绪。

🍴 防癌&保健功效

1. 香菇多糖具有增强机体细胞免疫功能与抗肿瘤的作用，可针对肝、胃、结肠及乳腺癌发挥保健食疗功效；香菇多肽有助于抗氧化、降低血脂；香菇腺嘌呤能促进血液循环、降低血压。
2. 麦角固醇为维生素D的前体，有助于预防骨质疏松，避免患佝偻病；胆碱能消除肝脏过多的脂肪，并预防神经系统方面的疾病。
3. 香菇因富含人体营养不可或缺的成分，如维生素、矿物质、蛋白质、脂肪、碳水化合物、三十多种酶及十几种氨基酸，故有"植物性食品的顶峰"的美称。

防癌抗癌食谱 **香菇竹笋鸡汤** 消除疲劳+降低血压 *Just for* ③ 人份

■**材料**
土鸡半只、鲜香菇8朵、竹笋500克
■**调味料**
盐1大匙

■**做法**
1. 土鸡剁成块状，先以沸水汆烫过，再用清水洗净。
2. 鲜香菇去蒂头切块，竹笋切块备用。
3. 锅内加入适量的水煮滚，放入香菇、竹笋、土鸡块约煮20分钟，加盐调味即可。

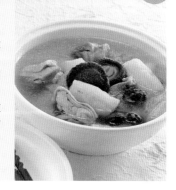

金针菇

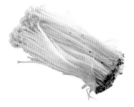

防癌抗癌有效成分

麦角固醇	维生素B$_1$
维生素B$_2$	赖氨酸
精氨酸	

食疗功效

促进食欲、帮助消化

- **别名** / 朴菇、金菇、金钱菇、金丝菇
- **主要产季** / 春 夏 **秋 冬**
- **性味** / 性寒味甘
- **营养成分** / B族维生素、麦角固醇、钙、铁、钾、镁、磷、锌、氨基酸、冬菇素、糖类、蛋白质、膳食纤维

- **○ 适用者** / 一般大众、孩童
- **✗ 不适用者** / 无

金针菇的防癌抗癌成分

- **麦角固醇** 为维生素D的前体，可促进钙与磷的吸收，帮助骨骼生成及牙齿发育。
- **维生素B$_1$** 可消除疲劳、促进食欲、帮助成长、维持神经组织健康及精神状态稳定，并能预防脚气病与肌肉无力。
- **维生素B$_2$** 能促进人体成长和细胞再生、协助脂肪代谢，避免其在血液和肝脏囤积，预防动脉及肝脏硬化。
- **赖氨酸** 可促进胶原蛋白形成，强化循环系统，并帮助儿童骨骼成长和智力发育。
- **精氨酸** 能促进肌肉形成及减少脂肪囤积，并有助于防治肝脏疾病和胃溃疡。

防癌&保健功效

1. 金针菇所含的一种特殊蛋白质能预防哮喘、鼻炎及湿疹等过敏症，也可提高免疫力、刺激如子宫颈癌患者体内的抗癌机制，使病人能以自身的免疫系统来对抗癌症。
2. 金针菇在传统医学中认为有利肝脏、益肠胃、增智慧、抗肿瘤等功效；金针菇柄中含有大量膳食纤维，可以吸附胆酸，降低胆固醇，并可促使胃肠蠕动，有助于降低血脂。
3. 金针菇含有人体所需的8种氨基酸，能有效增强机体的生物活性，促进体内新陈代谢，有利于食物中各种营养的吸收利用，其中赖氨酸与精氨酸可促进生长发育。

防癌抗癌食谱 **凉拌金针菇** 养颜美容+调理体质 *Just for* **1人份**

■材料
金针菇250克、嫩姜3片、黄瓜2条、葱3根、辣椒1个

■调味料
葵花籽油1大匙、香油1/2大匙、盐1/4茶匙

■做法
1. 金针菇去根部洗净切段，以开水汆烫捞起，放入冰开水中冷却，捞出沥干备用。
2. 黄瓜切丝，用少许盐揉软，沥干水分；辣椒、姜、葱洗净切丝备用。
3. 将上述料及调味料加在一起，拌匀后即可装盘；冰镇后食用更爽口。

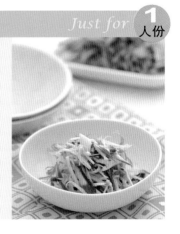

口蘑

Point 多糖体PS-K可以有效抗癌

防癌抗癌有效成分

维生素B2　　烟酸
维生素B12　　维生素H

食疗功效

增进免疫力、降低血糖

- **别名** / 蘑菇、西洋蕈、肉蕈、蘑菰蕈
- **主要产季** / 春 夏 秋 冬
- **性味** / 性凉味甘
- **营养成分** / 维生素B1、维生素B2、维生素B12、维生素C，烟酸、麦角固醇

○ **适用者** / 一般大众

✗ **不适用者** / 脾胃虚寒者，肾炎、尿毒症、高血钾症患者

😊 口蘑的防癌抗癌成分

● 维生素B2 可维持神经及消化系统的正常功能，改善口腔内、唇、舌发炎症状。

● 维生素B12 可协助DNA合成、治疗贫血。

● 维生素H 可维持皮肤、汗腺、神经的健康。

● 烟酸 是合成性激素不可缺少的物质，也可维持神经系统与脑部机能健康。

🍄 防癌&保健功效

❶ 口蘑富含人体必需氨基酸、矿物质与多糖等营养素，经常食用可调节免疫机能、提高机体抑制癌的能力，并降低肝脏脂肪及胆固醇。

❷ 由口蘑中提取出一种有抗癌作用的多糖体PS-K，对乳腺癌、皮肤癌、肺癌有效。

❸ B族维生素能促进消化功能，且对于脑部与人体的发育及肾上腺均具有正面的影响，尤其可协助现代人对抗精神压力；麦角固醇经阳光紫外线的照射即转为维生素D，可预防人体发生佝偻病变。

草菇

Point 八种氨基酸能降低胆固醇值

防癌抗癌有效成分

维生素B1　　维生素C
麦角固醇　　麸氨酸　　铁

食疗功效

强健骨质、滋阴壮阳

- **别名** / 轩菇、贡菇、中国菇
- **主要产季** / 春 夏 秋 冬
- **性味** / 性寒味甘
- **营养成分** / 维生素B1、维生素B2、维生素C、烟酸、麦角固醇、钙、铁、钾、磷、锌

○ **适用者** / 一般大众

✗ **不适用者** / 脾胃虚寒者

😊 草菇的防癌抗癌成分

● 维生素B1 可消除疲劳、促进消化，也有助于维持神经系统、肌肉及心脏的正常功能。

● 维生素C 可抗氧化、强化血管与黏膜，并能预防毛细血管破裂、牙床与腹腔出血等。

● 铁 为免疫系统中的原料之一，可增强对疾病的抵抗力，并预防及治疗贫血。

● 麸氨酸 可提高脑部功能，促进伤口愈合，并改善阳萎。

🍄 防癌&保健功效

❶ 草菇中的维生素C含量居于水果蔬菜之首，且含有人体必需的8种氨基酸，可降低血压，增强人体免疫机能，减少胆固醇累积。

❷ 草菇含有异构蛋白及冬菇素，可预防肿瘤生成，是极佳的防癌食物。

❸ 中医认为草菇有消暑健胃、护肝解毒及滋阴壮阳的功效。草菇为极佳的蛋白质来源，有"素中之荤"的美名。

黑木耳

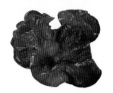

防癌抗癌有效成分

卵磷脂	植物性胶质
维生素B$_2$	铁　　镁
硒	磷

食疗功效

美肤乌发、清肺排毒

- **别名** / 木耳、耳子、木菌、木茸、云耳、糯
- **主要产季** / 春 夏 **秋** 冬
- **性味** / 性平味甘
- **营养成分** / 维生素B$_1$、维生素B$_2$、维生素C、钙、铜、铁、镁、磷、氨基酸、糖类、蛋白质
- **O 适用者** / 一般大众、高血压患者、月经不调者
- **✗ 不适用者** / 外感风寒者、咳嗽痰多者

黑木耳的防癌抗癌成分

- 卵磷脂 可抗氧化、清除血管壁及肝脏脂肪，并能帮助儿童脑部与中枢神经的发育，可强化智力、增强记忆力与集中力。

- 植物性胶质 为组成人体骨骼、皮肤的成分之一，能维护骨关节，预防骨质疏松及骨折；还可活化细胞，并增强皮肤弹性。

- 维生素B$_2$ 可强化脂肪代谢，并能预防人体各种黏膜及皮肤的炎症。

- 铁 为人体必需微量元素及制造血红蛋白和肌红蛋白的重要分子，且有防癌功能。

- 镁 预防肾、胆结石，并有助强化神经和肌肉功能，促进骨骼成长。

- 硒 适量的有机硒能促进细胞内的代谢及呼吸，强化骨骼并增进毛发、指甲和皮肤健康。

- 磷 可促进糖类、脂类、蛋白质的新陈代谢维持血液酸碱平衡。

防癌&保健功效

① 木耳不似大部分菇类含有较高的嘌呤，故不至于提高人体尿酸的含量而引发痛风，多食有益无害。

② 木耳含微量元素铁与铜，可促进红细胞生成，预防贫血，并有助于头发黑色素合成；含有多糖体，能强化免疫机制，协助对抗肿瘤。木耳所含卵磷脂具有乳化力，可扫除积存于血管壁上的胆固醇及脂肪，预防动脉硬化，并能促进脑细胞活化。

黑木耳肉丝炒蛋　强健骨骼＋养颜美容　*Just for* **2** 人份

■ **材料**
胡萝卜1/4根、鲜木耳2大朵、蛋2个、猪里脊肉80克

■ **调味料**
色拉油3大匙、酱油2大匙、盐1茶匙

■ **做法**
① 猪里脊肉切丝，加酱油1大匙腌片刻。胡萝卜、木耳切丝，蛋打散。
② 炒锅下油烧热；肉丝下锅炒至半熟捞出，加入胡萝卜翻炒至软。
③ 加入木耳丝略炒后，放入肉丝。
④ 将菜拨至一边，倒入蛋液，用筷子摊搅至半熟后入菜翻炒，加入酱油1大匙及盐调味即可盛盘上桌。

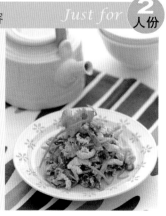

银耳

Point 白木耳多糖可防止化疗对人体造血机能的破坏

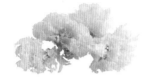

防癌抗癌有效成分

赖氨酸	缬氨酸
胶质	多糖体
烟酸	硫

食疗功效

抗衰老、增强免疫力

- **别名** / 白木耳、白耳子、木茸、云耳
- **主要产季** / 夏
- **性味** / 性平味甘
- **营养成分** / 维生素B$_1$、维生素B$_2$、维生素B$_9$、维生素C，烟酸、麦角固醇、钙、铁、钾、镁、钠
- ⭕ **适用者** / 一般大众、高血压患者、月经不调者
- ❌ **不适用者** / 外感风寒者、咳嗽痰多者

😊 银耳的防癌抗癌成分

- **赖氨酸** 能协助人体制造抗体、强化循环系统，并维持细胞正常成长。
- **缬氨酸** 可促进脑部功能，改善肌肉协调功能及安定情绪。
- **胶质** 可增进皮肤弹性，预防骨关节退化，也能活化细胞，并参与神经系统的传导反应。
- **多糖体** 可激发T细胞的活力，有助于预防病毒感染及抑制癌细胞繁殖。
- **烟酸** 可维持皮肤、消化及神经系统健康，减轻胃肠障碍，并能促进血液循环，降低血压。
- **硫** 具有重要的解毒功能，可以清除细胞内的铝、铅、镉、汞等重金属。

🔳 防癌&保健功效

1. 银耳的蛋白质成分中含有17种氨基酸，其中7种是人体必需的氨基酸，有助于刺激及控制人体生长，提高基础代谢，并能维持中枢神经系统功能；所含麦角固醇是多酚的一种，可抗氧化、预防癌症发生。
2. 白木耳多糖可促进蛋白质与核酸的合成及代谢，有助于防止化疗对于人体造血机能的破坏。银耳的生津作用有助于鼻咽癌患者吞咽顺畅，并帮助肺癌病人止咳。
3. 民间常以银耳作为润肺、养胃、强智、补血、益肾、生津与美容的药食两用食材。银耳含丰富膳食纤维，可通肠利便、降低血中胆固醇。

防癌抗癌食谱 ## 杞子银耳汤 健脑护目＋强心润肺 *Just for* **3** 人份

■**材料**
枸杞子20克、干银耳30克、核桃肉30克、水500毫升

■**调味料**
冰糖适量

■**做法**
1. 枸杞子洗净；银耳用温水浸软，去蒂，切小片；核桃肉洗净。
2. 煮滚水，放入银耳、枸杞子，改用小火煲煮约30分钟。
3. 加入核桃肉，再煮10分钟。
4. 放入冰糖煮溶即成。

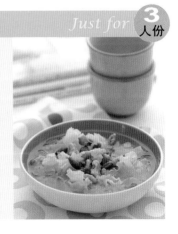

巴西蘑菇

Point β-D葡聚糖能强化免疫机能及预防肿瘤

防癌抗癌有效成分

β-D葡聚糖　亚油酸
外源凝集素　烟酸
钾　　　　　锰

食疗功效

消除疲劳、调养体质

- **别名** / 姬松茸、柏氏蘑菇、小松菇
- **主要产季** / 春 夏 秋 冬
- **性味** / 性平味甘
- **营养成分** / 维生素B₁、维生素B₂、维生素C、烟酸、麦角固醇、钙、铜、铁、钾、镁、锰、磷、矽、硒、锌、氨基酸、核酸、糖类、脂肪、磷脂、蛋白质、β-D葡聚糖

○ 适用者 / 一般大众、心血管疾病患者、消化系统异常者

不适用者 / 痛风患者

☺ 巴西蘑菇的防癌抗癌成分

- β-D葡聚糖 能提升人体的免疫功能，且具有降血脂、胆固醇、血糖及血压等功效，可以预防心血管系统疾病、糖尿病与高血压。

- 外源凝集素 有助于淋巴细胞的繁殖及抑制肿瘤。

- 亚油酸 可调整血脂肪的组成比例，预防动脉硬化，并能调节内分泌，改善妇女经前与更年期症候群。

- 烟酸 能促进血液循环，降低血压，防治心血管疾病。

- 钾 可维持细胞内水分与酸碱平衡，协助神经传导与降低血压。

- 锰 能促进发育和成长，使脑部机能正常运作，并防止骨质疏松症。

🗂 防癌&保健功效

1. 巴西蘑菇有"神之菌"的美称，其子实体（菇体）含独特的高营养成分，尤以β-D葡聚糖的含量为菇类之冠，为一种最具生理活性的多糖体，能增强人体巨噬细胞、T细胞及自然伤手细胞等免疫系统的功能，有助于抑制癌细胞。

2. 巴西蘑菇所含的维生素与矿物质为肝细胞再生的重要营养素，能促进肝脏代谢、减轻肝脏负担；以亚油酸为主的不饱和脂肪酸可抑制血小板凝集，预防动脉硬化。

防癌抗癌食谱 巴西蘑菇炖鸡 补益气血＋防癌抗老 *Just for* **3人份**

■材料
巴西蘑菇（干）50克、土鸡1只（约1.2千克）、姜片少许
■调味料
水2500~3000毫升、盐适量

■做法
1. 土鸡切块汆烫备用。
2. 将巴西蘑菇以清水冲过后，再用温水泡软。
3. 然后将巴西蘑菇与所泡的汁倒入加水的锅中，煮沸后再煮半小时。
4. 加入鸡块和姜片再炖煮约半小时，加入盐即可起锅。

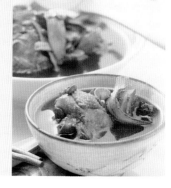

猴头菇

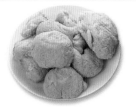

◖ 防癌抗癌有效成分 ◗

麸氨酸	猴头菇菌素
维生素E	猴头菇多糖体
镁	维生素B6

◖ 食疗功效 ◗

活化脑细胞、降胆固醇

- **别名** / 猴头蘑、刺猬菌、花菜菇、圆头菇、阴阳蘑
- **主要产季** / 春 夏 **秋 冬**
- **性味** / 性平味甘
- **营养成分** / 维生素B1、维生素B2、维生素B6、维生素C、维生素E、烟酸、钙、铁、钾、磷、锌、氨基酸、糖类、蛋白质、猴头菇菌素

○ 适用者 / 一般大众、身体虚弱者、糖尿病患者

✗ 不适用者 / 痛风患者

😊 猴头菇的防癌抗癌成分

- **麸氨酸** 为一种调节脑细胞活力的化合物，可增加神经冲动的传导，对于嗜酒、嗜甜食、性无能、疲劳、癫痫、精神分裂症、肠胃溃疡及维持消化系统健康均很重要。

- **猴头菇菌素** 为二萜类物质，有助于保持脑细胞活力，促进智力发展。

- **猴头菇多糖体** 有助于使化疗或手术后的肿瘤患者加速复原，对糖尿病患者则有促进胰岛素分泌，降低血糖的功效。

- **维生素B6** 可协助氨基酸合成，健全免疫系统，防止各种神经与皮肤疾病。

- **维生素E** 可防止氧化，保持血管健康，并对各种细胞产生保护作用。

- **镁** 为细胞新陈代谢的必需元素，可活化体内酶，强化神经和肌肉功能。

🦷 防癌&保健功效

1. 猴头菇多糖体可活化巨噬细胞并有效清除自由基，也可诱导癌细胞的干扰素形成，有助于预防食道癌、胃癌、贲门癌等消化道肿瘤。

2. 活性成分猴头菇菌素能活化脑细胞，促进神经生长因子合成，可用于治疗神经衰弱及智力衰退，尤其对改善阿兹海默氏症型失智症有良好效果。

3. 经常服食猴头菇能强化肠胃消化道机能，促进养分于体内吸收与运转，有扶正培本的功效。

猴头菇瘦肉汤 滋补健胃＋增强体力

Just for **1** 人份

■材料
鲜猴头菇3朵约40克、瘦肉250克、龙眼肉3粒、山药10克、枸杞子10克、莲子30克、陈皮1块

■调味料
盐适量

■做法
1. 鲜猴头菇洗净切块待用。
2. 瘦肉洗净汆烫。
3. 锅内加入7碗水煮滚，加入所有材料。
4. 煲滚后转小火，炖2小时，加盐调味即成。

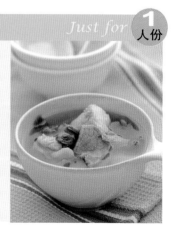

蟹味菇

防癌抗癌有效成分

赖氨酸　　　精氨酸
腺苷酸　　　多糖体

食疗功效

防止便秘、提高免疫力

- **别名** / 鸿喜菇、红喜菇
- **主要产季** / 春夏秋冬
- **性味** / 性平味甘
- **营养成分** / 维生素B₁、维生素B₂、维生素B₆、维生素C、烟酸、钙、铁、钾、镁、磷、硒、锌

○ **适用者** / 一般大众

✗ **不适用者** / 痛风患者、肾脏病患者

蟹味菇的防癌抗癌成分

- **赖氨酸** 可协助人体制造抗体，并能强化循环系统及维持细胞正常成长。
- **精氨酸** 可增强人体抗菌、抗病毒及抗肿瘤的免疫力，促进伤口愈合，增加精子数目。
- **腺苷酸** 有助于增强机体免疫力。
- **多糖体** 可保护巨噬细胞免受自由基的侵袭，有助于增强免疫力并促进体内细胞机能正常。

防癌&保健功效

1. 蟹味菇富含多种微量元素，其中有机硒元素含量尤高，可防止细胞氧化，活化免疫系统及对抗肿瘤，可减低罹患乳腺癌、肺癌概率。
2. 蟹味菇富含维生素及17种氨基酸，其中赖氨酸与精氨酸的含量高于一般菇类，有助于活化脑部功能，协助制造抗体，增加肌肉量并减少脂肪囤积，预防癌症。
3. 蟹味菇子实体中的多糖体以β-D葡聚糖为主，能活化细胞免疫机能，可抗肿瘤。

茯苓

防癌抗癌有效成分

β-茯苓聚糖　　卵磷脂
乙酰茯苓酸　　胆碱

食疗功效

镇静宁神、改善失眠

- **别名** / 茯菟、茯灵、茯蓉
- **主要产季** / 春夏秋冬
- **性味** / 性平味甘
- **营养成分** / B族维生素、维生素C、麦角固醇、钙、铜、铁、钾、镁、锰、磷、硒、锌

○ **适用者** / 一般大众

✗ **不适用者** / 痛风患者

茯苓的防癌抗癌成分

- **β-茯苓聚糖** 可增加抗体细胞数，具有强烈的抗肿瘤作用。
- **乙酰茯苓酸** 可消除自由基，增强淋巴细胞的活性，抑制癌细胞肿瘤，并有助于抗菌。
- **胆碱** 是合成卵磷脂的主要成分，可降低血液中的胆固醇含量。
- **卵磷脂** 具有提高记忆力与注意力的功效，并能去除积存在血管壁上的脂肪及胆固醇。

防癌&保健功效

1. 茯苓主要含茯苓聚糖及三萜类化合物乙酰茯苓酸等生物活性成分，药理研究证实，具有镇静、利尿、抗炎、消除自由基、调节免疫系统与预防肿瘤等作用。
2. 微量元素硒为体内谷胱甘肽的构成物质，可延缓细胞氧化，有助于预防高血压、动脉硬化、糖尿病及癌症。

海藻类为什么能防癌抗癌？

海藻是指生长在潮间带及亚潮间带肉眼可见的大型藻类，通常包括绿藻、褐藻及红藻三大类。中医典籍如《本草纲目》、《本草经集注》、《海药本草》与《本草拾遗》等都有以海藻治疗各种疾病的记载。日常食用的海藻有紫菜、海带、裙带菜、羊栖菜、石花菜等。

海藻类家族

- ●海带
- ●紫菜
- ●裙带菜
- ●羊栖菜
- ●石花菜

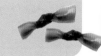

海藻营养成分丰富

海藻类均具有低脂、高纤、高蛋白、富含类胡萝卜素（β-胡萝卜素、藻褐素）、维生素及多种微量元素（钙、铜、铁、碘、镁、锰、钠、磷、锌）等特点，可有效舒缓压力、清理肠道、调节血液酸碱度，并具有降低心血管疾病发生率、改善糖尿病症状和防治肿瘤和癌细胞生成的作用。

碘协助制造甲状腺素

海藻的含碘量极高。碘是人体必需的微量元素之一，其中大部分储存在甲状腺内，用以制造甲状腺素。人体细胞内约有一百多种酶与甲状腺素有关，影响人体新陈代谢的速率、发育快慢、神经和肌肉组织功能，以及循环、呼吸、免疫和生殖系统的运行；摄取不足时会导致甲状腺肿大、习惯性疲劳、思考力及语言障碍、身材短小与性器官发育不全，甚至可能引发甲状腺癌、乳腺癌、卵巢癌、子宫颈癌、子宫内膜癌等癌症。清代医书《疡医大全》中即包含以数种海藻所制成的制剂，现今仍然用于治疗甲状腺癌。

海藻富含氨基酸，具有排毒作用

海藻含有二十余种人体必需的氨基酸，而且大部分种类是含硫氨基酸，如牛磺酸、甲硫氨酸、胱氨酸及其衍生物。牛磺酸有助于代谢人体脂肪及抑制血液和肝脏内胆固醇含量的增加，可预防高胆固醇血症；甲硫氨酸及胱氨酸能清除重金属，其硫与氢结合成为氢硫基而有去毒作用。海带、羊栖菜及裙带菜含有人体必需的不饱和脂肪酸——亚油酸及次亚油酸，紫菜、海带则含有较多的 EPA。

海藻类防癌保健功效

富含营养素	防癌保健功效
维生素B12	维护神经系统健康
β-胡萝卜素	抑制癌细胞的促进因子
藻褐素	抗细胞突变及抗肿瘤活性
生物素	调节脂肪的代谢
铁	防治缺铁性贫血
碘	促进甲状腺正常功能
海藻多糖体	抑制肿瘤增生
海藻纤维	预防便秘和肠癌
海带素	降低放射性元素的吸收

海带

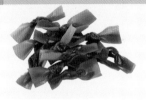

Point 防治甲状腺肿及改善贫血

防癌抗癌有效成分

褐藻多糖硫酸酯
藻褐素　　　　褐藻胶
海带聚糖　　　海带氨酸
脯氨酸

食疗功效

美容养颜、有效健脑

- **别名** / 昆布、海菜、纶布、神马草、江白菜、长寿菜
- **主要产季** / 春 夏 秋 冬
- **性味** / 性寒味咸
- **营养成分** / 维生素B$_1$、维生素B$_2$、维生素B$_6$、维生素B$_{12}$、维生素C、类胡萝卜素、烟酸、砷、钙、钴、铁、钾、碘、磷、氨基酸

- **○ 适用者** / 一般大众、糖尿病患者、心血管疾病患者
- **✗ 不适用者** / 脾胃虚寒者

🙂 海带的防癌抗癌成分

- **藻褐素** 可抑制脂肪蓄积，加速其燃烧的功能并能对抗肿瘤。

- **褐藻胶** 又称藻胶酸、褐藻酸盐，是褐藻类细胞壁外层的主要成分，属水溶性膳食纤维，能排除人体多余的钠，预防高血压及肾脏病，也有助于降低血脂和血胆固醇，预防动脉硬化。

- **褐藻多糖硫酸酯** 可诱导癌细胞凋亡，并有抗凝血、降低胆固醇与血脂、活化肝细胞及重金属解毒的作用。

- **海带聚糖** 又称海带素或褐藻淀粉，可降低放射性元素的吸收。

- **海带氨酸** 又称昆布氨酸或褐藻氨酸，可改善高血压、血脂过高，预防动脉硬化。

- **脯氨酸** 为胶原蛋白合成的主要原料，可改善皮肤的质地及修复软骨组织，强化关节、肌腱。

📷 防癌&保健功效

1. 海带中的多糖类化合物，包括褐藻多糖硫酸酯、褐藻胶及海带聚糖，它们可加强免疫机制，活化巨噬细胞，抑制癌细胞增生，并能降低血压、血脂及血胆固醇，也有良好的抗污染作用，特别适合常在电脑前工作及常接触放射线的人食用。

2. 海带属褐藻类植物。中医认为海带可"镇咳化痰、利尿平喘"，而其"消瘿瘤（甲状腺肿）"的效果来自于碘。碘是构成甲状腺素的主要成分，也可调整细胞氧化功能。

防癌抗癌食谱 ## 鲑鱼海带味噌汤　消除疲劳＋促进代谢　*Just for* **3** 人份

■材料
鲑鱼肚300克、海带芽100克、豆腐1块、白萝卜100克
■调味料
柴鱼片1碗、味噌3大匙、盐1大匙、葱末1大匙、清酒2大匙

■做法
1. 将柴鱼片加4碗水，大火煮滚后转小火煮约3分钟，过滤。
2. 海带芽泡软切小段，豆腐切丁，白萝卜切丝，鲑鱼肚切薄片。
3. 将上述食材放入步骤1的高汤中，大火煮滚后转小火煮3分钟。
4. 取少许汤汁将味噌加入调匀，倒入锅中。汤煮滚后，加入清酒和盐调味，撒上葱花即可。

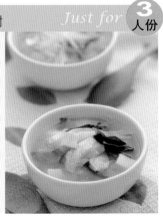

紫菜

Point 紫菜可强化免疫力，所含海藻纤维可以降低血脂

防癌抗癌有效成分

海藻纤维	谷氨酸
β-胡萝卜素	碘
紫菜多糖	胱氨酸

食疗功效

增强脑力、降低血压

- **别名** / 海苔、紫英、索菜、素菜、子菜、甘紫菜
- **主要产季** / 春 夏 秋 冬
- **性味** / 性寒味甘咸
- **营养成分** / 维生素B$_1$、维生素B$_2$、维生素B$_6$、维生素B$_{12}$、维生素C、维生素U、β-胡萝卜素、烟酸、砷、钙
- **○ 适用者** / 一般大众、贫血者、缺碘性甲状腺肿大者
- **✗ 不适用者** / 胃寒者、肠胃不好的人

🌞 紫菜的防癌抗癌成分

- **碘** 为甲状腺素的重要成分，能维持人体正常代谢和成长。

- **海藻纤维** 可降低血压、血胆固醇及血糖值，并能预防癌症。

- **谷氨酸** 可减轻疲劳、提高脑部功能，促进生长激素合成，增加肌肉量及减少脂肪囤积。

- **紫菜多糖** 可强化巨噬细胞的吞噬功能，并具有降低血糖、血脂、抗凝血、抗辐射、抑制肿瘤的作用。

- **β-胡萝卜素** 为维生素A的前体，能使黏膜强韧，并保持皮肤、头发与牙龈健康，也有助于对抗十二指肠癌。

- **胱氨酸** 能清除自由基、延缓老化、中和毒物及对抗辐射，并有助于皮肤再生，加速烫伤及外伤的愈合。

🍲 防癌&保健功效

❶ 紫菜含类胡萝卜素，能清除活性氧、抑制癌细胞活性；所含维生素U可促进胃黏膜修复，治疗胃及十二指肠溃疡。

❷ 紫菜多糖为硫酸酯多糖，具有多种生物活性，可增强细胞及体液免疫功能，促进淋巴细胞转化，有效对抗肿瘤；牛磺酸能帮助人体脂肪的消化，并抑制血液及肝脏胆固醇含量的增加。

❸ 紫菜属红藻门海生草本植物。《随息居饮食谱》中记载，紫菜能"和血养心、清烦涤热、利咽喉、除脚气瘿瘤、生津开胃"。

防癌抗癌食谱 **紫菜银鱼汤** 强健骨骼＋促进发育 Just for **2** 人份

■ **材料**
紫菜150克、鲜银鱼100克、姜末1茶匙
■ **调味料**
盐1茶匙、清高汤或清水3杯、香油1茶匙

■ **做法**
❶ 将鲜紫菜以清水充分冲洗干净、沥干，银鱼略洗净沥干备用。
❷ 清高汤煮滚，加入银鱼、紫菜、姜末再以盐调味。
❸ 熄火后加入香油即可。

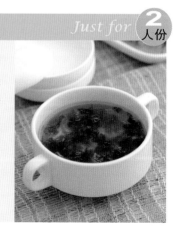

裙带菜

防癌抗癌有效成分

海带氨酸　　岩藻固醇
维生素C　　硒　锌

食疗功效

消除疲劳、平喘镇咳

- **别名** / 若布、若芽、若女
- **主要产季** / 春 夏 秋 冬
- **性味** / 性凉味甘咸
- **营养成分** / B族维生素、维生素C、β-胡萝卜素、藻褐素、钙、铜、铁、钾、碘、镁、磷、硒、锌、叶绿素

- **适用者** / 一般大众
- **不适用者** / 无

裙带菜的防癌抗癌成分

- 海带氨酸 属于氨基酸的一种，可降低血压，调节血脂，预防动脉硬化。
- 岩藻固醇 抑制肝脏中胆固醇合成。
- 维生素 C 能促进胶原蛋白的合成，抗氧化，增强免疫力，并预防癌症。
- 硒 是体内谷胱甘肽的构成物质，可消除已形成的过氧化物，保护组织、细胞膜。
- 锌 可维持味觉和嗅觉灵敏度，强化免疫力，降低胆固醇，预防前列腺炎和精神失常。

防癌&保健功效

1. 裙带菜属褐藻类植物。藻褐素可抑制脂肪堆积，防止细胞癌变。
2. 褐藻多糖硫酸酯可诱导癌细胞凋亡，并有抗凝血、降低胆固醇与血脂、活化肝细胞及重金属解毒的作用。
3. 褐藻胶能排除体内过量的盐分，预防高血压、肾脏病，并能降低血脂和血胆固醇。

羊栖菜

防癌抗癌有效成分

维生素B12　　砷　　铁
甘露醇　　　碘　　钾

食疗功效

预防贫血、控制体重

- **别名** / 鹿尾菜
- **主要产季** / 春 夏 秋 冬
- **性味** / 性寒味甘咸
- **营养成分** / B族维生素、维生素C、β-胡萝卜素、藻褐素

- **适用者** / 一般大众、贫血者、老年人、幼童
- **不适用者** / 无

羊栖菜的防癌抗癌成分

- 维生素B12 促进造血，维护神经系统健康。
- 砷 适量的砷有助于促进正常细胞增生。
- 铁 能防治贫血及参与制造骨质胶原蛋白。
- 碘 缺乏会导致甲状腺肿大，甚至可能引发甲状腺癌、乳腺癌、卵巢癌、子宫颈癌等。
- 钾 有助于降低血压，预防动脉粥样硬化等疾病。
- 甘露醇 可利尿、降低血压、促进排便，也有预防癌症的作用。

防癌&保健功效

1. 羊栖菜属褐藻类。羊栖菜中的多糖体有降低血脂、血压、排除体内重金属及抑制肿瘤血管增生、促使其凋亡的作用。
2. 亚油酸及次亚油酸为人体必需的不饱和脂肪酸，能抗凝血，避免血栓及血管硬化。
3. 相较其余种类的海藻，羊栖菜含较多的毒性无机砷，在食量上应加以节制。

花果类蔬菜为什么能防癌抗癌？

花果类蔬菜为食用植物的花、果部位，常见的此类蔬菜包括玉米、菱角、荸荠及黄花菜。此类蔬菜均具有低脂、高纤的特性，且含有丰富的类胡萝卜素、维生素及矿物质（钙、铁、钾、镁、磷）等，可帮助机体消除自由基、延缓衰老、利尿除湿、降低血糖与胆固醇、预防贫血及癌症。

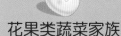

花果类蔬菜家族 ●玉米 ●菱角 ●荸荠 ●黄花菜

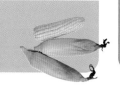

类胡萝卜素护眼抗氧化

花果类蔬菜富含 β-胡萝卜素，可在体内转化为维生素A，能形成视紫质、预防夜盲症，并能强化黏膜功能、使细胞免受活性氧戕害，预防肺癌、前列腺癌及十二指肠癌。玉米中含叶黄素与玉米黄质，可保护眼睛、延缓视力衰退，避免白内障或老年性视网膜黄斑部病变发生，同时也有助于强化免疫系统、增加皮肤及黏膜组织抗紫外线功能及预防乳腺癌等癌症。

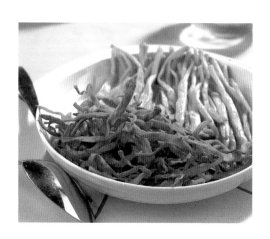

卵磷脂预防心血管疾病

花果类蔬菜中的玉米含卵磷脂（又称蛋黄素），它是结合磷脂、糖脂、碳水化合物与其他中性脂肪（甘油三酯）的天然复合物，能促进细胞结构正常化、增强细胞机能、活化人体新陈代谢。卵磷脂也具有生物乳化剂的特性，可清除积存于血管壁上的脂肪及胆固醇；其中的磷脂可促进肝脏脂肪代谢，避免肝机能退化导致的肝硬化。卵磷脂也可帮助儿童脑部与中枢神经的发育，有助于强化成人记忆力、预防脑细胞萎缩，避免老年痴呆症的发生。

花果类蔬菜防癌保健功效

富含营养素	防癌保健功效
维生素B₁	降低乳酸在肌肉中的累积量
β-胡萝卜素	维持黏膜组织的完整
铁	预防缺铁性贫血
磷	维持肾脏正常机能
卵磷脂	预防动脉硬化
膳食纤维	加速体内毒素排出
亚油酸	改善血液黏稠度
天门冬氨酸	增加活力、消除疲劳
玉米黄质	抵抗辐射伤害
钙	强健骨骼

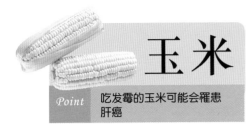

玉米

Point 吃发霉的玉米可能会罹患肝癌

防癌抗癌有效成分
叶黄素　生物素　泛酸
玉米黄质　谷氨酸

食疗功效
延缓衰老、促进排便

- **别名** / 玉蜀黍、御米
- **主要产季** / 春夏**秋冬**
- **性味** / 性平味甘
- **营养成分** / β-胡萝卜素、叶黄素、玉米黄质
- ○ **适用者** / 一般大众、高血压患者
- ✗ **不适用者** / 易腹胀者、尿失禁患者

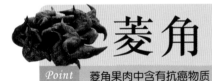

菱角

Point 菱角果肉中含有抗癌物质

防癌抗癌有效成分
β-谷固醇　　维生素B2
维生素C　　铁　镁

食疗功效
强壮肌肉、调理肠胃

- **别名** / 菱、菱实、菱果
- **主要产季** / 　　　**秋**
- **性味** / 性凉味甘
- **营养成分** / 维生素B1、维生素B2、维生素C、维生素E，类胡萝卜素、钙、铜、铁、钾、镁、锰、钠
- ○ **适用者** / 一般大众
- ✗ **不适用者** / 糖尿病患者

😊 玉米的防癌抗癌成分

- ●叶黄素 为视网膜黄斑部的重要成分，可过滤阳光中能促进氧化作用的蓝光，有助于预防视网膜及老年性黄斑部病变。

- ●玉米黄质 与叶黄素是结构极为类似的异构物，为一种能抗氧化并有助于抵抗紫外线及其他辐射伤害的营养素。

- ●泛酸 可提升免疫力并加强自律神经的运作。

- ●生物素 是维持正常成长、发育和健康的必需营养素，也有助于缓和失眠和忧郁症。

- ●谷氨酸 能促进脑细胞进行呼吸，有利于脑组织中氨的排除，有健脑作用。

🦷 防癌&保健功效

1. 玉米含微量元素硒，可协助人体制造谷胱甘肽，加速体内过氧化物的分解，能防止致癌物质在体内形成。
2. 叶黄素、玉米黄质可预防老年黄斑部病变，卵磷脂可促进脑部功能与降低血脂及胆固醇，不饱和脂肪酸有降血脂及保护心脑血管的作用。

😊 菱角的防癌抗癌成分

- ●β-谷固醇 具有止咳、抗炎、降胆固醇与抑制癌症的作用。

- ●维生素B2 为成长发育必需的营养素，也可协助脂肪代谢，避免其囤积于血液和肝脏内。

- ●维生素C 可抗氧化，预防坏血病及促进胶原蛋白生成，维持结缔组织正常。

- ●铁 能预防贫血、神经衰老、疲惫与食欲不振。

- ●镁 帮助骨骼成长，维持神经与肌肉正常功能。

🦷 防癌&保健功效

1. 菱角含β-谷固醇可降低血液中的坏胆固醇，预防血管阻塞。医学研究证明，菱角果肉中含有一种名为AH-13的抗癌物质，可能有助于抑制艾氏腹水癌细胞。
2. 菱角为菱科植物菱的果肉。菱角含有丰富的蛋白质、葡萄糖及多种维生素与矿物质，自古中医即视之为补中益气、健脾胃、强壮肌肉组织、抗衰防老及瘦身的补养盛品。

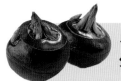

荸荠

Point 尿道感染患者的食疗佳品

防癌抗癌有效成分
维生素C　钙　磷
荸荠英　膳食纤维

食疗功效
补充体力、止咳化痰

- **别名** / 马蹄、马薯、地栗
- **主要产季** / 春 夏 **秋 冬**
- **性味** / 性寒凉味甘
- **营养成分** / 维生素B1、维生素B2、维生素C、β-胡萝卜素、钙、铁、钾、磷、糖类、蛋白质
- **○ 适用者** / 一般大众、尿道感染患者
- **✖ 不适用者** / 无

🔘 荸荠的防癌抗癌成分

- ●维生素C 能阻止亚硝酸盐与胺类结合成亚硝胺致癌物，减少胃癌及食道癌的发生。
- ●钙 可促进神经和肌肉功能，帮助骨骼成长与牙齿健康。
- ●磷 为骨骼发育时的必需元素，并能调节生物活性、参与能量代谢。
- ●荸荠英 具有抑菌作用，并能抑制流感病毒。
- ●膳食纤维 可促进消化与排泄、控制人体血糖和胆固醇含量，并预防大肠癌。

🔘 防癌&保健功效

❶ 荸荠水煎液能利尿排淋，可作为尿道感染患者的食疗佳品；磷能巩固牙齿与骨骼，并可促进体内的糖、脂肪和蛋白质代谢，调节人体血液与体液酸碱平衡。

❷ 英国在有关于荸荠的研究中发现一种名为"荸荠英"（Puchiin）的物质，有助于抑制金黄色葡萄球菌及大肠杆菌。

黄花菜

Point 以干品或新鲜金针煮熟食用为佳

防癌抗癌有效成分
天门冬氨酸　亚油酸
β-胡萝卜素　烟酸
叶酸

食疗功效
消炎解毒、安神助眠

- **别名** / 金针、萱草、金针菜
- **主要产季** / 夏 秋
- **性味** / 性平味甘
- **营养成分** / 维生素B1、维生素B2、维生素C、β-胡萝卜素、烟酸
- **○ 适用者** / 一般大众、孕妇
- **✖ 不适用者** / 皮肤瘙痒症者

🔘 黄花菜的防癌抗癌成分

- ●天门冬氨酸 能增强活力，消除疲劳。
- ●亚油酸 改善血液黏稠度，减轻血管硬化。
- ●β-胡萝卜素 为维生素A的前体，可预防干眼症及维护上皮组织的正常机能与生长。
- ●烟酸 能维护神经及循环系统健康，并有助于糖类、脂质代谢，降低血液中胆固醇及甘油三酯。
- ●叶酸 可促进正常红细胞生成，预防恶性贫血，并有助于产妇乳汁分泌。

🔘 防癌&保健功效

❶ 黄花菜也能通过乳化作用清除动脉内的脂肪与胆固醇来预防心脑血管疾病；丰富的粗纤维能促进排便，清除肠道毒素，可防治肠道肿瘤。

❷ 黄花菜食用部位是其花蕾。黄花菜富含卵磷脂，为人体中许多细胞，特别是大脑细胞的组成成分，可有效增强大脑功能。

水果为什么能防癌抗癌？

水果的营养与蔬菜类似，但吃法各异：水果以鲜食为主，相较于多为煮食的蔬菜养分损失较少。英国医学研究发现，个人如果在童年时期大量进食水果，将会显著降低日后罹患肺癌、肠癌及乳腺癌等癌症的可能性。水果中含有大量维生素C、维生素E、抗氧化物质等营养物质，可避免人体内遗传物质遭受破坏，故有一定的防癌作用。

水果家族

●橘子　●柚子　●柠檬　●葡萄柚　●柳橙　●香蕉
●水蜜桃　●苹果　●木瓜　●香瓜　●哈密瓜　●西瓜
●葡萄　●菠萝　●枇杷　●芒果　●番石榴　●猕猴桃

生活中唾手可得的明星食物

木瓜及芒果等水果富含 β-胡萝卜素，可在人体内转化为维生素A，消除破坏细胞的自由基，预防氧化作用对细胞的伤害。维生素A也可强化上皮细胞（癌症往往发源于咽喉、心、肺、肝、肾、卵巢、前列腺与结肠的上皮组织），增强酶活性、协助维生素与钙、磷、锌发挥效用，并有助于刺激免疫系统杀灭初期癌化的细胞。

维生素C促进胶原蛋白形成

柑橘、菠萝、番石榴与柚子等水果含天然抗氧化剂维生素C。维生素C可促进构成结缔组织（分布于全身肌肉、韧带、骨头、软骨等处）之细胞间质胶原的形成，有助于人体内细胞聚集、组织黏合、器官保护乃至躯体支撑。若缺乏维生素C，即使有充足的钙和磷，也会因构成骨骼的胶原蛋白过于薄弱而无法将钙储存于骨骼中，使骨骼变得疏松脆弱。维生素C还能阻止致癌物质亚硝胺形成，减少胃、食道及大肠癌的发生。

膳食纤维预防文明病

水果含大量膳食纤维，也称为"非淀粉性多糖"，主要来自植物细胞壁与细胞间质所含的多糖成分。膳食纤维可安定血糖值，促进肠道蠕动，刺激粪便快速排出，减少致癌物与肠道接触的时间，并可增加肠内有益菌，有助降低患如心脏病、高血压、糖尿病、大肠癌、痔疮、肥胖等"文明病"的概率。

水果防癌保健功效

富含营养素	防癌保健功效
维生素A	强化上皮细胞
维生素C	抗氧化、提升免疫力
维生素P	对抗病毒、致癌物及毒素
β-胡萝卜素	保持皮肤、头发健康
钾	促进钠的排出
镁	活化体内多种酶系统
膳食纤维	促进排便畅通
果胶	降低体内胆固醇
柠檬酸	缓解身体酸痛
前花青素	阻断癌细胞扩散

橘子

Point 橘皮的柠檬烯有助于祛痰止咳

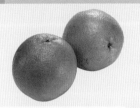

防癌抗癌有效成分

柠檬烯	柠檬酸
果胶	维生素C
苹果酸	柠檬苦素

食疗功效

增强免疫力、预防感冒

- **别名** / 福橘、黄橘、蜜橘、朱橘
- **主要产季** / 秋冬
- **性味** / 性凉味甘酸
- **营养成分** / 维生素B1、维生素B2、维生素B6、维生素C、维生素P、β-胡萝卜素、烟酸

- **适用者** / 一般大众、气管炎、消化不良者

- **不适用者** / 胃溃疡患者、风寒咳嗽者

橘子的防癌抗癌成分

- **柠檬烯** 为萜烯类化合物，可舒缓支气管痉挛，并利于痰液排出。

- **果胶** 属水溶性膳食纤维素，可降低体内胆固醇及促进排便。

- **维生素C** 可增强免疫力，阻止致癌物质亚硝胺的形成，对防治消化道癌有一定帮助。

- **柠檬苦素** 具有很强的防癌活性，它能增强谷胱甘肽转移酶的活性，促使谷胱甘肽与致癌物相结合，使其变成无毒的物质排出体外。

- **柠檬酸** 可将乳酸再利用，迅速分解疲劳因子，让氧气及营养输送至全身，有助于脂肪分解。

- **苹果酸** 可促进能量的制造，改善运动表现，增进体能。

防癌&保健功效

1. 医学研究发现，经常食用橘子可使口腔、咽喉、肠胃、胰腺等癌症的发病率降低，且对于心血管疾病、肥胖及糖尿病也具有一定的防治作用。

2. 橘皮（陈皮）含柠檬烯，可促进呼吸道黏膜分泌，有助于祛痰、止咳、平喘，并可抑制癌细胞生长；柠檬苦素能使谷胱甘肽与致癌物结合，使其变成无毒的物质排出体外。

3. 橘子果肉富含抗氧化剂维生素C、β-胡萝卜素，可保护细胞免受自由基破坏，增强人体免疫力。

 防癌保健食谱 ## 蜂蜜橘子酸奶 健胃整肠+止咳平喘 *Just for* **1 人份**

■**材料**
橘子200克、酸奶250毫升
■**调味料**
蜂蜜1大匙

■**做法**
1. 橘子剥皮去籽。
2. 将橘肉、酸奶及蜂蜜倒入搅拌机内充分搅拌。
3. 打开中盖，加入冰块继续搅打均匀即可盛杯饮用。

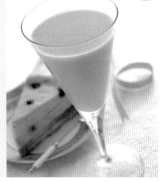

柠檬

Point 有机酸及苷类可分解并中和致癌物

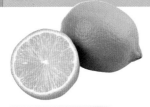

防癌抗癌有效成分

维生素C	柠檬酸
阿魏酸	奎宁酸
圣草次苷	橙皮苷
维生素P	咖啡酸

食疗功效

消除疲劳、养颜美容

- **别名** / 柠果、洋柠檬
- **主要产季** / 春夏秋冬
- **性味** / 性凉味酸
- **营养成分** / 维生素B1、维生素B2、维生素B6、维生素C、维生素P、β-胡萝卜素、叶酸、烟酸、泛酸、钙

○ **适用者** / 一般大众坏血病患者

✗ **不适用者** / 胃酸过多者、龋齿患者、糖尿病患者

🍋 柠檬的防癌抗癌成分

- **维生素C** 保护机体免受致癌物亚硝胺危害。

- **咖啡酸** 可消除细胞膜上的自由基，预防细胞变性反应产生。

- **柠檬酸** 可收缩、增固毛细血管，并具有提高血小板数量及凝血功能的作用，可有效帮助止血。

- **阿魏酸** 具有抗菌、抗氧化、抗炎及调整免疫系统等生理功能。

- **奎宁酸** 改变女性隐私部位的细菌群生态。

- **圣草次苷** 有助舒缓肌肤红肿、刺痒或灼热的敏感症状。

- **橙皮苷** 可改善毛细血管韧度，有助于预防血管老化及高血压。

- **维生素P** 具有抗菌消炎、强化微血管与预防动脉粥样硬化的作用。

🍋 防癌&保健功效

1. 柠檬富含有机酸及丰富的黄酮苷类物质，能抑制致癌物对身体的侵害，有效分解并中和致癌物，使之转化为无毒物质，还能抑制促进癌细胞生长的各种酶的活性，使其失去作用。

2. 柠檬汁中富含柠檬酸盐，可抑制钙盐结晶，预防肾结石形成；叶酸可使胎儿脑部及脊椎发育正常；与维生素B6一起作用，可分解高半胱氨酸，大幅降低心脏病的发生率。

防癌抗癌食谱 **苹果柠檬圆生菜汁** 美肌排毒+帮助消化 *Just for* **1** 人份

- **材料**
苹果1/2个、柠檬1个、圆生菜（结球莴苣）100克
- **调味料**
蜂蜜1大匙、冰块少许

- **做法**
1. 苹果洗净，去皮籽，切块；柠檬连皮去籽切成数片；圆生菜洗净之后备用。
2. 将材料按柠檬、圆生菜、苹果的顺序放入搅拌机内搅打均匀后，倒出盛入杯中。
3. 加入蜂蜜和少许冰块即可饮用。

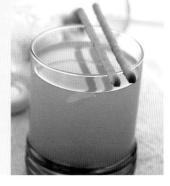

葡萄柚

Point 控制体重及降胆固醇

防癌抗癌有效成分

橙皮苷　柚苷素　果胶
烟酸　番茄红素　钾

食疗功效

促进食欲
帮助骨骼成长

- **别名** / 西柚、圆柚
- **主要产季** / 春 秋 冬
- **性味** / 性寒味甘酸
- **营养成分** / 维生素B₁、维生素B₂、维生素B₆、β-胡萝卜素、番茄红素
- **适用者** / 一般大众、高血压病患、肾脏病患者
- **不适用者** / 服用胃肠药及安眠药者

😊 葡萄柚的防癌抗癌成分

- 橙皮苷 可抗氧化、祛痰、镇咳、健胃及降低尼古丁毒性。
- 柚苷素 可控制丙型肝炎病毒传播。
- 果胶 可降低低密度脂蛋白（坏胆固醇）的含量，预防动脉硬化等心血管疾病。
- 烟酸 可维持皮肤、消化及神经系统健康，减轻胃肠障碍。
- 钾 可降低血压，保护心脏、血管与肾脏。
- 番茄红素 可对抗低密度脂蛋白的氧化，减少冠状动脉疾病的发生。

🍴 防癌&保健功效

❶ 番茄红素可清除体内自由基，预防心血管疾病及肠胃道、前列腺等部位的癌症。葡萄柚果皮中含柠檬醛有抗菌、镇咳作用。

❷ 葡萄柚含热量低，是减重的良好水果之一。葡萄柚是几乎不含钠的水果，故为高血压、心脏病及肾脏病患者的最佳食疗水果。

文旦

Point 文旦皮含柠檬醛有止咳作用

防癌抗癌有效成分

柠檬酸　　　新橙皮苷
柠檬苦素　　维生素B₂

食疗功效

帮助消化
预防心血管疾病

- **别名** / 气柑、朱荣
- **主要产季** / 秋
- **性味** / 性寒味甘辛
- **营养成分** / 维生素B₁、维生素B₂、维生素B₆、维生素C、维生素P、β-胡萝卜素、烟酸、泛酸、叶酸
- **适用者** / 一般大众
- **不适用者** / 生病服药期间

😊 文旦的防癌抗癌成分

- 柠檬酸 可消除疲倦，缓解身体酸痛，并帮助身体的基础代谢更顺畅。
- 新橙皮苷 是一种良好的抗氧化剂，可清除自由基。
- 柠檬苦素 能增强抗氧化酶谷胱甘肽的活性，保护细胞、血液免受自由基侵害。
- 维生素B₂ 可协助脂肪代谢，避免其囤积于血液和肝脏内。

🍴 防癌&保健功效

❶ 文旦具有多种保护性的营养素，果肉的维生素C含量很高。欧洲一项跨国性的营养与癌症的研究发现。血液中维生素C的浓度越高的人，罹患心血管等疾病的死亡率越低。

❷ 文旦皮含柠檬醛，有助于平喘止咳；钾能降低血压及维持身体酸碱平衡；柚皮苷可以降低血液的黏稠度，对于动脉硬化、血栓、卒中等心脑血管疾病有良好的预防作用。

柳橙

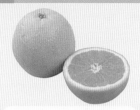

Point 柚皮苷降低细胞突变概率

防癌抗癌有效成分

苹果酸	橙皮苷
柠檬醛	柠檬烯
柚皮苷	叶酸

食疗功效

生津止渴、增进食欲

- **别名** / 柳橙、橙子、金球、香橙、黄橙、黄果、金环
- **主要产季** / 春夏秋**冬**
- **性味** / 性平味甘酸
- **营养成分** / 维生素B₁、维生素B₂、维生素B₆、维生素C、维生素P、β-胡萝卜素、烟酸、泛酸、叶酸、钙、铁、钾、镁、钠、磷、锌
- ○ **适用者** / 一般大众便秘者、病后复原者
- ✗ **不适用者** / 脾胃虚弱者

柳橙的防癌抗癌成分

- ● **苹果酸** 有助于消化身体内高油脂食物，并可驱动肾脏排除体内多余水分及毒素。

- ● **橙皮苷** 抗发炎，并有健胃、祛痰、镇咳、驱风、利尿、止逆和止胃痛等功效。

- ● **柚皮苷** 可有效降低高血糖，抑制肝脏中糖解作用，并调节肝脏糖质新生，减少糖尿病发生的风险。

- ● **柠檬醛** 有很好的抑菌功效，并能抑制血小板凝集，预防血栓。

- ● **柠檬烯** 促进胆汁分泌，分解脂质及降低胆固醇。

- ● **叶酸** 可预防贫血，帮助胎儿脑部及脊椎发育正常，并有助于细胞分化及DNA合成，预防心脏病、癌症。

防癌&保健功效

1. 柳橙中的柚皮苷为极佳的抗氧化剂，有降低血压的功能，并能保护细胞中的DNA，降低细胞突变，减少癌症发生。

2. 柠檬苦素能活化人体解毒代谢酶，有抵抗皮肤癌、肺癌、乳腺癌、胃癌及结肠癌等功效。

3. 柳橙有"疗疾佳果"的美誉。柳橙果肉富含维生素C、维生素P，可增强机体抵抗力、增加毛细血管弹性及降低血中胆固醇，可预防动脉硬化、高血脂和高血压。

4. 橙皮又叫黄果皮，内含柠檬烯，有助于改善慢性支气管炎；橙皮苷可抗氧化、抗发炎及降低尼古丁毒性。

 防癌抗癌食谱 **柳橙番茄汁** 消除疲劳＋促进排便 *Just for* **1** 人份

■**材料**
柳橙100克、番茄80克、西芹30克
■**调味料**
盐少许

■**做法**
1. 柳橙去皮切丁，番茄（可视个人口味去皮），西芹切丁。
2. 将切好的果菜丁及盐放入搅拌机内搅打均匀后，倒入杯中即可食用。
3. 也可以加入少许冰块饮用，风味更佳。

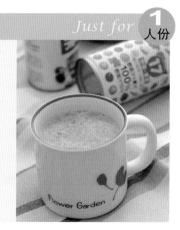

香蕉

Point 香蕉富含钾，有效改善高血压

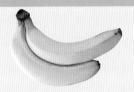

防癌抗癌有效成分

色氨酸　蕉皮素　钾
维生素B$_1$　维生素B$_6$

食疗功效

排便顺畅、缓解忧郁

- **别名** / 蕉子、弓蕉、甘蕉、蕉果、绿色象牙
- **主要产季** / 春夏**秋冬**
- **性味** / 性寒味甘涩
- **营养成分** / 维生素A、维生素B$_1$、维生素B$_2$、维生素B$_6$、维生素B$_9$、维生素B$_{12}$、维生素C、烟酸、泛酸、钙、铁、钾、镁、磷、锌、色氨酸
- **⭕ 适用者** / 一般大众、高血压患者
- **❌ 不适用者** / 过敏者、凝血功能障碍者、肾脏病患者

🔘 香蕉的防癌抗癌成分

- **钾** 可促进细胞及组织生长，也有助于维持细胞内液体与电解质的平衡状态，能调节血压、维护心脏正常功能，预防卒中及心律不齐。

- **色氨酸** 为天然的精神松弛剂，能改善睡眠，减轻焦虑及忧虑，改善头痛，加强免疫功能，减少心脏血管疾病发生的机会。

- **蕉皮素** 可改善由真菌感染所引起的皮肤瘙痒症及脚气病。

- **维生素B$_1$** 可促进糖类代谢、肌肉健康，并有助于改善人的烦躁或沮丧的心情。

- **维生素B$_6$** 可健全免疫系统，协助制造抗体。

🔘 防癌&保健功效

1. 香蕉富含钾离子，有抑制钠离子压缩及损坏心血管的作用，可有效改善高血压症状。熟透的香蕉会产生攻击异常细胞的活性物质TNF，能有效对抗癌肿。

2. 香蕉含三种天然糖分，即蔗糖、果糖和葡萄糖，可迅速补充能量，运动员视其为首选水果。

3. 香蕉富含维生素B$_6$、维生素B$_{12}$、钾及镁，有助于支持戒烟过程，可降低戒烟者因缺乏尼古丁刺激的影响；色氨酸为制造血清素的原料，有助于提升情绪与改善忧郁症，并能缓解胃酸对胃黏膜的刺激，预防胃溃疡。

4. 过多或空腹食用香蕉会使血中钾含量大幅度增加，造成不良反应。钾含量若高于正常血液浓度时，会抑制人体的心血管系统作用。

防癌抗癌食谱 **香蕉蜂蜜谷片** 健脑通便＋延缓老化 *Just for* **1 人份**

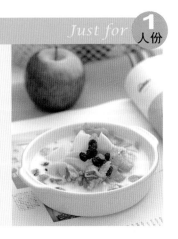

■材料
香蕉1根、苹果半个、核桃20克、花生20克、葡萄干20克、玉米片50克、燕麦片100克

■调味料
牛奶250毫升、蜂蜜1大匙

■做法
1. 香蕉切片，苹果去籽切块。
2. 将核桃与花生放在研钵中以杵捣碎，或置于塑胶袋内以大汤匙压碎备用。
3. 牛奶、蜂蜜、玉米片、葡萄干、燕麦片与上述食材一同加入碗中即可食用。

水蜜桃

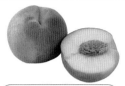

Point 水蜜桃含钾量高，多食易造成肾脏负担

防癌抗癌有效成分

维生素A　维生素B₁
维生素B₂　膳食纤维　铁
柠檬酸　苹果酸　磷

食疗功效

利尿消肿、润肠通便

- **别名** / 桃子、桃实
- **主要产季** / 夏秋
- **性味** / 性温味甘酸
- **营养成分** / 维生素A、维生素B₁、维生素B₂、维生素B₆、维生素C、β-胡萝卜素、烟酸、泛酸、叶酸、钙、铁、钾、镁、锰、磷、硒、锌、氨基酸、有机酸、糖类
- **○ 适用者** / 一般大众、缺铁性贫血者、高血压患者
- **✗ 不适用者** / 胃肠不佳者

😊 水蜜桃的防癌抗癌成分

● 维生素A 是肝脏中重要的营养素，可以帮助肝脏细胞的修复。

● 维生素B₁ 能维持神经系统、肌肉及心脏正常功能，并可预防脚气病。

● 维生素B₂ 能维持黏膜健康，保护神经、眼睛和皮肤，有"美容维生素"之称。

● 铁 为血红素和肌红蛋白的重要成分，可促进人体造血功能。

● 磷 体内的磷酸盐具有缓冲作用，可维持体内的血液、体液酸碱平衡。

● 柠檬酸 为萜烯类化合物，可消除倦怠感，缓解腰部、肩部酸痛。

● 苹果酸 可促进能量的制造、改善运动表现。

● 膳食纤维 可促进肠道蠕动，加速废物及毒素排出体外，可预防便秘及肠癌。

🐷 防癌&保健功效

① 传统中医认为水蜜桃"归胃、肠经"，可养阴、生津、润燥活血、改善疝气疼痛。

② 水蜜桃富含B族维生素，可消除疲劳，维护人体神经系统健康；维生素C可提升免疫力。

③ 桃仁萃取物有抗凝血、抑制咳嗽中枢与降血压的作用，可用于流感、闭经、跌打损伤与高血压病患的辅助治疗。

④ 水蜜桃含钾量高，多食易造成肾脏负担，需适量食用。

 防癌抗癌食谱 **蜜桃苹果汁** 滋润肌肤＋祛痰降压　*Just for* **1** 人份

■材料
水蜜桃50克、苹果80克、凉开水50毫升
■调味料
蜂蜜1/2大匙、碎冰块酌量

■做法
❶ 水蜜桃、苹果洗净，去皮、去核后切成小块。
❷ 将上述材料、蜂蜜与水放入搅拌机搅打均匀。
❸ 盛杯，加入碎冰块即可饮用。

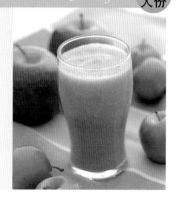

苹果

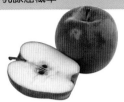

防癌抗癌有效成分

苹果酸　苹果多酚　铬
三萜类化合物
维生素B6　锌

食疗功效

缓解压力、活化脑力

- **别名** / 林檎、沙果、海棠、花红、槟子、沼婆、柰子
- **主要产季** / 秋 冬
- **性味** / 性凉味甘酸
- **营养成分** / 维生素B1、维生素B2、维生素B6、维生素C、维生素E、β-胡萝卜素、烟酸、泛酸、叶酸、钙、铁、钾、镁、硒、钾、磷、锌、多酚、氨基酸、柠檬酸
- 〇 **适用者** / 一般大众、产妇、便秘者
- ✗ **不适用者** / 胃寒的人

苹果的防癌抗癌成分

- ●苹果酸 可促进能量制造、消化体内油脂，并有助于肾脏排除体内多余水分及毒素。
- ●苹果多酚 具有降胆固醇、抑制坏胆固醇氧化及预防血栓的作用，可预防心血管疾病。
- ●三萜类化合物 能调整血压、降低血脂肪、保护肝脏及抑制癌细胞肿瘤。
- ●维生素B6 可防止老化及各种神经、皮肤的疾病，也有利尿、缓和呕吐、改善手脚痉挛、抽筋或麻痹的功能。
- ●铬 能加强胰岛素作用，活化糖类代谢。
- ●锌 为构成与记忆有密切关系的核酸与蛋白质不可或缺的元素。

防癌&保健功效

1. 果胶能清除人体肠胃中的细菌，破坏癌细胞生长所必需的酶，抑制癌细胞繁殖。
2. 西方俗谚说，"一天一苹果，医生远离我"。德国营养学家发现，苹果（连皮）富含多种营养物质，经常食用可有效降低罹患肝癌、结肠癌及乳腺癌的风险。
3. 苹果中的维生素C能形成胶原蛋白，维护心血管的弹性及强度；铬能保持血糖的稳定；苹果多酚及黄酮类等天然抗氧化物质，可减少患冠状动脉疾病与肺癌的危险。
4. 苹果皮中富含的三萜类化合物，可减少体内自由基的产生、增强淋巴细胞的活性。

防癌抗癌食谱 **苹果油菜汁** 美肌防癌＋调节血压 *Just for* 2 人份

■**材料**
苹果1个、油菜140克
■**调味料**
柠檬汁1小匙、蜂蜜1大匙

■**做法**
1. 油菜洗净，切小段；苹果去皮籽，切块。
2. 将上述材料、柠檬汁与蜂蜜放入搅拌机，加入适量开水搅打均匀即可食用。

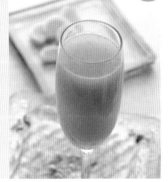

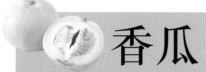

香瓜

Point 香瓜能维持神经系统健康预防癌症

防癌抗癌有效成分
柠檬酸　　葫芦素　　钾
维生素B1　铁

食疗功效
消暑止渴、改善便秘

- **别名** / 甜瓜、小瓜、果瓜
- **主要产季** / 春 **夏** **秋** 冬
- **性味** / 性寒味甘
- **营养成分** / 维生素A、维生素B1、维生素B2、维生素C、类胡萝卜素

○ **适用者** / 一般大众

✗ **不适用者** / 脾胃虚寒者、下痢者、咳血者

香瓜的防癌抗癌成分

- **柠檬酸** 能加速分解消除疲劳因子，使氧气及营养素顺利输送至全身，增强人体活力。

- **葫芦素** 能增强身体免疫功能，提高巨噬细胞的吞噬力，有助于防止细胞癌变。

- **维生素B1** 能解除慢性疲劳，并能促进神经系统、肌肉与心脏的功能发挥正常。

- **钾** 可促进钠的排出，维持人体酸碱平衡及正常血压。

- **铁** 可促进免疫系统功能及预防缺铁性贫血。

防癌&保健功效

1. 香瓜富含维生素A、维生素B、维生素C，可防止人体细胞膜受到氧化伤害，可延缓衰老、维持神经系统健康及预防多种癌症；铁质可促进人体造血机能，辅助治疗缺铁性贫血。

2. 香瓜是夏季补养的佳品，中医认为，香瓜具有"止咳、清肺热，止烦渴，利小便，通三焦壅塞气，辅治口鼻生疮"的功效。

哈密瓜

Point β-胡萝卜素维护上皮组织健康

防癌抗癌有效成分
β-胡萝卜素　　维生素C
苹果酸　　钾

食疗功效
帮助消化、改善贫血

- **别名** / 甜瓜、甘瓜、库洪
- **主要产季** / 春 **夏** **秋** 冬
- **性味** / 性寒味甘
- **营养成分** / 维生素B1、维生素B2、维生素C、β-胡萝卜素、钙、铁

○ **适用者** / 一般大众、便秘者、口臭者

✗ **不适用者** / 寒性咳喘者、产后妇女、容易腹泻者

哈密瓜的防癌抗癌成分

- **β-胡萝卜素** 为强效抗氧化物质，可预防白内障及肺癌、乳腺癌、子宫颈癌及结肠癌等。

- **维生素C** 可防止细胞氧化，并能抑止亚硝酸盐与胺类结合成为亚硝胺，预防胃癌及食道癌。

- **钾** 可降低血压，维持体内血液酸碱恒定，并能防治心脑血管疾病。

- **苹果酸** 可预防人体肌肉缺氧现象，消除肌肉疲乏，并改善运动表现。

防癌&保健功效

1. 哈密瓜富含维生素A的前体β-胡萝卜素，能强化免疫力，防止夜盲症与视力减退，并维护上皮组织的正常机能与生长；铁能改善疲惫感，也有助于预防贫血、胃溃疡与食欲不振；消化酶可有效预防肠癌。

2. 传统中医认为，哈密瓜具有"利小便、止渴、除闷热、防暑气"等作用，可治疗"发烧、中暑、尿道感染、口鼻生疮"等病症。

木瓜

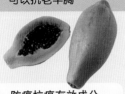

Point 富含维生素A及丰胸激素可以抗老丰胸

防癌抗癌有效成分

木瓜蛋白酶　木瓜碱
木瓜凝乳酶　叶酸
类胡萝卜素　单宁

食疗功效

丰胸健美、治疗胃痛

- **别名** / 乳瓜、木梨、文冠果
- **主要产季** / 春夏秋
- **性味** / 性温味甘
- **营养成分** / 维生素A、维生素B₁、维生素B₂、维素B₉、维生素C、β-胡萝卜素、番茄红素、β-隐黄素、烟酸、钙、铁、钾、镁、锰、磷、硒、锌、氨基酸
- **○ 适用者** / 一般大众、消化不良者、胃病患者
- **✗ 不适用者** / 孕妇、过敏体质者、小便淋痛者

☺ 木瓜的防癌抗癌成分

- 木瓜碱 对淋巴性白血病细胞具有强烈抗癌活性，并能抑制结核杆菌，杀灭阿米巴原虫。
- 木瓜蛋白酶 与人体消化系统分泌的胃蛋白酶相似，可将蛋白质分解为氨基酸，改善慢性消化不良、胃炎。
- 木瓜凝乳酶 具有通乳作用，有助于乳房发育。
- 类胡萝卜素 能通过恢复正常细胞间的联系，而终止癌细胞与肿瘤生长。
- 叶酸 能促进乳汁分泌，增进皮肤健康，并帮助细胞分化及DNA合成，预防心脏病、癌症。
- 单宁 属多酚的一种，能加强人体细胞内的抗氧化酶活性，抑制细胞突变。

🔒 防癌&保健功效

1. 木瓜含有充足的维生素C，可防止细胞氧化与强化血管、黏膜。木瓜中的类胡萝卜素，包括β-胡萝卜素、番茄红素及β-隐黄素，能消除自由基，预防癌症。

2. 木瓜蛋白酶能促进蛋白质的消化，有利于人体对养分的吸收；维生素A及丰胸激素能刺激卵巢分泌雌激素，使乳腺畅通，达到丰胸效果。

3. 木瓜碱具有缓解痉挛疼痛的作用，也有助于对抗淋巴性白血病，但对人体有小毒。每次木瓜的食量不宜过多，过敏体质者应慎食。

4. 木瓜富含多种维生素、矿物质与17种以上的氨基酸，被誉为"百益之果"。中医认为具有"消食、驱虫、清热、祛风"的功效。

防癌抗癌食谱

木瓜牛奶 丰胸养颜＋抗老健骨

Just for **1** 人份

■ **材料**
木瓜150克、牛奶250毫升

■ **调味料**
蜂蜜1/2大匙、冰块少许

■ **做法**
1. 木瓜洗净去皮、去籽；再切成小块备用。
2. 将切好的木瓜、牛奶与蜂蜜放入搅拌机内搅打至均匀。
3. 倒出盛杯，加入冰块即可饮用。

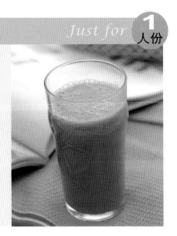

西瓜

Point 夏季瓜果之王，可消暑解热

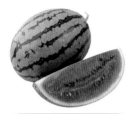

防癌抗癌有效成分

丙氨酸 精氨酸 瓜氨酸
谷氨酸 苹果酸 番茄红素

食疗功效

生津解渴
改善咽喉肿痛

- **别名** / 水瓜、寒瓜、夏瓜
- **主要产季** / 春夏秋冬
- **性味** / 性寒味甘
- **营养成分** / 维生素A、维生素B₁、维生素B₂、维生素B₆、维生素C、维生素E，类胡萝卜素、烟酸、泛酸、叶酸、钙、铁、钾、镁、钠、磷
- **○ 适用者** / 一般大众、高血压患者
- **✗ 不适用者** / 胃寒者、婴幼儿、易腹泻者

☺ 西瓜的防癌抗癌成分

- 丙氨酸 可帮助人体产生抗体，协助糖类及有机酸的代谢。
- 精氨酸 可增强人体抗菌、抗病毒及抗肿瘤的能力，并能促进肌肉形成及减少脂肪囤积。
- 瓜氨酸 能增加流入阴茎海绵体中的血液量、促进血管释放出一氧化氮，加强勃起功能。
- 谷氨酸 能减轻疲劳、活化脑部功能及促进伤口愈合。
- 苹果酸 可分解体内油脂，协助肾脏排除体内多余水分及毒素。
- 番茄红素 能扫除自由基，预防紫外线伤害肌肤，并降低心血管疾病及癌症的发生概率。

🍲 防癌&保健功效

1. 现代医学研究表明，西瓜中含有多种人体所需的营养成分及有益物质，如维生素C、硒、番茄红素与类胡萝卜素等强效抗氧化剂，有防直肠癌、膀胱癌、前列腺癌、肺癌等功效。

2. 瓜氨酸能促进肝中尿素形成，利尿有助于排出代谢废物，能辅治高血压、肾炎、尿毒症及泌尿系统感染；蛋白酶可分解蛋白质，将不可溶性蛋白质转为可溶性，对消化系统有益；配糖体则具有降低血压的作用。

3. 西瓜皮中医称为"翠衣"，是辅助治疗咽喉肿痛的良药。西瓜含糖量高，糖尿病人要慎食。

防癌抗癌食谱 | **西瓜番茄汁** 抗氧化＋降压去脂 | *Just for* **1** 人份

■材料
西瓜100克、番茄2个

■调味料
蜂蜜1大匙

■做法
1. 西瓜去皮去籽切块备用。
2. 番茄洗净去蒂，放入沸水中氽烫片刻，捞起去皮备用。
3. 将上述食材与蜂蜜放入搅拌机内，加适量开水搅打均匀即可。

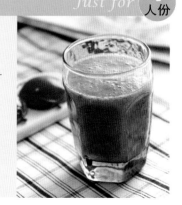

葡萄

葡萄果肉、果皮及籽都有保健食疗功效

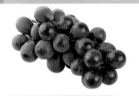

防癌抗癌有效成分

酒石酸	花青素
前花青素	单宁
维生素B$_{12}$	维生素E
维生素P	

食疗功效

消除疲劳、改善咳嗽

■ **别名** / 草龙珠、山葫芦、蒲桃、菩提子

■ **主要产季** / 秋

■ **性味** / 性平味甘酸

■ **营养成分** / 维生素B$_1$、维生素B$_2$、维生素B$_{12}$、维生素C、维生素E、维生素P、β-胡萝卜素、烟酸、叶酸、钙

○ **适用者** / 一般大众、贫血者、高血压患者

✗ **不适用者** / 脾胃虚弱者

葡萄的防癌抗癌成分

● **酒石酸** 具有帮助消化的作用。

● **花青素** 为一种水溶性植物性色素，有抗菌、抗氧化、增强免疫力与抑制癌细胞的功效。

● **前花青素** 可减轻正常细胞的氧化性伤害，并阻断癌细胞扩散。

● **单宁** 对肠胃具有镇静的作用，可以对腹泻等病症加以辅助治疗。

● **维生素B$_{12}$** 可促进红细胞形成及再生，预防恶性贫血，并维护神经系统健康。

● **维生素E** 可抗氧化，排除坏胆固醇，保持血管健康。

● **维生素P** 能强化微血管、阻止低密度脂蛋白的氧化作用，预防动脉硬化。

防癌&保健功效

① 葡萄含有丰富的铁质，能预防缺铁性贫血；葡萄皮富含纤维素及果胶质，有健胃整肠、降低血胆固醇及促进排便的功效。

② 葡萄籽含前花青素，可对抗自由基、制止结缔组织受损并维护眼睛健康。葡萄梗、果柄与藤蔓含白藜芦醇，可保护DNA免于受到自由基侵害，预防肿瘤形成。

③ 葡萄含糖度高，糖多性温，多食会导致内热、便秘或腹泻、烦闷不安等副作用。

④ 中医认为葡萄具有补气血、益肝肾、生津液、强筋骨、止咳除烦与通利小便的功效。

防癌抗癌食谱 **葡萄苹果汁** 益气补血＋消除自由基

Just for **1** 人份

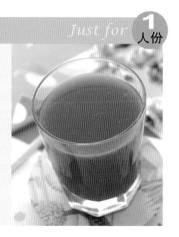

■**材料**
有机葡萄20颗、苹果1个、冷开水200毫升

■**调味料**
蜂蜜1小匙、柠檬汁1小匙、冰块适量

■**做法**
① 苹果洗净，削皮去籽，切成小块。
② 葡萄洗净，去皮（连皮亦可），留下葡萄籽。
③ 将葡萄、苹果、水、柠檬汁与蜂蜜放入搅拌机内搅打均匀。
④ 加入适量冰块即可饮用。

猕猴桃

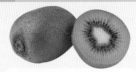

Point 富含的维生素C
达每人每日所需的1/3

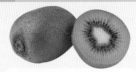

防癌抗癌有效成分

单宁	肌醇	精氨酸
叶黄素	果胶	钾
叶酸		

食疗功效

增强记忆力、抗氧化

- **别名** / 猕猴桃、山洋桃、藤梨、中国醋栗
- **主要产季** / 春 夏 秋 冬
- **性味** / 性寒味甘酸
- **营养成分** / 维生素B₁、维生素B₂、维生素B₆、维生素C、维生素E、β-胡萝卜素、叶黄素、烟酸、泛酸、叶酸、钙、铁、钾、镁、硒
- ○ **适用者** / 一般大众、消化不良者
- ✗ **不适用者** / 易腹泻者、频尿者、月经过多的女性

🔆 猕猴桃的防癌抗癌成分

- ● 单宁 可加强人体细胞里的抗氧化酶活性，阻止细胞癌变。
- ● 肌醇 可结合胆碱合成卵磷脂，降低血液中的胆固醇含量。
- ● 精氨酸 可增强人体对抗细菌、病毒及肿瘤的免疫力，促进伤口愈合及肝细胞再生。
- ● 果胶 能促进肠胃蠕动，增强消化能力及迅速清除体内堆积的有害代谢物。
- ● 叶黄素 为视网膜最重要的营养成分，可预防老年性视网膜黄斑部病变。
- ● 叶酸 能促进产妇乳汁分泌、预防恶性贫血，有助于细胞分化及DNA合成，预防心脏病、癌症。
- ● 钾 可调节体内水分平衡，并能调节血压、维持正常的心脏功能。

🍴 防癌&保健功效

1. 猕猴桃的维生素C含量为每人每日所需的1/3，可提升人体抗氧化力，减少DNA受损概率，预防癌症；B族维生素能维护神经系统健康。
2. 维生素E可活化脑部功能，β-胡萝卜素能在体内转化为维生素A，可有效减少低密度脂蛋白，预防心血管疾病。
3. 钙质能稳定及松弛人体神经系统，可提升睡眠品质；单宁对肠胃具有镇静的作用，可减少胃胀气的发生。
4. 猕猴桃有"水果之王"之名，内含蛋白质、多种维生素、矿物质与膳食纤维等营养素。

 防癌抗癌食谱 **猕猴桃柳橙汁** 舒压助眠+帮助消化 *Just for* **1人份**

■材料
猕猴桃1个、柳橙2个、菠萝1片
■调味料
蜂蜜1大匙、碎冰少许

■做法
1. 猕猴桃洗净去皮切块。
2. 柳橙洗净榨汁备用。
3. 将上述食材及菠萝、蜂蜜放入搅拌机内搅打均匀，加入碎冰即可饮用。

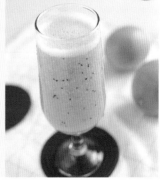

枇杷

Point 类胡萝卜素可保护视力
降低癌症发生率

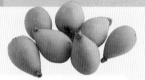

防癌抗癌有效成分

β-胡萝卜素	隐黄素
生物素	维生素P
苦杏仁苷	白藜芦醇

食疗功效

保护眼睛、止渴消暑

- **别名**／琵琶果、无夏扇、金丸、蜜丸、芦橘
- **主要产季**／春夏
- **性味**／性平味甘酸
- **营养成分**／维生素B₁、维生素B₂、维生素C、维生素E、维生素P、β-胡萝卜素、隐黄素、烟酸、生物素、钙、铁、钾、镁、锰、磷
- **○ 适用者**／一般大众、孕妇、咳嗽的人
- **✘ 不适用者**／痰湿内盛者、脾虚者

◉ 枇杷的防癌抗癌成分

- **β-胡萝卜素** 可在人体内转化为维生素A，也能促进视网膜上的视紫质再生，强化视觉敏锐度，也有助于防治心脏病与癌症。

- **隐黄素** 可刺激成骨细胞的活性，抑制骨质流失，并能抑制致癌物质，保护细胞免受伤害。

- **生物素** 能帮助脂肪、氨基酸和碳水化合物的代谢，也有助于缓和失眠和忧郁症。

- **维生素P** 可促进人体产生抗自由基的酶，预防因氧化伤害所造成的癌症。

- **苦杏仁苷** 对呼吸中枢具有镇静作用，故有镇咳平喘的功效。

- **白藜芦醇** 可抗氧化、降低胆固醇，有助于预防心脑血管疾病与癌症。

◉ 防癌&保健功效

1. 枇杷果肉富含的类胡萝卜素，可保健视力与降低心血管疾病、癌症的发生率；柠檬酸与苹果酸等有机酸，能增进食欲、帮助消化。

2. 苦杏仁苷能润肺止咳，祛痰并治疗各种咳嗽；白藜芦醇具有抗菌、抗血栓、抗高血脂、抗脂质过氧化、抗癌等多种生物活性，有助于预防心脏病、前列腺癌及子宫内膜癌。

3. 枇杷叶去叶背绒毛晒干入药，有清肺热，降气化痰的功用。

4. 枇杷的开花期在秋季或初冬，果实则在春天至初夏成熟，因此枇杷被称为果木中"独备四时之气者"。

防癌抗癌食谱 ## 枇杷银耳粥 　清肺润喉＋平喘止咳　*Just for* **2** 人份

■**材料**
枇杷40克、粳米（蓬莱米）80克、干银耳30克

■**调味料**
冰糖15克

■**做法**
1. 粳米淘洗干净，以冷水发好，捞起沥干备用。
2. 枇杷冲洗干净，切开剔去果核，再切成块备用。
3. 银耳以温水涨发，洗净，切成小片。
4. 取锅加入适量冷水、粳米、银耳，用旺火煮沸后，以小火熬煮；至粥将成时，加入枇杷、冰糖，煮至冰糖融化即成。

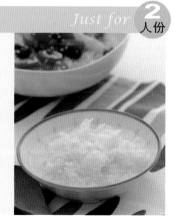

番石榴

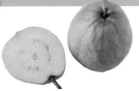

Point 糖尿病患者或控制体重者应节制食用番石榴

防癌抗癌有效成分

烟酸	维生素C
丙氨酸	胱氨酸
单宁	柠檬酸

食疗功效

消炎解热、止呕止泻

- **别名** / 芭乐、拔子、那拔子、黄肚子、鸡矢果
- **主要产季** / 夏秋
- **性味** / 性温味甘涩酸
- **营养成分** / 维生素A、维生素B₁、维生素B₂、维生素C、维生素E、β-胡萝卜素、烟酸、钙、铁、钾、磷、丙氨酸、胱氨酸、柠檬酸
- ○ **适用者** / 一般大众
- ✗ **不适用者** / 便秘者、肾脏病患者

番石榴的防癌抗癌成分

- ● **烟酸** 可降低胆固醇并维持皮肤、消化及神经系统健康，减轻胃肠障碍。
- ● **维生素C** 能阻止亚硝酸盐与胺类结合成亚硝胺致癌物，减少胃癌及食道癌的发生。
- ● **丙氨酸** 为肌肉组织及脑部中枢神经的能源之一，有助于产生抗体，并协助糖类及有机酸的代谢。
- ● **胱氨酸** 为皮肤构造的重要成分，可帮助皮肤再生，加速烫伤及外伤愈合，也可清除自由基及对抗辐射。
- ● **单宁** 可止血、消炎，也能改善腹泻。
- ● **柠檬酸** 能消除疲劳，并可促进肝糖生成、加速脂肪分解。

防癌&保健功效

1. 番石榴中的铁能促进人体制造血红蛋白，有补血作用；钾可预防高血压；槲皮素属于多酚类，可扩张肾血管、提高肾血流量，有利尿及消肿排毒的作用。
2. 番石榴营养价值高，富含多种维生素、矿物质与有机酸。每100克的番石榴含维生素C高达225毫克，约为柑橘的4倍，能增强人体免疫力、预防坏血病与牙龈出血。
3. 由番石榴叶所萃取出的番石榴多酚，可抑制淀粉类食物转化为葡萄糖被人体吸收，故能有效控制血糖。

防癌抗癌食谱 **番石榴蜂蜜汁** 增强免疫力＋平衡酸碱 *Just for* 人份

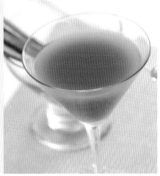

■**材料**
番石榴1个（约300克）、冷开水100毫升

■**调味料**
蜂蜜1小匙、碎冰块适量

■**做法**
1. 番石榴洗净去蒂、去籽，切成小块。
2. 将番石榴蜂蜜与冷开水放入搅拌机内，搅打约10秒钟。
3. 将番石榴汁倒入杯中，加入碎冰后即可饮用。

芒果

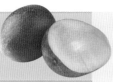

Point 水果中维生素A含量最高者

防癌抗癌有效成分

叶黄素　　　维生素A
芒果苷　　　芒果酮酸
没食子酸

食疗功效

抗菌消炎、解渴利尿

- **别名** / 庵罗果、檬果
- **主要产季** / 夏秋
- **性味** / 性凉味甘酸
- **营养成分** / 维生素A、维生素B₁、维生素B₂、β-胡萝卜素、叶黄素
- **○ 适用者** / 一般大众、眼疾者、高血压与动脉硬化患者
- **✗ 不适用者** / 肾炎患者

😊 芒果的防癌抗癌成分

- 叶黄素 为视网膜黄斑部的重要组成成分，可预防视网膜及老年性黄斑部病变。

- 维生素A 对眼球黏膜及皮肤黏膜都有保护作用，可减缓视网膜病变、预防皮肤干裂。

- 芒果苷 能平喘止咳、抗菌、抗病毒、抗肿瘤，并可预防脂质过氧化。

- 芒果酮酸 具有抗癌的药理作用。

- 没食子酸 可防止氧化细胞遭受氧化性伤害，也有助于制菌、对抗过敏、炎症及肿瘤。

🔋 防癌&保健功效

1. 芒果富含维生素C，可对抗自由基，保护细胞膜免受自由基破坏，延缓老化及防癌。
2. 芒果酮酸、异芒果醇酸等三萜酸类成分具有抗癌的作用；没食子酸有助于抑菌、抗病毒。
3. 芒果是所有水果中维生素A含量最高的，有"树上鲜鱼"之称，表示食用芒果如吃鱼一般能增进视力。

菠萝

Point "肠道清道夫"，帮助去油解腻

防癌抗癌有效成分

柠檬酸　　　菠萝蛋白酶
维生素B₁　　维生素C
β-胡萝卜素

食疗功效

对抗氧化、帮助消化

- **别名** / 凤梨、番梨、黄梨
- **主要产季** / 春夏秋
- **性味** / 性平味甘微酸
- **营养成分** / 维生素A、维生素B₁、维生素B₂、维生素B₆、维生素C、β-胡萝卜素
- **○ 适用者** / 一般大众
- **✗ 不适用者** / 溃疡病、肾脏病患者、凝血功能障碍患者

😊 菠萝的防癌抗癌成分

- 柠檬酸 有消除疲劳、促进人体新陈代谢，并加速脂肪分解的功效。

- 菠萝蛋白酶 可分解蛋白质，溶解阻塞于组织中的纤维蛋白与血液凝块，改善局部的血液循环，消除炎症和水肿。

- β-胡萝卜素 为维生素A的前体，可强韧黏膜及降低胆固醇，预防上皮组织癌变与心血管疾病。

- 维生素B₁ 能促进新陈代谢，消除疲劳感。

- 维生素C 强化结缔组织，抑制亚硝酸盐与胺类结合成为亚硝胺，预防胃癌及食道癌。

🔋 防癌&保健功效

1. 菠萝有"肠道清道夫"之称。在吃完肉类或高脂肪的食物后，吃些菠萝可去油解腻。
2. 菠萝蛋白酶可促进食物中的蛋白质分解，有助于消化吸收，补充人体消化酶的不足。

樱桃

鞣花酸可美白肌肤及防癌

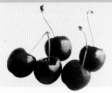

防癌抗癌有效成分

花青素　　前花青素
褪黑激素　鞣花酸
叶酸　铁　　维生素C

食疗功效

安神助眠、增强体质

- **别名** / 莺桃、含桃、荆桃、朱樱、朱果、樱珠
- **主要产季** / 春夏秋季
- **性味** / 性温味甘
- **营养成分** / 维生素A、维生素B1、维生素B2、维生素C、维生素E、维生素P、β-胡萝卜素、烟酸、叶酸、钙、铁、钾、镁、锰、磷、硒
- **○ 适用者** / 一般大众、缺铁性贫血者、消化不良者
- **✗ 不适用者** / 阴虚火旺的人、患喘嗽或其他热性疾病患者

☺ 樱桃的防癌抗癌成分

- ● 鞣花酸 为一种存在于天然莓果中的多酚抗氧化剂，可防治皮肤癌、食道癌与肺癌。
- ● 花青素 可抗氧化及促进视力健康。
- ● 前花青素 可降低胆固醇、缓解关节炎并预防皮肤癌等癌症。
- ● 褪黑激素 可防止或减轻细胞遭到氧化物及自由基的伤害，也能预防失眠及使身体适应时差变化。
- ● 叶酸 可促进正常红细胞生成，预防恶性贫血，也可防治胎儿脑部及脊椎先天异常与发育不全。
- ● 维生素C 可防止氧化、强化血管与黏膜，并能提高铁质吸收、改善贫血。
- ● 铁 能防止疲劳，增强对疾病的抵抗力，预防和治疗贫血。

🍴 防癌&保健功效

1. 鞣花酸可抑制皮肤黑色素及人体内自由基的生成，有助于美白肌肤并有效预防癌症；花青素与前花青素能防止氧化性伤害，预防眼睛、皮肤、血管与关节的退化及病变。
2. 樱桃含铁量高，铁是合成人体血红蛋白及肌红蛋白的原料，在人体免疫功能、蛋白合成及能量代谢的过程中扮演着重要角色。
3. 樱桃能促进脑部分泌褪黑激素，可促进睡眠，强化人体免疫机能。樱桃的果核有透疹解毒、发汗解表的功效，适用于麻疹初起的患者。

 防癌抗癌食谱 ## 樱桃苹果汁 补血润色＋消除疲劳 *Just for* **1** 人份

- **■材料**
樱桃15颗、苹果半个、冷开水约100毫升
- **■调味料**
碎冰块适量
- **■做法**
1. 苹果洗净、去皮籽、切丁；樱桃洗净去核。
2. 将上述食材放入搅拌机中加水搅打成汁。
3. 盛杯，加入适量碎冰后即可饮用。

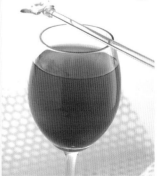

草莓

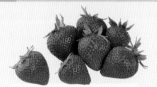

防癌抗癌有效成分

花青素	水杨酸
鞣花酸	烟酸
维生素C	维生素B2
天门冬氨酸	叶酸

食疗功效
养颜美容、预防贫血

- **别名** / 红莓、地莓、洋莓、洋莓果、野草莓
- **主要产季** / 春
- **性味** / 性凉味甘酸
- **营养成分** / 维生素B1、维生素B2、维生素C、维生素E、β-胡萝卜素、烟酸、叶酸、钙、铁、钾、镁、锰、硒、磷、锌

O 适用者 / 一般大众、便秘者、高血压患者

✗ 不适用者 / 尿路结石患者

草莓的防癌抗癌成分

- **花青素** 可稳定内皮细胞上的磷脂，保护动、静脉细胞免受自由基破坏。

- **水杨酸** 可消炎、解热、镇痛与改善风湿。

- **鞣花酸** 可防止肌肤黑色素生成，并有助于预防皮肤癌、食道癌与肺癌。

- **维生素B2** 能去除过氧化脂质，预防动脉硬化，也有助于消除唇、舌及口腔发炎的症状。

- **烟酸** 可扩张血管，促进血液循环，降低血压，并能维持皮肤、消化与神经系统健康，促进胃肠功能。

- **叶酸** 帮助胎儿发育，预防心血管疾病与癌症。

- **维生素C** 能改善牙龈出血，预防坏血症及防止亚硝酸盐在体内转变为致癌物亚硝胺。

- **天门冬胺酸** 消除疲劳，增强身体耐力。

防癌&保健功效

1. β-胡萝卜素是合成维生素A的重要物质，可维持正常上皮组织的分化，防止癌变，有助于防治喉癌、鼻咽癌、扁桃腺癌与肺癌。

2. 鞣花酸属多酚类物质，可在人体内吸附并抑制致癌化学物质，将之排出体外，防止细胞癌化；果胶可吸附重金属等有害物质，促使其随粪便排出体外。

3. 每100克草莓果肉中含有的维生素C50～100毫克，较苹果、葡萄高7～10倍，有"活维生素丸"的美称，可促进胶原蛋白形成。

草莓番茄汁 美肌活肤+延缓老化 *Just for* **2人份**

■**材料**
草莓50克、圣女小番茄50克、柠檬半个、冷开水100克

■**调味料**
蜂蜜1大匙、碎冰块适量

■**做法**
1. 草莓洗净去蒂，切块；番茄去蒂洗净，切半；柠檬洗净去籽，切成小块。
2. 将上述材料、水、蜂蜜放入搅拌机中搅打均匀。
3. 将打好的果汁倒入杯中，加入碎冰即可饮用。

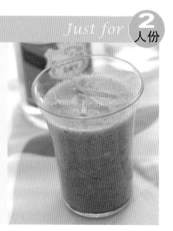

龙眼

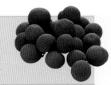

Point 龙眼的肉、核、叶均可入药

防癌抗癌有效成分
维生素B$_1$　　维生素H
铁　　　　　磷

食疗功效
滋补强身、预防贫血

- **别名** / 桂圆、元肉、圆肉、益智、骊珠
- **主要产季** / 夏秋
- **性味** / 性温味甘
- **营养成分** / 维生素A、维生素B$_1$、维生素B$_2$、维生素B$_6$、维生素C、维生素H、β-胡萝卜素、烟酸、钙、铁、钾
- ○ **适用者** / 一般大众
- ✗ **不适用者** / 郁热、易胀气者

龙眼的防癌抗癌成分
- 维生素B$_1$ 能促进脑部功能，并维持神经组织健康及精神状态稳定。
- 维生素H 可维持皮肤、汗腺、神经等的正常健康。
- 铁 可促进免疫系统功能及预防缺铁性贫血。
- 磷 可促进糖类、脂肪与蛋白质的新陈代谢。

防癌&保健功效
1. 研究发现，龙眼可有效抑制子宫颈癌细胞生长，预防妇女更年期妇科肿瘤的发生。
2. 龙眼肉富含铁质与叶酸，可促进红细胞生成，预防缺铁性贫血，增进免疫功能。
3. 维生素A可预防干眼症及维护上皮组织的正常机能与生长；维生素C可防止细胞遭受自由基侵害，并有助于稳固脑神经细胞。
4. 在传统中医学中，龙眼无论是肉、核、叶均可入药，有"滋补强壮、收敛止血、养血安神"的功效。

红枣

Point 三萜类化合物可抑制肝炎病毒的活性

防癌抗癌有效成分
芸香苷　皂苷　　钙
三萜类化合物
维生素C

食疗功效
健胃养脾、补血养气

- **别名** / 大枣、干枣、良枣
- **主要产季** / 夏秋
- **性味** / 性温味甘
- **营养成分** / 维生素A、维生素B$_1$、维生素B$_2$、维生素C、维生素E、β-胡萝卜素
- ○ **适用者** / 一般大众、女性、消化不良者
- ✗ **不适用者** / 无

红枣的防癌抗癌成分
- 芸香苷 可辅助治疗过敏，并对人体血管具有扩张及强化作用，可防止动脉硬化及高血压。
- 皂苷 为一种天然抗氧化剂，能消除体内自由基，具有抗癌功效。
- 三萜类化合物 预防肝脏发炎及抑制癌细胞。
- 维生素C 可使体内多余胆固醇转为胆汁酸，减少结石形成的概率。
- 钙 有助于维持神经和肌肉功能，并能促进骨骼生长、维护牙齿健康。

防癌&保健功效
1. 红枣能提高人体免疫力、抑制癌细胞，还有助于促进白细胞的生成、降低血清胆固醇。红枣有保护肝脏，增强体力的作用。
2. 红枣富含铁质，可帮助人制造血红蛋白，有补血作用，并能将氧气由肺部输送至身体各部组织。

枣子

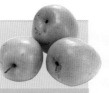

Point 枣子含钾高可预防高血压
但尿毒症患者不宜食用

防癌抗癌有效成分

维生素C　维生素K　铁
维生素P　膳食纤维

食疗功效

促进食欲、提升免疫力

- **别名** / 枣、枣仔、青枣
- **主要产季** / 春 秋 冬
- **性味** / 性平味甘
- **营养成分** / 维生素A、维生素B₁、维生素B₂、维生素C、维生素K、β-胡萝卜素
- **适用者** / 一般大众、贫血者、牙龈出血者
- **不适用者** / 尿毒症患者、肾功能失调者

😊 枣子的防癌抗癌成分

- 维生素C 可促进胶原蛋白的形成，维持结缔组织健康。
- 维生素K 预防骨质疏松，帮助血液凝固。
- 维生素P 能强化细胞膜及微血管、协助抵抗病毒与致癌物的侵袭，并预防心血管疾病。
- 铁 可预防缺铁性贫血、增强人体免疫机能及预防癌症。
- 膳食纤维 可维护消化系统功能、促进排便，预防结肠与直肠癌。

🦷 防癌&保健功效

1. 枣子富含维生素C，能提高铁质吸收、改善贫血并预防坏血病及牙龈出血；维生素K可促进凝血因子产生，防止不正常出血；维生素P可清洁血液，并具有抗菌、止痛、消炎及防腐的作用。
2. 印度枣俗称枣子，其果实大而皮薄，口感清脆细致，可净血、助消化与养颜美容等。

橄榄

Point 橄榄果肉丰富的钙质
有助于骨骼发育

防癌抗癌有效成分

维生素C　维生素E
钙　　　　植物固醇
单不饱和脂肪酸

食疗功效

生津解渴、缓解便秘

- **别名** / 青榄、青果、青子
- **主要产季** / 春 秋 冬
- **性味** / 性平味甘酸
- **营养成分** / 维生素A、维生素B₁、维生素B₂、维生素B₆、维生素C、β-胡萝卜素
- **适用者** / 一般大众、青少年
- **不适用者** / 无

😊 橄榄的防癌抗癌成分

- 维生素C 可抑止亚硝酸盐与胺类结合成为亚硝胺，预防胃癌及食道癌。
- 维生素E 可抗氧化、促进人体新陈代谢，并保持血管健康。
- 钙 有助于强化骨骼，预防佝偻病并维持正常凝血作用。
- 植物固醇 降低血中总胆固醇，抑制癌症。
- 单不饱和脂肪酸 能降低血中的总胆固醇，并有助于抵抗氧化反应。

🦷 防癌&保健功效

1. 橄榄果肉含有丰富的钙质，有助于青少年骨骼发育；橄榄多酚为天然的抗氧化剂，可消除体内自由基，降低患癌症的概率、预防心血管疾病产生。
2. 橄榄油中含植物固醇，可抑制肠道细胞的异常繁殖，有助于预防结肠癌。

浆果类

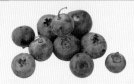

Point 维护泌尿系统健康

防癌抗癌有效成分

花青素　鞣花酸　铁
青花素　紫檀芪　多酚
维生素C　维生素P
单宁

食疗功效

延缓老化
维持肌肤弹性

- **别名** / 莓果
- **主要产季** / 夏秋
- **性味** / 性寒（或微温）味甘酸
- **营养成分** / 维生素B1、维生素B2、维生素B6、维生素C、维生素E、维生素P、β-胡萝卜素、烟酸、泛酸、钙

- ○ **适用者** / 一般大众、老年人、常用眼者
- ✗ **不适用者** / 肾脏及胆囊疾病患者

浆果类的防癌抗癌成分

- ●花青素 抗氧化、防止低密度脂蛋白氧化，有助于预防视网膜病变、高血脂症与癌症。
- ●鞣花酸 属植化营养素单宁的一种，可消除自由基，防止人体细胞膜及其他组织遭受损害。
- ●青花素 能防止细菌黏附于泌尿道与胃幽门，有助于预防尿道感染与胃溃疡。
- ●紫檀芪 降低胆固醇、预防动脉硬化与结肠癌。
- ●维生素C 有助于稳固脑神经细胞，活化脑部神经，增进智力的发展。
- ●维生素P 可防止胆固醇在动脉上的沉积，减少动脉硬化的概率。
- ●铁 促进人体制造血红蛋白，预防缺铁性贫血。
- ●多酚 可抑菌、抗发炎并保持心脏血管健康。
- ●单宁 能止血、消炎，并改善腹泻症状与阻止细胞癌变。

防癌&保健功效

❶ 浆果类水果的艳丽颜色主要来自多酚，其中的花青素为天然抗氧化剂，能促进眼睛健康、抑制癌细胞的生长。

❷ 蓝莓有助于强化视力、延缓记忆力衰退并预防心血管疾病；覆盆子可促进精神稳定，并改善月经失调与夜尿症状；蔓越莓有"天然抗生素"之称，其维护泌尿道健康的功效备受肯定，也有预防细菌性胃溃疡以及牙菌斑生长的效果。

 防癌抗癌食谱 ## 蔓越莓柳橙沙拉　美容养颜+促进消化　*Just for* **1人份**

■**材料**
柳橙1个、圆生菜5片、小番茄1/2杯、蔓越莓1/2杯

■**调味料**
意式沙拉酱3大匙、白芝麻适量

■**做法**
❶柳橙去皮籽切片，小番茄切半。
❷圆生菜以手撕块。
❸在大碗内依序铺上柳橙片、番茄与蔓越莓。
❹淋上意式沙拉酱，撒上白芝麻即可食用。

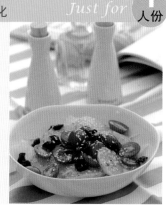

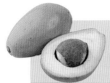

酪梨

Point 降低患心血管疾病概率

防癌抗癌有效成分
β-胡萝卜素　烟酸
叶酸　　镁　　亚油酸

食疗功效
预防老化、增强记忆力

- **别名** / 鳄梨、油梨、樟梨
- **主要产季** / 夏秋
- **性味** / 性平味甘
- **营养成分** / 维生素A、维生素B₁、维生素B₂、维生素B₆、维生素C、维生素H、β-胡萝卜素、烟酸、叶酸、钙、铁、钾、镁、锰、硒、磷

○ **适用者** / 一般大众、失眠者
✘ **不适用者** / 无

乌梅

Point "梅子医生"可防癌抗癌益寿延年

防癌抗癌有效成分
单宁　　　　柠檬酸
琥珀酸　　　维生素 B₁

食疗功效
生津止渴、增进食欲

- **别名** / 酸梅、梅子、梅实
- **主要产季** / 春夏
- **性味** / 性温味甘酸
- **营养成分** / 维生素A、维生素B₁、维生素B₂、维生素C、β-胡萝卜素、钙

○ **适用者** / 一般大众、胆道蛔虫症患者
✘ **不适用者** / 无

😊 酪梨的防癌抗癌成分

- **β-胡萝卜素** 为维生素A的前体，可抗氧化，维护上皮组织的正常机能与生长。
- **烟酸** 可强化脑神经，并维持消化道健康，减轻胃肠不适。
- **叶酸** 可促进正常红细胞生成，预防恶性贫血，也有助于抑制肿瘤生长及癌细胞增生。
- **镁** 有助于缓和焦虑、经前症候群与偏头痛。

防癌&保健功效

1. 酪梨是叶酸的良好来源，有助于预防胎儿出现先天性神经管缺陷，并可降低成年人患癌症的概率。
2. 酪梨含高量单不饱和脂肪酸及必需脂肪酸，除能减少低密度脂蛋白（坏胆固醇）、降低患心血管疾病的风险外，还可使其中的脂溶性维生素（β-胡萝卜素、维生素E）更易于为人体所吸收。
3. 维生素H又称生物素，有助于脂肪、氨基酸及碳水化合物代谢，也能缓解失眠和忧郁症。

😊 乌梅的防癌抗癌成分

- **单宁** 对肠胃具有镇静作用，可辅治腹泻等。
- **柠檬酸** 能使乳酸燃烧转换成能量，故有提神与解除疲劳的功效。
- **琥珀酸** 可促进血液循环，舒缓肌肉、关节与精神紧张。
- **维生素B₁** 可促进食欲、帮助消化，并促进碳水化合物代谢。

防癌&保健功效

1. 乌梅体外试验对人体子宫颈癌有抑制作用，故常食梅肉可以防癌抗癌，益寿延年。
2. 青梅经烟熏烤或置笼内蒸后，其色乌黑，称为"乌梅"。《本草纲目》谓其能"敛肺涩肠、治久痢"，有"消肿，涌痰，杀虫"作用。
3. 实验证明，乌梅有抑制细菌的功效，也有助于抑制肺炎球菌、大肠杆菌、葡萄球菌及霍乱弧菌等。
4. 乌梅可促进胆汁分泌与排泄，能协助脂肪类食物消化，也是治疗胆道蛔虫症的良药。

罗汉果
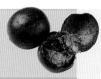

Point 罗汉果糖苷可改善糖尿病及肥胖症

防癌抗癌有效成分

烟酸　钾　磷
甘露醇

食疗功效

抑制喉痛、健胃整肠

- **别名** / 光果木鳖、神仙果
- **主要产季** / 夏秋
- **性味** / 性凉味甘
- **营养成分** / 维生素B_1、维生素B_2、维生素C、烟酸、钙、铜、铁
- **适用者** / 一般大众、支气管炎患者、高血压患者
- **不适用者** / 糖尿病重症者

罗汉果的防癌抗癌成分

- 烟酸 可强化脑神经，并维持消化道健康。
- 钾 可降低血压，预防动脉粥样硬化、高血压、卒中等心脑血管疾病。
- 磷 可促进糖类、脂类及蛋白质的新陈代谢。
- 甘露醇 能止咳、利尿，有助于改善肾功能衰竭、药物中毒及水肿。

防癌&保健功效

1. 罗汉果的瓤、壳、籽均可食用，不能生吃，须烘干、粉碎后以水煮煎或开水冲泡饮用。
2. 中医学认为罗汉果归脾、肺二经，"清肺止咳、益肝健脾、润肠通便、消肿止血"。
3. 现代医学证明，罗汉果对支气管炎、高血压等疾病有显著疗效，并有降低血压、防治冠心病、血管硬化与肥胖症的作用。
4. 罗汉果中含有大量粗纤维，有助于控制血糖与血脂、增加饱腹感，可预防与治疗便秘。罗汉果萃取物"罗汉果糖苷"可降低血糖值。

无花果

Point 可治疗咽喉肿痛及咳嗽

防癌抗癌有效成分

苹果酸　奎宁酸　钾
琥珀酸　维生素B_6

食疗功效

帮助消化、增进食欲

- **别名** / 天生子、文仙果
- **主要产季** / 夏秋
- **性味** / 性平味甘
- **营养成分** / 维生素A、维生素B_1、维生素B_2、维生素B_6、维生素C、维生素E、β-胡萝卜素、烟酸、钙、铜、铁
- **适用者** / 一般大众、消化不良者、便秘患者
- **不适用者** / 无

无花果的防癌抗癌成分

- 苹果酸 能促进能量的制造，改善运动表现，也有助于消化身体内高油脂食物。
- 奎宁酸 又称金鸡纳酸，可使大肠杆菌无法附着于尿道管壁上，而随着尿液冲走。
- 琥珀酸 促进血液循环，舒缓精神紧张。
- 维生素B_6 增强免疫力，制造抗体和红细胞。
- 钾 排出体内钠盐及过多盐分，降低血压。

防癌&保健功效

1. 无花果中的苹果酸与柠檬酸等有机酸，能促进食欲，并加强人体对食物的消化功能；果胶可降低血液中胆固醇；不溶性膳食纤维有助于促进肠道排出废物，预防大肠癌。
2. 无花果对于咽喉肿痛、阴虚咳嗽、消化不良与便秘等症具有极佳的食疗效果。
3. 无花果所含的脂肪酶与水解酶具有降低血脂与分解血脂的作用，可减少脂肪在血管内的沉积，降低血压、预防心血管疾病。

山楂

Point 健脾开胃的良药

（防癌抗癌有效成分）
维生素C 槲皮素 果胶
山楂酸 三萜类化合物

（食疗功效）
提神镇静、增强免疫力

- **别名** / 红果、杓子、酸楂
- **主要产季** / 夏秋
- **性味** / 性温味酸甘
- **营养成分** / 维生素A、B族维生素、维生素C、维生素P、β-胡萝卜素、钙、铁、钾、磷、多酚
- **○ 适用者** / 一般大众、高血压患者
- **✗ 不适用者** / 脾虚胃弱者、消化性溃疡患者、龋齿患者

😊 山楂的防癌抗癌成分

- **维生素C** 有防止细胞氧化，并强化血管、黏膜的功效。
- **槲皮素** 可抗氧化、抗过敏、利尿、保护神经细胞及预防心血管疾病。
- **山楂酸** 具有强心作用。
- **三萜类化合物** 为天然抗菌素，可抑制病毒或细菌的作用。
- **果胶** 具有抗菌及防辐射物质的作用，可协助排除体内的放射性元素（锶、钴、钯等）。

🍈 防癌&保健功效

1. 山楂具有重要的药用价值，自古即为健脾开胃、消食化滞、活血化瘀的良药。山楂含山楂酸等多种有机酸与解脂酶，入胃后能增强酶的作用，促进肉食消化并降低胆固醇。
2. 三萜类化合物和黄酮类成分可加强与调节心肌、扩张血管，降低血胆固醇，改善动脉硬化性高血压，预防心脑血管疾病。

诺丽果

Point 全功能的养生营养补充品

（防癌抗癌有效成分）
胱氨酸 甲硫氨酸
东莨菪素 植物固醇

（食疗功效）
抗细菌病毒、改善发炎

- **别名** / 橄树、海巴戟
- **主要产季** / 春夏秋冬
- **性味** / 味甘性温
- **营养成分** / 维生素A、维生素C，B族维生素、钙、铁、镁、钾、磷、氨基酸、赛洛宁原
- **○ 适用者** / 一般大众
- **✗ 不适用者** / 肾功能障碍者

😊 诺丽果的防癌抗癌成分

- **胱氨酸** 可清除自由基、延缓老化，并有抗辐射、抗空气污染与中和毒物的功能。
- **甲硫氨酸** 可降低胆固醇并预防肝及动脉积聚脂肪，也有助于治疗精神分裂症及帕金森氏症与防止肿瘤形成。
- **东莨菪素** 可预防高血压，并有保护肝细胞、抗菌、退烧及止痛等功能。
- **植物固醇** 可减少体内的胆固醇和低密度脂蛋白。

🍈 防癌&保健功效

1. 诺丽果含有多种维生素、矿物质、氨基酸、微量元素、多糖体及有益身体的生物碱，可视为全功能的养生营养补充品，有促进人体新陈代谢、提高细胞修护能力的功能。
2. 诺丽果含赛洛宁原，可协助改变蛋白质的结构，使蛋白质活化，能帮助身体正常功能的运作。

五谷杂粮为什么能防癌抗癌？

五谷杂粮能提供每日所需能量，是我们重要的主食。它含有非常多有助于身体健康的营养素，每天食用可有效预防便秘、癌症、心脏血管等方面的疾病发生。

五谷杂粮类家族

- 燕麦　● 大麦　● 小麦　● 麦片　● 麦芽　● 荞麦
- 糙米　● 紫米　● 核桃　● 栗子　● 莲子　● 腰果
- 花生　● 松子　● 开心果

膳食纤维将致癌物排出体外

五谷杂粮中含有丰富的膳食纤维，能改变肠内微生物的数量和种类，增加身体中所含的有益菌，并可吸收水分而膨胀，增大粪便的实体体积，让肚子增加饱腹感，进而刺激肠道蠕动，如此可以减短肠壁与粪便中有害物质的接触时间，减少并稀释致癌性物质的浓度，让胆酸、毒素等致癌物快速排出体外，降低患大肠癌、直肠癌的概率。

五谷杂粮所含有的木质素，不但可以净化血液，清洗体内肠道的胆汁酸，降低胆固醇，它还能除去体内的自由基，阻断癌细胞的生长，影响肠道内微生物的生长，预防大肠癌发生。

皂角是一种能中和肠内致癌物的酶

五谷杂粮中含有的丰富皂角，是一种能够中和肠道中某些致癌物质的酶，同时也具有能够间接降低胆固醇含量的功用。

五谷杂粮含有很多具有高抗氧化能力的物质，有些和硒元素结合后，能使体内化学致癌物质失去毒性，达到防癌的目的。而它本身也含有很多微量元素，对于提升身体的免疫力，排除体内毒素、抑制癌细胞都有很好的功用。

先从少量开始摄取

精制过后的面粉、稻米，已丧失了大部分的营养素，五谷杂粮比起平常食用的精制面粉和稻米，营养价值高很多，但刚开始食用五谷杂粮时，很可能因为不习惯它的口感而半途而废，建议可以先从少量开始摄取，渐渐再增加比例，直到养成习惯，如此便能达到排除身体废物，预防癌症的功效。

五谷杂粮防癌保健功效

富含营养素	防癌保健功效
维生素A	提升免疫力、保护眼睛
维生素E	抗氧化、清除自由基
维生素C	消除自由基
B族维生素	增强免疫力
硒	抗氧化
钙	强健骨骼
皂角	分解肠道致癌物的活性
膳食纤维	促进致癌物排出
木质素	阻断癌细胞的生长
钙	强健骨骼

燕麦

富含纤维可排出致癌物

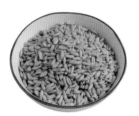

防癌抗癌有效成分

膳食纤维	木质素
维生素E	多酚

食疗功效

改善便秘、降胆固醇

- **别名** / 野麦、雀麦
- **主要产季** / 春夏**秋冬**
- **性味** / 性平味甘
- **营养成分** / 维生素E、维生素B1、蛋白质、膳食纤维、钙、磷、铁、锌、钾、钠、镁、硒、铜、锰

○ **适用者** / 一般大众、便秘者、中老年人

✗ **不适用者** / 对麸质过敏的人

燕麦的防癌抗癌成分

- **膳食纤维** 燕麦富含的纤维成分进入血管后，可帮助身体内积存的有害致癌物质排出体外，并能吸收血液内的胆固醇，预防威胁老年人的心脑血管疾病。

- **木质素** 燕麦中所含的木质素，是血液中的优良"清道夫"，可以除去血管内自由基，并清洗肠道的胆汁酸，降低胆固醇和预防胆结石。它还会攻击癌细胞，阻绝癌细胞生长，并缩短食物在肠道停留的时间，影响肠道内微生物的生长，预防大肠癌。

- **维生素E** 可清除对人体有害的自由基，预防多种慢性病以及抗老化、防癌。

- **多酚** 红葡萄酒中也含有这种物质，可以防止细胞受到氧化，具有抗氧化的作用，对于癌症的抑制作用也颇受瞩目。

防癌&保健功效

1. 燕麦含丰富的膳食纤维，食用后会在体内吸收水分，增加粪便的体积，借此将体内的胆酸和其他致癌物质排出，预防及改善便秘情形，降低患大肠癌、直肠癌的概率。

2. 由于过于肥胖可能导致乳腺癌发生，因此膳食纤维对于乳腺癌有间接的预防作用。燕麦的纤维也有促进血液循环和代谢的效果。

3. 食用燕麦能减缓胃部排空食物的速度，让葡萄糖吸收缓慢，使饭后血糖上升的效果变差，对糖尿病患者有不错的降糖控制功效。

防癌抗癌食谱

燕麦绿豆甜粥 　降低血脂＋清热解毒

Just for **2 人份**

■**材料**
绿豆100克、小米50克、糯米40克、燕麦60克

■**调味料**
冰糖15克

■**做法**
1. 将绿豆洗净，浸泡于冷水中约2小时。
2. 将绿豆蒸煮2小时后，取出备用。
3. 将燕麦、小米、糯米洗净后，用冷水浸泡20分钟左右，用大火煮滚，转用小火熬煮约45分钟，将绿豆、冰糖及前述材料拌匀即可食用。

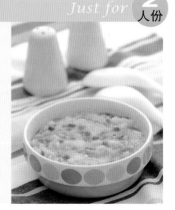

麦片

Point 控制食欲并能降低胆固醇

防癌抗癌有效成分
膳食纤维　维生素E
B族维生素

食疗功效
预防便秘、降低血糖

- **别名** / 原味麦片、纯麦片
- **主要产季** / 春夏秋冬
- **性味** / 性凉味甘
- **营养成分** / 维生素A、维生素E、维生素C、B族维生素、蛋白质、膳食纤维、钾、镁、钙、磷、铁
- **适用者** / 一般大众、便秘者、糖尿病患者
- **不适用者** / 对麸质过敏的人

麦片的防癌抗癌成分

- **膳食纤维** 可吸收体内有害物质，形成粪便排出体外，促进肠道排毒，降低肠癌的发生概率。

- **维生素E** 可抗氧化并帮助防止细胞癌变，也可有效降低脂肪，使血液的流动顺畅，并能减少皮肤色素沉淀，进而防止皮肤癌。

- **B族维生素** 能帮助抑制癌酶活化，并有维持心脏、神经系统的功能。

防癌&保健功效

1. 厂商常会在麦片中再加入铁质、叶酸和其他维生素等多种营养素，经常食用除可补充营养之外，还可有效预防便秘，进而防止肠癌发生。

2. 麦片含有丰富的膳食纤维，食用后使人很快就有饱腹感，可控制食欲和体重，并能降低胆固醇，对糖尿病患者有降血糖的作用。

麦芽

Point 维生素E可抗氧化、防癌

防癌抗癌有效成分
抗氧化酶　维生素E
维生素B6　锌

食疗功效
消除自由基、预防贫血

- **别名** / 生麦芽、炒麦芽
- **主要产季** / 春夏秋冬
- **性味** / 性平味咸
- **营养成分** / 维生素A、维生素E、维生素C、B族维生素、膳食纤维、钾、钙、镁、磷、铁、锌
- **适用者** / 一般大众、便秘者、腹部胀气者
- **不适用者** / 无

麦芽的防癌抗癌成分

- **抗氧化酶** 麦芽是最佳来源，可以除去存在体内不好的自由基，预防癌症。

- **锌** 可提升免疫系统、修复组织及更新，并有助于防癌和抗氧化。

- **维生素E** 促进细胞活化，延缓老化及预防癌症。

- **维生素B6** 可降低患肠癌的危险性，活化脑细胞组织，促进神经协调，预防贫血。

防癌&保健功效

1. 环境的污染会促使身体产生不好的自由基，损害身体，麦芽中的抗氧化酶可以帮助身体对抗自由基，预防癌症。

2. 麦芽有助于消化淀粉性食物，炒过之后食用，可软化粪便，帮助消化不良的人顺利排便，降低患肠癌的概率。

3. 麦芽对于腹部胀气也有帮助，还可帮助产妇回乳。

荞麦

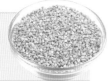

Point 可降血压、血脂及血糖

防癌抗癌有效成分
膳食纤维　　硒

食疗功效
控制体重、清热解毒

- **别名** / 乌麦、花荞、甜荞
- **主要产季** / 　秋
- **性味** / 性凉味苦
- **营养成分** / B族维生素、维生素E、膳食纤维、钾、镁、钙、钠、磷、铁、锌

○ **适用者** / 一般大众、糖尿病患者、心血管疾病患者

✗ **不适用者** / 过敏者、体虚气弱者、脾胃虚弱者

荞麦的防癌抗癌成分

- 膳食纤维　食用后在胃肠道大量吸收水分，增加胃内容物的体积，使人容易产生饱腹感，并排出有害物质，进而预防癌症。它能与胆固醇结合，阻碍其被人体消化吸收，有利于控制体重、减少患高血脂的风险。

- 硒　可提升免疫力，保护细胞免受自由基侵害，达到显著的防癌抗癌效果。

防癌&保健功效

1. 荞麦所含的纤维成分，可减缓体内的癌细胞生长，降低患肠癌的概率。

2. 荞麦所含的脂肪含量多为油酸和亚油酸，有助于降低血脂，常吃可预防现在的"文明病"，如糖尿病、高血压、高血脂、动脉硬化症等。

3. 荞麦中的B族维生素也相当丰富，有助于体内的新陈代谢作用。

黑麦

Point 木质素可预防乳腺癌

防癌抗癌有效成分
膳食纤维　　木质素
阿魏酸

食疗功效
帮助消化、延缓衰老

- **别名** / 裸麦
- **主要产季** / 　夏 秋
- **性味** / 性苦味平
- **营养成分** / 蛋白质、氨基酸、脂肪、维生素B1、膳食纤维、锌、钠、铜、锰、硒

○ **适用者** / 一般大众、胆固醇过高者

✗ **不适用者** / 对麸质过敏者

黑麦的防癌抗癌成分

- 膳食纤维　可降低胆固醇，防止心脏病，也有助于预防肠道老化，帮助排出肠内所累积的毒素，抑制癌细胞。

- 木质素　具有强力的抗氧化作用，能对抗自由基，抑制细胞的大量氧化，避免细胞的病变，降低癌症的发病率。

- 阿魏酸　可以抑制氧化酶，延缓老化的速度，帮助抗氧化，并预防癌症。

防癌&保健功效

1. 黑麦能提供人体所需的多种营养成分，可促进身体的新陈代谢，其中丰富的木质素成分，对降低乳腺癌的概率也有效果。

2. 普通面包在食用后会很快被分解，黑麦面包分解的速度慢很多，所富含的水溶性纤维能产生饱足感，稳定血糖，降低胆固醇，有效预防心脏病、高血压以及糖尿病。

大麦

Point 木酚素阻挡癌细胞生长

防癌抗癌有效成分
膳食纤维　木酚素

食疗功效
控制血糖、润肠通便

- **别名** / 裸麦、饭麦、牟麦
- **主要产季** / 春　秋
- **性味** / 性凉味甘咸
- **营养成分** / 蛋白质、膳食纤维、维生素E、钙、磷、铁、硒、锰、铜

- ○ **适用者** / 一般大众、便秘者、肠胃虚弱者
- ✗ **不适用者** / 对麸质过敏的人

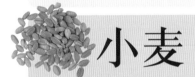

小麦

Point 谷胱甘肽可清除体内毒素

防癌抗癌有效成分
膳食纤维　　硒
谷胱甘肽

食疗功效
排除毒素、养心安神

- **别名** / 淮小麦、浮小麦
- **主要产季** / 春　秋冬
- **性味** / 性凉味甘
- **营养成分** / 维生素A、维生素B$_1$、维生素B$_2$、蛋白质、淀粉、钙、磷、铁、烟酸

- ○ **适用者** / 一般大众、便秘者
- ✗ **不适用者** / 对麸质过敏的人

大麦的防癌抗癌成分

- ●**膳食纤维** 大麦进入肠胃道之后开始分解，变成黏胶液体，吸附会引起高胆固醇与癌症的有毒物质排出；遇水会产生膨胀，在胃部停留较久时间，让人有饱腹感，产生便意，可以预防大肠癌的发生。

- ●**木酚素** 可阻延癌细胞成长并具有抗氧化的能力，能有效降低患癌症的风险。

防癌&保健功效

1. 大麦中所含的膳食纤维，可刺激肠胃规则蠕动，帮助通便，减轻便秘发生

2. 多吃大麦可改善胃肠虚弱胀气、消化不良、食欲不振的情形，并且可以抑制肠内致癌物质的产生。

3. 食用如大麦粉或大麦片，血糖不会上升过快，有益于血糖控制。

4. 大麦还可有效降低人体的胆固醇含量，维护心脏的健康。

小麦的防癌抗癌成分

- ●**膳食纤维** 对于消化系统有益，有利排除体内毒素，预防肠癌，并具有降低血清胆固醇、血糖的效果。

- ●**谷胱甘肽** 含于小麦胚芽中，可以对抗活性氧，清除体内毒化物质，预防癌症。

- ●**硒** 可增强身体的免疫力，排除体内毒素、抗氧化，有效抑制过氧化脂质产生，产生抑制癌细胞的功用。

防癌&保健功效

1. 小麦中的麦麸含有丰富的维生素B$_1$和蛋白质，可缓和神经。其中的维生素E是一种强效抗氧化剂，可帮助抗癌。

2. 小麦有很多膳食纤维，不仅可以预防糖尿病或心脏疾病，还有利于防治便秘、痔疮及大肠癌的发生。

3. 平日应尽量吃全麦面包，代替白面包，以补充小麦流失掉的麦麸部分。

糙米

Point 安定情绪、平衡内分泌

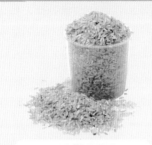

防癌抗癌有效成分

植酸	膳食纤维
维生素E	B族维生素

食疗功效

帮助排便、降低血脂

- **别名** / 粳米、活米、全米
- **主要产季** / 春夏秋冬
- **性味** / 性平味甘
- **营养成分** / 维生素E、维生素B$_2$、维生素B$_6$、钠、钾、钙、磷、铁、锌、膳食纤维

- **○ 适用者** / 一般大众、有皮肤问题者

- **✗ 不适用者** / 肠胃消化功能不佳者

糙米的防癌抗癌成分

- ●**植酸** 具有连结并分解不良物质的功效，可以和体内的有害物质连结在一起，有效防止其在体内吸收，达到防癌的作用。

- ●**膳食纤维** 可刺激肠道蠕动，帮助排便，将有害物质借粪便排出，进而抑制癌细胞生长，降低其危害身体的风险，改善各种因生活习惯引起的疾病，并能预防大肠癌。它也可降低胆固醇和血脂肪，改善心血管疾病、糖尿病。

- ●**维生素E** 自由基清除剂，可作为强力抗氧化剂，稳定不饱和脂肪酸，有抗衰老的作用。

- ●**B族维生素** 能抑制细胞产生氧化的作用，提高人体免疫功能，也能帮助消除沮丧烦躁的情绪，使人充满活力，自然就对防癌有所作用。

防癌&保健功效

① 便秘会使血液变浊，产生癌症体质，吃糙米饭能够排出身体毒素，预防大肠癌、直肠癌及结肠癌发生。

② 常吃糙米也能镇静神经系统，使细胞的功能运转正常，平衡内分泌，消除神经紧张。对癌症患者来说，常吃糙米还可保持精神的安定。

③ 糙米的膳食纤维，能改善肠道微平衡，使肠内的有益菌群变多，促使胃肠蠕动顺畅，明显改善便秘情形。

④ 糙米也可帮助糖尿病患者和肥胖者，因其中的碳水化合物被纤维组织包覆，人体消化吸收速度变慢，可达到控制血糖的目的。

防癌抗癌食谱 **黄豆糙米南瓜粥** 整肠健胃＋控制血糖

Just for **4 人份**

■**材料**
黄豆50克、糙米100克、南瓜120克、小排骨240克

■**调味料**
盐适量

■**做法**
❶黄豆洗净并浸泡3～4小时，糙米洗净泡水约1小时。南瓜去皮切块备用。

❷锅中加入黄豆和6杯水，再用中火煮至黄豆酥软。

❸加入糙米及南瓜，改用大火煮开后，再改小火慢慢煮至黄豆变软，加盐调味即可食用。

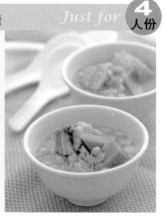

小米

Point 长期食用小米粥可促进肠道消化

> **防癌抗癌有效成分**

硒　　锌　　维生素B1

> **食疗功效**

保护肠胃、稳定情绪

- **别名** / 粟米、黏米
- **主要产季** / 夏秋
- **性味** / 性微寒味甘
- **营养成分** / 维生素E、维生素B1、维生素B2、维生素B6、膳食纤维、钾、钙、镁、磷、铁、锌
- **○ 适用者** / 一般大众、老年人、产后妇女
- **✘ 不适用者** / 胃寒者

😊 小米的防癌抗癌成分

- ● **硒** 具有固定病灶，防止癌细胞转移，预防癌症的功用。
- ● **锌** 患白血病、肠癌、乳腺癌、前列腺癌及皮肤癌的人，血中的锌含量较低，缺锌可能提高患癌症的危险度。
- ● **维生素B1** 有解毒作用，可将食品添加物分解成无害物质，避免形成癌细胞，它也有防止消化不良及口角生疮的功能。

🦷 防癌&保健功效

1. 小米所含的纤维比较温和，是治疗脾胃虚弱、食欲不振的良品，易于人体消化吸收。
2. 经常腹泻的人，可以长期食用小米粥，对肠道消化功能恢复极有帮助。
3. 小米中含有多种人体所需氨基酸，可促进褪黑激素的分泌转化，能调节人的睡眠、情绪、免疫等生理节奏，有助于安定情绪。

紫米

Point 降血压并抑制癌细胞

> **防癌抗癌有效成分**

维生素E　硒　黄酮类

> **食疗功效**

保护血管、镇定安神

- **别名** / 黑米、黑糯米
- **主要产季** / 秋冬
- **性味** / 性温味甘
- **营养成分** / 维生素E、维生素B1、维生素B2、维生素B6、膳食纤维、钴、铜、钾、钙、镁、磷、铁
- **○ 适用者** / 一般大众、胆固醇患者、心血管疾病患者
- **✘ 不适用者** / 无

😊 紫米的防癌抗癌成分

- ● **维生素E** 能够抵抗具有强氧化作用的致癌物质产生，改善新陈代谢，预防血管硬化，减少心血管病的发生。
- ● **硒** 优质抗氧化物，能防止不饱和脂肪酸的氧化，保护细胞免受损害，因此具有防癌治癌的功效。
- ● **黄酮类** 具有良好的抗氧化性能及清除自由基的作用，有助于防癌。

🦷 防癌&保健功效

1. 紫米含丰富的脂溶性维生素，能抵抗具强氧化作用的致癌物质产生，抑制癌细胞生长。
2. 紫米还可促进人体新陈代谢，预防血管硬化，防止胆固醇的沉积，减少心血管疾病的发生。
3. 紫米中所含的黄酮类化合物，可明显提高人体血红蛋白的含量，有利于心血管的保健，防止血管破裂和止血。

核桃

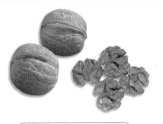

防癌抗癌有效成分

不饱和脂肪酸　硒
维生素E

食疗功效

健脑防老、益气养血

- **别名** / 胡桃仁、长寿果
- **主要产季** / 秋冬
- **性味** / 性温味甘
- **营养成分** / 维生素E、维生素C、维生素B₁、维生素B₂、维生素B₆、脂肪、膳食纤维、钾、钙、镁、磷、铁、锌
- ○ **适用者** / 一般大众、心血管疾病患者
- ✗ **不适用者** / 肾衰竭患者、火气大的人

核桃的防癌抗癌成分

- ●**不饱和脂肪酸** 核桃中含有丰富的不饱和脂肪酸，可以发挥良好的抗氧化作用，并有抑制肿瘤细胞生长、防止某些癌症病变、降低肿瘤发病率的功能，对于放疗及化疗的效果也有提升的功效。它还能帮助身体新陈代谢，排出过多的胆固醇。

- ●**硒** 可促使癌细胞死亡，修复身体受损的细胞，能帮助抑制癌细胞生长，提高身体免疫能力，达到防癌功能。

- ●**维生素E** 可防止细胞凋零老化，延缓身体衰老，具有良好的抗氧化功能，使活性氧失去活性，消除身体有害物质，预防癌症。它也具有滋润肌肤、使头发乌黑的功用，并且有助于皮肤抗氧化，保持肌肤弹性，抗老化。

防癌&保健功效

1. 核桃可缓和癌症患者的病痛，并具提升细胞及保护肝脏等作用。所含的硒可使癌细胞死亡，修复细胞受损的DNA，对多种肿瘤都有一定的抑制作用。

2. 核桃中含有丰富的油脂，是人体所需的不饱和脂肪酸，有助于身体的细胞生长和新陈代谢，可使体内胆固醇排出，让体内多余的胆固醇不易被吸收，有效预防心脏病。

3. 核桃含有丰富的B族维生素和微量元素，具有保护眼睛、抗氧化、延缓身体老化，使皮肤细腻、滋润的功能。

冰糖核桃糊 增强脑力＋滋润皮肤　*Just for* **1** 人份

■**材料**
核桃125克
■**调味料**
香油20克、
冰糖125克

■**做法**
1. 用开水浸泡核桃仁约15分钟，再将衣膜挑掉。
2. 将香油、核桃仁放入锅中炒到变金黄色，即可起锅待凉。
3. 将冰糖、变凉的核桃仁放入榨汁机中，打至变成粉末状，食用时再加入温开水即可。

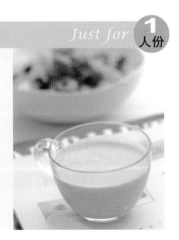

莲子

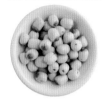

Point 抑制细胞突变
适合化疗病患食用

防癌抗癌有效成分

生物碱　　　单宁
维生素C

食疗功效

保护血管、安神助眠

- **别名** / 莲宝、藕实
- **主要产季** / 夏秋季
- **性味** / 性平味甘
- **营养成分** / 维生素E、维生素C、膳食纤维、钠、钾、钙、镁、磷、铁、锌

○ **适用者** / 一般大众、中老年人、失眠体虚者

不适用者 / 便秘者

莲子的防癌抗癌成分

- **生物碱** 癌症患者放疗化疗后体质衰弱时，可常吃莲子，莲子中所含的生物碱能够让抗氧化酶的活性增加，增强身体抗氧化能力，让身体的大量自由基、毒素排出，提高身体的免疫能力，进而抑制癌细胞生长，预防癌症。

- **单宁** 此成分具较强的抗癌活性，可抑制癌细胞，它也能收敛黏膜的血管，减少出血倾向，使化疗、放疗后的黏膜受损情况可以减轻，缓解癌症患者在疗程中的不适感。

- **维生素C** 有抗氧化作用，能使身体不好的物质排出，抑制癌细胞生长，降低癌症的发生率，并可增强心脏血管的功能。

防癌&保健功效

1. 莲子有抑制细胞突变的作用，故有防癌抗癌的保健功能，适合癌症病人及其做过化疗后食用。

2. 莲子心的味道虽苦，所含的生物碱却有显著的强心作用，能扩张血管，打通经脉气血，使气血顺畅不乱，并能降低血压去心火，治疗口舌生疮。

3. 莲子有养心安神的功效，可以增强记忆力，也有助于保持良好的睡眠品质，中老年人或是脑力劳动者可经常食用，提高工作效率，并能预防老年痴呆的发生。

4. 莲子中的钙、磷和钾含量非常丰富，除有助于构成骨骼和牙齿之外，也可促进凝血，镇静神经，维持肌肉的伸缩性和心跳律动。

防癌抗癌食谱 **冰糖莲子** 安定心神+增强记忆力 *Just for* **1** 人份

■**材料**
莲子50克
■**调味料**
冰糖50克

■**做法**
1. 挑选完整的莲子，洗净之后放入温水中浸泡直到变软，将莲芯除掉。
2. 将变软去心的莲子放到锅中，加入冷水1000毫升，用大火煮开之后改用小火熬煮约1小时。
3. 将煮好的莲子汁倒到杯中，再放入冰糖融化拌匀后直接饮用。煮软的莲子也可食用。

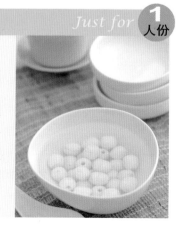

腰果

Point 富含的油脂可润肤美容

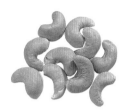

防癌抗癌有效成分

蛋白酶抑制剂　硒
维生素E　　　　维生素A

食疗功效

预防便秘、滋润肌肤

- **别名** / 鸡腰果、介寿果
- **主要产季** / 夏秋
- **性味** / 性平味甘
- **营养成分** / 维生素Ａ、维生素Ｅ、维生素Ｂ1、维生素Ｂ2、维生素Ｂ6、膳食纤维、钠、钾、钙、镁、磷、铁
- ○ **适用者** / 一般大众、劳动者、心血管疾病患者

　　不适用者 / 肠炎腹泻者、减肥者 ✗

😊 腰果的防癌抗癌成分

- ● **蛋白酶抑制剂** 腰果中含有大量的蛋白酶抑制剂，可以阻碍肿瘤的发展并缩小肿瘤的范围，抑制癌细胞分泌，阻止恶性组织的扩大与癌细胞的生长，进而控制癌症患者的病情。

- ● **维生素E** 高抗氧化营养素，可提高身体多方面的免疫功能，达到增强体质、抗衰防老、延年益寿的作用，并能预防癌症。

- ● **维生素A** 优良的抗氧化剂，能使皮肤有光泽、气色变好，也具有维持人体上皮细胞的正常发育生长，降低上皮细胞对致癌物敏感性的功能，有助于防癌。

- ● **硒** 防癌能力很强的微量元素，能帮助身体排除不好的自由基，提高身体的免疫功能，并有预防癌症发生的作用。

🏠 防癌&保健功效

1. 腰果含丰富的脂肪，其成分是以好的不饱和脂肪酸为主，可降低血中胆固醇，对心脑血管大有益处，并且有润肠通便、润肤美容、延缓衰老、使体重增加的功效。

2. 吃五颗腰果就相当于喝下一茶匙植物油的热量，如果想增重或补充热量时，可以酌量食用。

3. 腰果中维生素B1的含量仅次于芝麻和花生，具有补充体力、消除疲劳的效果，适合耗费大量体力脑力者及容易疲倦的人食用。

4. 腰果中的维生素和微量元素成分，具有很好的软化血管作用，经常食用可保护血管。

防癌抗癌食谱 腰果炒西芹 缓解压力＋降低血压 *Just for* **2人份**

■材料
西芹250克、腰果50克

■调味料
盐3克、香油10克

■做法
1. 将西芹的根部去掉，并将叶片洗干净之后，切成块状，放入开水锅中汆烫备用。
2. 将腰果放入锅中，用油炸到变浅黄色后捞出待凉。
3. 加入西芹后加入盐和香油，搅拌均匀，再将腰果撒上即可。

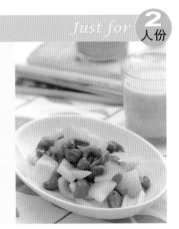

栗子

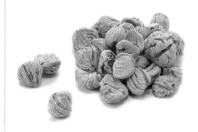

防癌抗癌有效成分

不饱和脂肪酸　硒
维生素C　　　单宁类

食疗功效

提供热量、滋补养生

- **别名** / 栗果、板栗、大栗
- **主要产季** / 秋
- **性味** / 性温味甘
- **营养成分** / 维生素E、维生素C、维生素D、维生素B₁、维生素B₂、维生素B₆、膳食纤维、钙、镁、磷、铁、锌
- **适用者** / 一般大众、老年人
- **不适用者** / 便秘者

栗子的防癌抗癌成分

- **硒** 抗癌的极佳微量元素，可让癌细胞死亡，对动物和人体肿瘤有预防和治疗作用，并能使身体的免疫力提高，达到防癌效果。
- **不饱和脂肪酸** 可以降低胆固醇，还能维持动脉血管的健康和弹性，并能发挥良好的抗氧化作用，保护细胞免受自由基的破坏，抑制癌细胞生长，达到预防癌症功效。
- **维生素C** 含有抗氧化和抗疲劳的功用，是身体抵抗炎症及抗氧化的重要物质，并可有效预防罹患肿瘤，延缓人体衰老及防癌。
- **单宁类** 呈现涩味的表皮所含的茶色色素就是单宁，这种成分具有较强的防癌活性，可达到防癌的作用。

防癌&保健功效

1. 栗子对肾较虚弱的人有良好的疗效。栗子也是坚果类中含维生素C较多的，能帮助抗氧化，清除身体中的不好物质，预防癌症。
2. 栗子除了含有大量的淀粉，也含有极多人体所需的营养成分，它的热量比其他坚果类高，可供给人体较多的热能，有利于疲劳时补充体力所需。
3. 栗子具有帮助脂肪代谢、健胃活血的功效。所含的丰富不饱和脂肪酸和维生素、矿物质等成分，能够防止高血压、动脉硬化、骨质疏松等病，是抗衰老、健身的滋补佳品。

防癌抗癌食谱 ## 甘薯蒸板栗　健胃活血＋预防便秘　*Just for* **2**人份

■材料
鲜栗子100克、甘薯250克
■调味料
冰糖10克、色拉油10克

■做法
1. 用刀将栗子从中切小口后，放到开水中稍煮之后捞出，浸在凉水中并剥掉表皮。
2. 将甘薯去皮切成适当小块，再和板栗一起放进热油中炸，直到色泽变深黄时捞出放入碗中。
3. 加入碎冰糖至甘薯、板栗碗中，再蒸至熟透后即可食用。

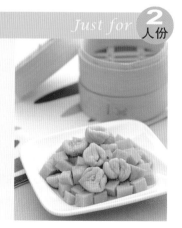

花生

Point 所含白藜芦醇是天然抗氧化剂

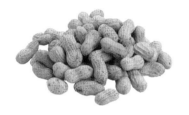

防癌抗癌有效成分

白藜芦醇　　　硒
可溶性纤维

食疗功效

增强记忆、促进生长

- **别名** / 落花生、番豆、唐人豆
- **主要产季** /
- **性味** / 性平味甘　夏
- **营养成分** / 维生素A、维生素B_1、维生素B_2、维生素B_6、膳食纤维、钠、钾、钙、镁、磷、铁、锌

- **适用者** / 一般大众、孕妇
- **不适用者** / 胆病患者、易上火者、肠胃功能不佳者

😊 花生的防癌抗癌成分

- **白藜芦醇** 是一种天然的抗氧化剂，可以抑制肿瘤，预防癌症的发生及发展，辅助治疗乳腺癌等疾病。它也可降低血液黏度，抑制血小板凝结，使血管舒张，保持血液畅通，并对缺血性心脏病及高血脂有防治作用。

- **可溶性纤维** 被人体消化吸收时，会像海绵一样，吸收液体和其他有害物质，然后膨胀成胶状体，随粪便排出体外，进而降低有害物质在体内积存过久所产生的毒性作用，减少肠癌发生的机会。

- **硒** 有很强的抗氧化性，具有保护心血管和抗肿瘤的作用，并能防治癌症，降低癌症的发病率。也可减缓因氧化而引起的衰老、组织硬化的速度。

🏠 防癌&保健功效

1. 花生含有维生素E和锌，能增强记忆力、抗老化，还能够延缓脑功能衰退。
2. 花生中的维生素K有止血作用。花生富含叶酸、膳食纤维，也能对心脏产生保护作用。
3. 花生油所含的脂肪是不饱和脂肪酸，绝大部分为亚油酸，具有降低人体血清胆固醇、防止动脉硬化和冠心病及美容润肤功效。
4. 花生含有维生素B_2、胆碱及钙等多种微量元素，钙是构成人体骨骼的主要成分，可以促进人体的生长发育。

防癌抗癌食谱 **糖醋花生** 延缓老化＋健脾开胃 *Just for* **4** 人份

■**材料**
花生200克、葱末20克
■**调味料**
醋50克、白砂糖15克、蚝油10克

■**做法**
1. 将花生放入锅中炸熟，直到变成金黄色后捞起待凉。
2. 将醋、糖、蚝油及切细的葱末放在一起搅拌均匀后，当成调味料使用。
3. 将花生加入拌好的调味料中搅拌均匀即可食用。

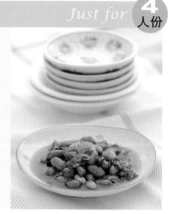

芝麻

Point 维生素E可抗氧化预防癌症

防癌抗癌有效成分

芝麻素	木酚素
芝麻醇	维生素E

食疗功效

补肾益脑、安神润燥

- **别名** / 胡麻、乌麻
- **主要产季** / 秋
- **性味** / 性平味甘
- **营养成分** / 维生素A、维生素E、维生素C、维生素B₁、维生素B₂、维生素B₆、膳食纤维、脂肪、钙、磷、铁、镁、锌、硒
- ○ **适用者** / 一般大众、产后妇女、发白或易掉发者
- ✗ **不适用者** / 慢性肠炎患者、有皮肤病者、易腹泻者

芝麻的防癌抗癌成分

● **芝麻素** 可提高免疫力，增强淋巴系统，使细胞具有活力而不会癌化，并对细菌、病毒有抵抗力，也可抑制癌细胞的生长繁殖，达到防癌、抗癌效果。

● **木酚素** 属于植物性雌激素，具有抗氧化能力，可防止自由基破坏正常的细胞，也有助于调节更年期症候群，并能保持肠道健康，防止细胞癌变。

● **芝麻醇** 具有抗氧化的作用，经身体消化吸收后，可通过血液循环的保护，使细胞不致癌化，并有修复受损细胞的功能。

● **维生素E** 能增强细胞的活性和抗体的数量，具强效抗氧化作用，可以保护免疫细胞，免受癌细胞的攻击。

防癌&保健功效

❶ 芝麻所含丰富的维生素E，能有效延缓氧化时间，保护器官组织，预防老化及癌症。

❷ 芝麻制成香油后不易变质，经消化吸收后存留在体内，有助于消化。芝麻中纤维含量多，磨粉食用时，可以增加肠蠕动，将有害物质排出体外，减少致癌因素。

❸ 芝麻虽小，却有很强的抗氧化能力，对体内细胞及自由基的控管很有效果，每日一小匙，对心脏血管也有助益。

❹ 芝麻中的亚油酸可降低胆固醇，防动脉硬化，其所含油脂可恢复皮肤的光泽和弹性。

 防癌抗癌食谱

核桃芝麻糊　紧实肌肤＋乌发抗老

Just for **1** 人份

■材料
芝麻100克、核仁30克、糯米粉10克
■调味料
砂糖适量

■做法
❶ 将芝麻加上核仁放入锅中炒熟后待凉，变凉后磨成粉状。
❷ 将糯米粉加入，加热熬煮，直到变成糊状即可。
❸ 依个人喜好浓度，加入适量的砂糖、水即可饮用，冷热皆宜。

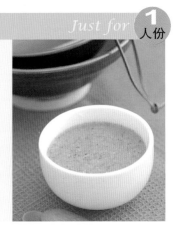

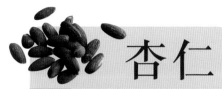

杏仁

Point 纤维素可排出体内毒素

防癌抗癌有效成分
维生素B$_{17}$　硒

食疗功效
止咳平喘、润肠通便

- **别名** / 杏核仁、杏子
- **主要产季** / 春　秋
- **性味** / 性温味苦辛
- **营养成分** / 维生素A、维生素E、维生素B$_1$、维生素B$_2$、蛋白质、脂肪、膳食纤维、钙、磷、铁

- ○ **适用者** / 一般大众、慢性病患者
- ✗ **不适用者** / 孕妇、幼儿

🙂 杏仁的防癌抗癌成分

- ●维生素B$_{17}$ 只对癌细胞有杀灭作用，对正常健康的细胞无任何毒害，是一种天然抗癌物质，能不损伤正常细胞，选择性地破坏癌细胞。

- ●硒 在人体内能够与带正电荷的金属离子结合，把诱发病变的金属离子排出体外。和维生素E结合，更能清除人体内的自由基、预防疾病和抵抗衰老。

🍴 防癌&保健功效

❶ 丰富的脂肪酸，可降低胆固醇，减少慢性病的发病危险。杏仁富含纤维，可以消除饥饿感，也有助于排出身体不良物质，减少肠道癌症的危险性。

❷ 杏仁最适合在寒冷干燥的天气中食用，它可促进皮肤循环，有美容功效。

❸ 杏仁所富含的维生素E，可抗氧化，减少阻塞动脉的胆固醇含量，避免心脏病。

胡桃

Point 蛋白质可提升孩童智力

防癌抗癌有效成分
褪黑激素　多酚　硒

食疗功效
预防动脉发炎
保护血管

- **别名** / 胡桃仁、羌桃
- **主要产季** / 秋
- **性味** / 性温味甘
- **营养成分** / 维生素A、维生素B$_1$、维生素B$_2$、维生素B$_6$、维生素E、维生素C、蛋白质、膳食纤维、脂肪、钙、镁、磷、铁、锌

- ○ **适用者** / 一般大众、孩童
- ✗ **不适用者** / 无

🙂 胡桃的防癌抗癌成分

- ●褪黑激素 易为人体吸收，可预防癌症和心脏病，减轻老年性神经退化疾病，还可减轻心血管病的严重性。血液中的褪黑激素和其他营养结合可以保护心脏。

- ●多酚 胡桃中富含多酚，可抑制肺癌、食道癌等癌细胞的生长。

- ●硒 微量元素硒，可诱使癌细胞自杀，还可帮助细胞修复受损的DNA。

🍴 防癌&保健功效

❶ 胡桃中含有丰富的抗氧化物质，可以有效预防动脉发炎和硬化。对保护心血管，预防冠心病、卒中、老年痴呆也很有效，并能帮助对抗体内自由基，预防癌症。

❷ 胡桃中含有易被人体吸收的脂肪和蛋白质，对生长发育和大脑神经所需的营养极有助益，食用后可提升孩童智力，增强记忆力。

松子

Point 美颜护肤的绝佳圣品

防癌抗癌有效成分
松子油酸　维生素E

食疗功效
美肤润色
帮助糖类代谢

- **别名** / 罗松子、海松子
- **主要产季** / 秋
- **性味** / 性温味甘
- **营养成分** / 维生素A、维生素E、维生素B1、维生素B2、维生素B6、膳食纤维、钾、镁、磷、铁、锌
- **适用者** / 一般大众、老年人、女性
- **不适用者** / 胆功能不佳者

😊 松子的防癌抗癌成分

- **松子油酸** 能够抑制其他不饱和脂肪酸对身体的不利影响，对抗癌症、病毒感染，并有促进排泄功能的作用。

- **维生素E** 含于油脂中，是一种强效抗氧化剂，保护体内不饱和脂肪酸不被氧化，免除自由基损害细胞，影响致癌物的代谢和维持白细胞的稳定，进而产生抗衰老和预防癌症的作用。

🦷 防癌&保健功效

1. 松子富含亚油酸、松三烯酸等不饱和脂肪酸，这些脂肪酸可抗氧化，帮助身体抗癌，也能降低血液中胆固醇含量，预防心肌梗死和血管疾病，还可以帮助糖类的代谢，减轻糖尿病患者的症状。

2. 松子含维生素E非常高，除了延缓衰老，也可以滋润皮肤，是女士们的理想食物。

开心果

Point 丰富的油脂可促进细胞再生

防癌抗癌有效成分
白藜芦醇　叶黄素　油酸

食疗功效
解除烦闷、增强体质

- **别名** / 无名子、苏罗子
- **主要产季** / 春 夏 秋 冬
- **性味** / 性温味甘
- **营养成分** / 维生素A、维生素E、维生素B1、维生素B6、膳食纤维、钾、磷、铁、锌、叶酸、铜
- **适用者** / 一般大众、心血管疾病患者
- **不适用者** / 无

😊 开心果的防癌抗癌成分

- **白藜芦醇** 可降低胆固醇，减少心脏病的发生，也可以防止癌症的发生。

- **叶黄素** 可以降低氧化作用，进而改善心血管功能，大幅度降低患心脏病的概率，也有助于防癌。

- **油酸** 属于单不饱和脂肪酸，可降低胆固醇含量，降低患心脏病的概率，也有助于排出身体积存毒物，预防癌症。

🦷 防癌&保健功效

1. 开心果所含的丰富油脂，可促进细胞再生，有助于将身体积存的有害毒物排出，达到防癌的功能。

2. 开心果顾名思义，吃了会开心，均衡摄取除了可降低心脏病的风险之外，也能够让人解闷开心，一天吃一点儿即可满足每日所需的大部分维生素，特别是维生素E的成分，可抗衰老、增强体质。

瓜子

Point 所含硒元素能够抗氧化

防癌抗癌有效成分
硒　锌　维生素E

食疗功效
清肺润肠、降胆固醇

- **别名** / 西瓜仁子、酱油瓜子
- **主要产季** / 春夏**秋冬**
- **性味** / 性平味甘
- **营养成分** / 维生素B$_1$、维生素B$_2$、维生素B$_6$、维生素E、蛋白质、镁、磷、铁、锌、硒、矿物质

- **适用者** / 一般大众、中老年人
- **不适用者** / 无

😊 瓜子的防癌抗癌成分

- 硒 能够抗氧化，帮助预防和治疗人类和动物的肿瘤生长，增强身体的免疫系统功能，有助于防癌抗癌，特别是对胃肠道癌及肝癌的影响最显著。

- 锌 可提高身体的免疫功能，维持胸腺、淋巴结等免疫器官的正常功能，帮助身体抗氧化及抗癌。

- 维生素E 有助于身体抗氧化，预防癌症。

🦷 防癌&保健功效

1. 瓜子内含亚油酸，可使体内的胆固醇降低、使血压稳定，也能刺激舌头上的味觉神经，促进唾液、胃液的分泌，帮助消化。
2. 咀嚼瓜子可促进面部肌肉的运动。瓜子中含有维生素E，可抗氧化，延缓细胞衰老，是中老年人抗衰老的好选择。
3. 瓜子所含矿物质锌，可保持头发乌黑，也能增进食欲。

葵花子

Point 亚油酸可以降低血中胆固醇

防癌抗癌有效成分
维生素E　硒　脂肪

食疗功效
滋养秀发、保护心脏

- **别名** / 葵瓜子
- **主要产季** / 夏秋
- **性味** / 性平味甘
- **营养成分** / 维生素B$_1$、维生素B$_2$、维生素A、维生素E、蛋白质、脂肪、钾、磷、铁、锌、硒

- **适用者** / 一般大众、高血压患者
- **不适用者** / 无

😊 葵花子的防癌抗癌成分

- 维生素E 防止不饱和脂肪酸在体内过度氧化成自由基，阻止亚硝酸胺的合成，进而防癌抗老。

- 硒 可预防前列腺癌，也具有抑制过氧化脂质增加的功能，并可以保护DNA不与致癌物结合，防止癌症的发生。

- 脂肪 葵花子含有单不饱和脂肪酸和多不饱和脂肪酸，是预防心脏病和某些癌症的好脂肪。

🦷 防癌&保健功效

1. 葵花子含有的纤维可降低结肠癌的发病率，所含的亚油酸，是很重要的不饱和脂肪酸，可帮助降低血液中的胆固醇，一般只能从食物中摄取，葵花子就是很好的来源。
2. 葵花子中含植物固醇和磷脂，能够抑制人体内胆固醇的合成，防止动脉硬化。它也含有很多钾，可保护心脏，预防高血压。

南瓜子

Point 可消除致癌物亚硝胺的突变作用

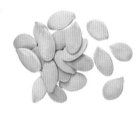

防癌抗癌有效成分

脂肪酸　甘露醇　锌

食疗功效

预防结石、消炎止痛

- **别名** / 南瓜子、白瓜子、金瓜米
- **主要产季** / 春夏**秋冬**
- **性味** / 性温味甘
- **营养成分** / 蛋白质、脂肪、膳食纤维、胡萝卜素、钙、磷、铁

- **适用者** / 一般大众、钩虫病患者、前列腺病患者
- **不适用者** / 胃热病患者

南瓜子的防癌抗癌成分

- 脂肪酸 前列腺的分泌激素功能需要脂肪酸，南瓜子中的脂肪酸可促使前列腺保持良好功能，适宜前列腺肥大之人食用，它有助于消除前列腺炎初期的肿胀，同时它还有预防前列腺癌的作用。

- 甘露醇 南瓜子当中所含甘露醇，可以帮助通便，消除身体的有害物质，减少粪便中的毒素积存而危害人体，进而能帮助防癌。

- 锌 南瓜子中含有丰富的锌，对前列腺有好处，它可以增加精子数量。一旦血液中缺锌时，前列腺便会肿大、增生，因此常吃南瓜子，对预防和改善男性前列腺疾病具有很好的功效，也有预防癌症的功效。

防癌&保健功效

1. 南瓜子能消除致癌物质亚硝胺的突变作用，具有防癌功效，并能帮助肝、肾功能的恢复，增强肝、肾细胞的再生能力。

2. 南瓜子也对人体子宫颈癌细胞有抑制作用，并能有效预防和治疗高血压、糖尿病及肝脏的一些病变。

3. 南瓜子具有很好的杀灭血吸虫幼虫的作用，对于已经成熟的成虫，也能使其变性和虫数减少，对于血吸虫病、钩虫病等患者均有十分明显的疗效。

4. 南瓜子含有丰富的泛酸，这种物质可以缓解静止性心绞痛，并有降压的作用。

防癌抗癌食谱 | **南瓜子烤饼** 改善便秘＋消除水肿 *Just for* **2** 人份

■材料
蛋清2个、低筋面粉35克、去壳南瓜子适量
■调味料
无盐奶油20克、糖75克

■做法
1. 奶油变软后将糖加入搅拌到呈白色，再将蛋清分3次加入奶油中，拌匀后将面粉筛后加入拌匀。
2. 薄薄抹层奶油在锡箔纸上后，再抹薄薄一层面糊，并放些南瓜子。
3. 烤箱预热至170℃，烤5分钟直到饼变金黄色即可。

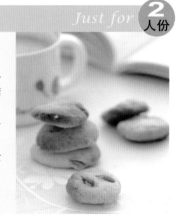

薏米

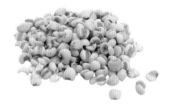

Point 美白及减肥瘦身佳品

防癌抗癌有效成分

膳食纤维　薏苡仁醇
醇类　氨基酸

食疗功效

除皱抗老、靓白去斑

- **别名** / 薏苡仁、薏仁
- **主要产季** / 春夏**秋冬**
- **性味** / 性微寒味甘
- **营养成分** / 维生素B$_1$、维生素B$_2$、维生素D、维生素E、蛋白质、膳食纤维、钙、镁、磷、铁、锌

- ○ **适用者** / 一般大众、体弱者、减肥瘦身者
- ✗ **不适用者** / 尿多的人、消化功能不佳者

☀ 薏仁的防癌抗癌成分

- ●**膳食纤维** 使消化吸收后的食物剩余残渣成形，保持大便通畅，排除身体内的毒物，防止在体内留存过久，进而能预防肠癌。

- ●**薏苡仁醇** 对于身体的癌细胞具有抑制作用，可以减缓癌细胞的生长速度，直接或间接使胃癌、子宫癌和肝癌的并发症状得以缓解。

- ●**醇类** 薏米含有药用价值很高的醇类，这些特殊成分不仅具有消炎、抗过敏的作用，并且具有抗氧化和防癌的功效。

- ●**氨基酸** 薏米所含的氨基酸，能增强身体的新陈代谢作用，使肾功能增强，以排除多余的水分和废物；在抑癌抗癌方面，也能促使存在身体内的有毒物质，随着尿液排出体外，达到防癌作用。

🍴 防癌&保健功效

1. 薏米能促进体内血液和水分的新陈代谢，可利尿消肿、抗炎、降血糖，进而增强身体免疫力，达到抗肿瘤的作用。薏米还可使代谢良好，减轻感冒、良性肿瘤、扁桃腺炎等症状，也具有抑制癌细胞繁殖的作用。

2. 在化疗和放疗期喝些薏米开水或汤品，可增加水分供给，协助体内毒素的清除工作，并能减轻副作用及不舒服感。

3. 薏米含薏仁素，可去除皮肤的赘疣或皱纹，也能消除色素斑点，达到美化肌肤的功效，长期食用可达到减肥与美白的功效。

防癌抗癌食谱

冬瓜薏米粥　排毒利尿＋除皱美白

Just for **1** 人份

■**材料**
大米30克、冬瓜120克、薏米40克

■**调味料**
盐少许

■**做法**
1. 将大米、薏米分别洗净。
2. 将冬瓜去籽去毛留皮后，洗净切成块状备用。
3. 将冬瓜、大米、薏米加入适量的水后，用大火煮开，去除表面泡沫杂质，再用小火煮至熟烂成粥，加盐调味即可食用。

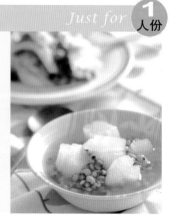

豆类为什么能防癌抗癌？

豆类食品富含镁、钾、叶酸及膳食纤维等营养成分，通常脂肪类食品中这些营养素都不足，而有些豆类食品中含有天然混合物，能够抑制肿瘤的生长，具有消除自由基、增强免疫力、防癌抗癌的效果。豌豆就含有能阻止致癌物质与正常细胞的去氧核糖核酸结合的成分，可达到预防癌症的作用，尤其对乳腺癌有明显的预防作用。

豆类家族　●豆干　●青豆　●豌豆　●红豆　●绿豆　●黑豆　●扁豆　●蚕豆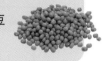

异黄酮可抑制癌细胞活性

豆类中的异黄酮类，除了能够调整女性激素外，还具有抑制生成癌细胞酶活性的能力，有抗癌的功效。它也富含高纤维，其膳食纤维能吸附肠道中的毒素，并刺激肠道蠕动，减少粪便停留在人体的时间，所以能降低粪便中致癌物质与肠道的接触，有助预防肠癌。已经有肠癌的人食用也可以预防癌症复发。

豆类中所含的维生素E具有保护细胞膜的作用，可以维持身体的免疫功能，而且可接受自由基攻击而先行氧化，避免细胞膜上的多不饱和脂肪酸被自由基氧化，使细胞受伤概率降低，抑制癌细胞形成，达到预防癌症的功能。

膳食纤维帮助毒物排出体外

豆类中的蛋白质能有效改善和降低血脂和胆固醇，降低患心血管疾病概率，并能促进脂肪代谢，减少不良物质积存于身体中。例如，黄豆的膳食纤维能使食物快速通过肠胃，并使毒物随粪便排出，达到预防癌症的效果。

花青素提升抗癌能力

豆类中也含有很丰富的维生素E和维生素C，两者结合，可发挥很好的抗氧化作用，能抑制破坏新陈代谢的坏细胞生长，提高身体的免疫力，并能抑制多种病毒和癌症的产生，阻止癌症的发生。

豆类中含有花青素，它的抗氧化作用可以提升身体攻击癌细胞的能力，进而抑制癌症，它也具有提升视神经的功能，除了抗氧化作用外，还能够改善血液循环。

豆类防癌保健功效

富含营养素	防癌保健功效
维生素C	抗氧化
维生素E	维持身体免疫功能
异黄酮类	抑制癌细胞活性
皂苷	降脂、防癌
花青素	改善视力、抗氧化
膳食纤维	帮助消化及排毒
蛋白质	改善和降低血脂、胆固醇
亚油酸	抗氧化
锌	防癌
钙	强健骨骼

黄豆

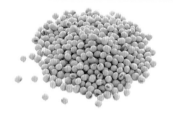

防癌抗癌有效成分

皂苷　异黄酮
膳食纤维　维生素E

食疗功效

调节激素、增强记忆

- **别名** / 大豆
- **主要产季** / 夏
- **性味** / 性平味甘
- **营养成分** / 维生素A、维生素C、维生素E、蛋白质、膳食纤维、磷、硒、钾、铁、铜、锰、锌、钙

○ **适用者** / 一般大众、女性
✗ **不适用者** / 痛风患者、尿酸过高者

😊 黄豆的防癌抗癌成分

- 皂苷 能吸收胆酸，降低脂肪吸收功能，促进脂肪代谢，并使之随粪便排出体外，进而达到防癌功用。

- 异黄酮 对人体有抗氧化作用，可促进皮肤血液循环，帮助预防老化及动脉硬化，并能调整女性激素，被认为可能对乳腺癌、子宫内膜癌、卵巢癌、前列腺癌、泌尿道及肠道癌症的发生有预防的作用。

- 膳食纤维 可促进肠道蠕动，刺激粪便快速排出，减少致癌物在肠道中停留与肠壁接触的时间，且减少肠道中的坏菌，增加有益菌，所以可减少肠癌的发生。

- 维生素E 可阻止过氧化脂质的形成，帮助身体的抗氧化作用，防止动脉硬化，也可防癌。

🦷 防癌&保健功效

1. 黄豆也能使血中抗癌的有效浓度提高，帮助抑制乳腺癌、子宫内膜癌、卵巢癌及前列腺癌。

2. 黄豆富含异黄酮，有类似女性激素的作用，它能保护心血管系统，对治疗女性更年期的各种病状有很明显的功效，更年期前后的女性服用大量含类黄酮素的黄豆制品，较能防止骨骼中钙的流失。

3. 黄豆所含卵磷脂能补脑，增强记忆力，它也含有良好的大豆蛋白质，能改善和降低血脂和胆固醇，降低患心血管疾病概率，并帮助代谢脂肪。

防癌抗癌食谱 **番茄炒黄豆** 代谢脂肪＋健胃整肠 *Just for* **2人份**

■**材料**
番茄50克、黄豆20克、洋葱50克、鸡蛋1个
■**调味料**
奶油15克、盐8克、白糖15克、番茄酱20克、水50克

■**做法**
1. 将黄豆煮熟，番茄去皮切块，洋葱切小块。
2. 热锅后先放奶油，再放入洋葱、黄豆炒到洋葱变软。
3. 加入清水、番茄、鸡蛋及其他调味料，等黄豆煮熟后，将火调小，约煮10分钟即可。

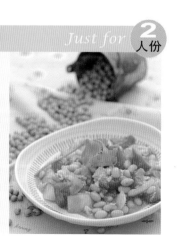

豆制品

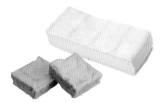

防癌抗癌有效成分

异黄酮类　膳食纤维
牛尿酚

食疗功效

清热利尿、保护肠胃

- **别名** / 黄豆制品、大豆制品
- **主要产季** / 春 夏 秋 冬
- **性味** / 性平味甘
- **营养成分** / 维生素B₁、维生素B₂、维生素B₆、维生素C、维生素E、蛋白质、膳食纤维、磷、硒、铁、铜、锰、锌、钙

- ○ **适用者** / 一般大众
- ✗ **不适用者** / 痛风者、尿酸过高者、易腹泻者

豆制品的防癌抗癌成分

- 异黄酮类　豆类中的异黄酮类其功能类似于动情激素，被称为植物动情激素的物质，具有调整女性激素的功效，可降低乳腺癌及子宫颈癌发生率。

- 膳食纤维　豆类中膳食纤维含量较高，特别是豆皮。食用含纤维的豆类食品可以明显降低血清胆固醇，也可以增加胃内的填充物，有饱腹感，延缓胃内容物的排空，并能刺激肠道蠕动，增加粪便的重量，不仅能稀释致癌物，同时能黏着其他致癌物，让它排出体外，抑制致癌物的产生。

- 牛尿酚　豆制品经肠道消化吸收后，会产生一种特殊成分牛尿酚，它可有效抑制雄激素双氢睾酮，预防前列腺癌发生。

防癌&保健功效

1. 豆制品中含有多种可阻断致癌物生长的抑制物，并含有极为丰富的优质植物蛋白质，对胃有保护作用，能减少致癌物质与胃黏膜接触，所以能预防胃癌。

2. 豆制品的脂肪也少于肉类，而纤维却较多，纤维可稀释致癌物，降低肠癌发生率。

3. 豆腐、豆浆等黄豆制品中含有植物性雌激素，在幼年期和青少年期均衡摄取豆腐及豆浆，能够降低更年期妇女患乳腺癌和子宫内膜癌的风险。

防癌抗癌食谱　豆干凉拌海带丝　健脾开胃＋降低血压　*Just for* **2人份**

■材料
鲜海带150克、豆干100克、花生500克

■调味料
大蒜5克、葱5克、酱油5克、醋3克、盐3克

■做法
1. 大蒜、葱洗净切末，花生去皮。
2. 海带用水泡开洗净后切成丝，豆干洗净后切成丝，放入沸水氽烫捞起。
3. 将调味料同放一碗拌成酱汁，均匀加入海带、豆干丝、花生中搅拌即成。

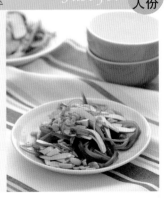

青豆

富含的维生素C、维生素E可抗氧化

防癌抗癌有效成分

六磷酸肌醇　　皂角苷
蛋白酶抑制剂

食疗功效

预防脂肪肝、降低血糖

- **别名** / 青大豆
- **主要产季** / 春 夏
- **性味** / 性平味甘
- **营养成分** / 维生素A、维生素C、维生素E、维生素B1、维生素B2、蛋白质、膳食纤维、磷、镁、钾、铁、锌、钠、钙
- **适用者** / 一般大众
- **不适用者** / 无

☺ 青豆的防癌抗癌成分

- **六磷酸肌醇** 能抑制癌细胞生长，缩小肿瘤体积，保护细胞免受自由基的伤害。

- **皂角苷** 可吸附和阻止胆固醇的吸收，达到预防心血管疾病的效果，它也能阻止过氧化物质产生，进而防癌。

- **蛋白酶抑制剂** 可以阻碍肿瘤的发展并缩小肿瘤范围，造成癌细胞死亡，抑制癌细胞的侵袭和转移。

🏠 防癌&保健功效

1. 青豆含丰富的维生素E和维生素C，可一起发挥抗氧化的作用，抑制新陈代谢过程中产生破坏细胞的物质，提高身体的免疫力，并能抑制多种病毒，包含引发癌症的病毒，降低发生癌症的概率。

2. 青豆的纤维可降低血糖、胆固醇，所富含的不饱和脂肪酸可以保持血管的弹性，防止脂肪肝形成。

豌豆

叶酸延缓癌细胞增生

防癌抗癌有效成分

叶酸　　　　维生素B6
维生素C

食疗功效

防止便秘、增强体力

- **别名** / 胡豆、毕豆、寒豆
- **主要产季** / 春 秋 冬
- **性味** / 性平味甘
- **营养成分** / 维生素A、维生素B1、维生素B6、维生素C、蛋白质、膳食纤维、钾、铁、镁、钙、锌
- **适用者** / 一般大众、更年期妇女
- **不适用者** / 易腹胀的人

☺ 豌豆的防癌抗癌成分

- **叶酸** 与细胞正常的生长复制有关，有助于延缓癌细胞增生，帮助对抗癌症。身体缺乏叶酸则细胞会变得脆弱，而让致癌物质攻击，若吸烟造成肺部出现癌前病变，食用叶酸则可以改善。

- **维生素B6** 促进体内代谢物正常分解，防治癌症。

- **维生素C** 可强化人体防御系统，增强免疫力，延长寿命。

🏠 防癌&保健功效

1. 豌豆能阻止致癌物质与正常细胞结合，从而达到预防癌症的作用，尤其对乳腺癌有明显的预防作用。

2. 豌豆含丰富的纤维，可帮助大肠的蠕动，使通便顺畅，防止便秘，进而可防止肠癌。

3. 豌豆中富含好的蛋白质、胡萝卜素，可以提高身体的康复能力，防止致癌物质的合成。

红豆

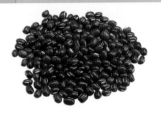

Point 女性生理期喝红豆汤可帮助补血

防癌抗癌有效成分

膳食纤维　硒
皂角苷

食疗功效

清除自由基、解毒消肿

- **别名** / 赤豆、赤小豆
- **主要产季** / 秋
- **性味** / 性平味甘酸
- **营养成分** / 维生素E、维生素C、维生素B1、维生素B2、维生素B6、蛋白质、膳食纤维、硒、镁、磷、铁、锌

- **○ 适用者** / 一般大众、贫血者
- **✗ 不适用者** / 尿频者

😊 红豆的防癌抗癌成分

● **膳食纤维** 红豆的纤维含量丰富，能有效刺激肠胃蠕动，使通便良好，适合便秘者经常食用，还可以预防肠癌，也有助于排泄体内盐分、脂肪等废物，在瘦身美容上颇有效果。

● **硒** 微量元素硒，可迅速清除体内过氧化物、自由基，保护细胞和组织免受过氧化物的损害，也可提高身体的免疫功能，抗衰老效果显著，并能降低多种致癌物的突变性，达到防癌抗癌的效果。

● **皂角苷** 红豆中含有较多的皂角苷，有助于刺激肠道，排出积存于身体内的废物，使毒物较少积存在身体。它也能利尿，并能解酒解毒，对心脏病和肾病或水肿均有帮助。

🐨 防癌&保健功效

1 红豆还含有丰富的B族维生素，可以分解和氧化人体内的致癌物质，具有防癌作用。它所富含的叶酸，也适合当产妇或哺乳的人作为增加奶水的补充品。

2 红豆内含可排水、解毒并且可治疗脚气病的极佳成分，对于改善孕妇怀孕后期的水肿、脚气，有很大的帮助。

3 容易感到疲倦的人，可吃红豆改善，特别是妇女生理期间因流失铁质常会感到疲累，身体也会水肿，可多喝加糖的热红豆汤，以补血及帮助排出身体的污血，避免不良物质停留在身体过久，进而达到防癌的效果。

防癌抗癌食谱 **红豆薏米汤** 消除水肿＋排毒美肌　*Just for* **4** 人份

■**材料**
红豆100克、薏米200克
■**调味料**
冰糖适量

■**做法**
1 将红豆和薏米分别洗净并泡到软为止。
2 将薏米先放进水中熬煮，待水煮沸后，转小火再熬煮20分钟。接着加入红豆熬煮30分钟，直到红豆及薏米熟透。
3 加入冰糖调味即可。

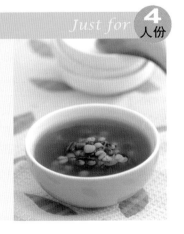

绿豆

Point 在有毒环境下工作者可多吃绿豆解毒

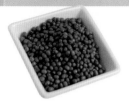

防癌抗癌有效成分

膳食纤维　　核酸
维生素B$_{17}$

食疗功效

清热解毒、安定神经

- **别名** / 植豆、青小豆
- **主要产季** / 春夏秋冬
- **性味** / 性凉味甘
- **营养成分** / 维生素A、维生素E、维生素C、维生素B$_1$、维生素B$_2$、维生素B$_6$、蛋白质、膳食纤维、钾、钙、镁、铁、锌

- ○ **适用者** / 一般大众、高血压患者
- ✗ **不适用者** / 肠胃不佳者、易腹泻者

绿豆的防癌抗癌成分

- ●**膳食纤维** 可促进肠胃的蠕动，加快大肠活动速度，减少食物留在大肠的时间，帮助消化时形成的有毒物质快速排出体外，并且不再由肠壁吸收至人体内，防止癌细胞生成，达到防止肠癌的功能。

- ●**核酸** 绿豆含有可以防癌抗癌的核酸，这种核酸可使癌细胞停止生长，并使之萎缩、消失，避免不良物质存在体内伤害身体，进而达到防癌的效果。

- ●**维生素B$_{17}$** 绿豆芽中含有维生素B$_{17}$，可让正常细胞吸收，将毒素从尿中排出，使癌细胞被攻击而无法生长繁殖，因而产生抗癌效果。

防癌&保健功效

1. 绿豆可降火气并具有解毒功能，它可帮助体内排出毒物，促进身体的正常代谢。经常在有毒环境下工作或接触有毒物质的人，可经常食用绿豆以解毒保健。

2. 处在夏天或在高温环境下工作的人，会流失大量的水分，体内的电解质平衡会遭到破坏，应常食用绿豆汤补充流失的水分及矿物质，使体内的电解质保持平衡。

3. 绿豆中所含蛋白质为身体许多重要脏器增加营养所必需的成分，它能降血脂，防治心脏疾病发生，也能降低小肠对胆固醇的吸收，使身体健康。

4. 绿豆还含丰富的B族维生素，可消除疲劳、安定神经，提高免疫能力。

防癌抗癌食谱 **冬瓜绿豆汤** 降低血脂＋祛痰利尿

Just for **4人份**

■**材料**
冬瓜200克、绿豆100克、葱30克、姜10克

■**调味料**
盐3克

■**做法**
1. 先准备滚水。
2. 将姜洗净拍碎、葱洗净切段、绿豆去掉浮于水面的豆皮，然后全放入汤锅炖煮至烂。冬瓜去皮、去瓤，洗净、切块，投入汤锅内，炖到软为止，但不要烂。
3. 加少许盐即可。

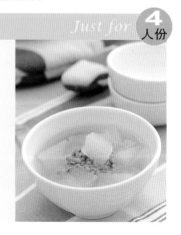

蚕豆

蚕豆所含酶可防止致癌物与细胞结合

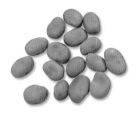

防癌抗癌有效成分

外源凝集素　膳食纤维

食疗功效

排毒健脑
促进骨骼发育

- **别名** / 大豌豆、马齿豆
- **主要产季** / 夏
- **性味** / 性平味甘
- **营养成分** / 维生素A、维生素E、维生素C、维生素B₁、维生素B₂、维生素B₆、蛋白质、膳食纤维、钠、钾、钙、镁、磷、铁、锌
- **适用者** / 一般大众、脑力工作者
- **不适用者** / 蚕豆症患者

☺ 蚕豆的防癌抗癌成分

● 外源凝集素　蚕豆中含有一种被称之为外源凝集素的蛋白质，这种蛋白质能有效阻止异变的细胞生长繁殖，并且能够附着在由肠壁细胞吸收的一些分子上，这些分子可控制肿瘤的生长，达到消肿、抗癌的作用，特别是对胃癌、食道癌、子宫颈癌更为有效。

● 膳食纤维　蚕豆中的膳食纤维有降低胆固醇、促进肠蠕动的作用，对防止人体肥胖，调整血压和控制体重有明显的作用，它能将身体不好的物质，随着粪便排出，避免存于体内过久，进而能够降低发生肠癌的概率。

🦷 防癌&保健功效

① 蚕豆含有的酶能防止致癌物质与正常细胞结合，有效地预防癌症。

② 蚕豆中含有丰富的矿物质及胆碱，是大脑和神经组织的重要组成成分，可增强记忆力并有健脑的作用，对于正在应付考试或脑力工作者，适当进食会有一定功效。

③ 蚕豆中含有丰富的钙，有利于骨头对钙的吸收与钙化，能促进人体骨骼的生长发育。

④ 蚕豆中的蛋白质含量丰富，不含有胆固醇，可以延缓动脉硬化，预防心血管疾病发生。蚕豆中所含的B族维生素非常丰富，可消除心烦气躁情绪，并增强抗压能力。

⑤ 若面临压力太大睡不着，食欲不好或偏食，可以适当补充蚕豆，帮助睡眠。

防癌抗癌食谱 ## 蚕豆炒蛋　解压好眠＋益智补脑　*Just for* **4**人份

■材料
蚕豆500克、鸡蛋2个
■调味料
盐7克、八角6克、桂皮6克

■做法
① 用清水浸泡蚕豆4小时以上直到豆子涨发，将水倒掉。
② 加清水1000克，放入蚕豆，大火煮并搅15分钟，放入八角、桂皮和盐搅匀。
③ 用小火炖煮1.5小时左右，煮至豆子入味，若水干掉，可再加入适量的水煮到入味，再捞出沥干加到榨汁机搅汁。
④ 做法③加鸡蛋拌匀，以炒锅炒熟即可。

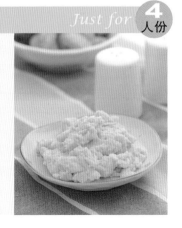

黑豆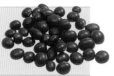

Point 可将胆汁酸排出体外

防癌抗癌有效成分
异黄酮　　花青素

食疗功效
养颜美容、维护视力

- **别名** / 乌豆、黑大豆
- **主要产季** / 春夏秋冬
- **性味** / 性平味甘
- **营养成分** / B族维生素、维生素E、蛋白质、糖类、膳食纤维、钙、磷、铁

○ **适用者** / 一般大众、高血压及心脏病患者、骨质疏松者

✗ **不适用者** / 胃炎者、肾结石者、痛风患者

黑豆的防癌抗癌成分

- **异黄酮** 可补充因更年期引起的女性激素不足，也能减轻更年期激素失衡，对于乳腺癌也有部分防治作用，能抑制癌细胞生长，有效阻止肿瘤周边血管生成，预防女性乳腺癌的发生与扩散。

- **花青素** 有助于抗氧化及促进视力健康，可养颜美容，增加肠胃蠕动，消除体内的自由基，进而防癌。

防癌&保健功效

1. 黑豆含有花青素，它的抗氧化作用可以提升身体攻击癌细胞的能力，进而抑制癌症，并能提升视神经功能。

2. 黑豆可将胆汁酸排出体外，帮助消耗胆固醇和脂肪，抑制下部脂肪囤积，使身体不肥胖，并有软化血管、滋润皮肤、延缓衰老的作用，对高血压、心脏病等患者有益。

扁豆

Point 蛋白酶抑制成分可抗癌

防癌抗癌有效成分
蛋白酶抑制剂　　钼
核酸

食疗功效
消除暑气、排除废物

- **别名** / 眉豆、豆角
- **主要产季** / 夏秋
- **性味** / 性温味甘
- **营养成分** / 蛋白质、膳食纤维、维生素E、铜、钾、钙、镁、钠、磷、铁、锌

○ **适用者** / 一般大众、食欲不佳者

✗ **不适用者** / 无

扁豆的防癌抗癌成分

- **钼** 能中断亚硝胺在体内的合成，减少癌症病变，达到防癌抗癌的目的。钼也能影响胰岛素调节功能，可调节血糖。

- **蛋白酶抑制剂** 有良好的抗癌作用，可以防止产生自由基，抑制肿瘤生长，达到防癌抗癌的效果。

- **核酸** 可以帮助身体细胞的正常生长，让人体免疫力升高，有助于抗病防癌。

防癌&保健功效

1. 扁豆能增强身体免疫能力，也能抑制脾气虚弱，使胃肠通顺，刺激消化吸收功能，有助于排除身体废物，达到防癌的功能。

2. 扁豆富含多种氨基酸和矿物质，可抗病毒、降血糖、增强细胞免疫功能，经常食用能健脾胃、增进食欲，特别是夏天食欲不佳时，扁豆就是消除暑气的好选择。

海鲜水产类为什么能防癌抗癌?

自然界中存在着很多可以防癌抗癌的生物，不仅是陆地，就连海洋中，也能找到相当丰富的防癌抗癌圣品。海鲜水产中，含有很多好的抗氧化物质，除了能帮助身体的抗氧化作用外，也能有效预防癌症。

海鲜水产家族

●鲔鱼	●鲑鱼	●鳝鱼	●鲤鱼	●秋刀鱼
●鲷鱼	●石斑	●乌鱼	●鱿鱼	●乌贼
●海蜇	●鲍鱼	●扇贝	●甲鱼

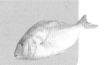

牡蛎、海参是海中的抗癌珍宝

海鲜水产中存在着很多维生素，如维生素A、维生素E，这些都是防癌的重要成分，而矿物质硒也是重要的抗癌成分，它也可以从很多鱼类身上找到，硒不仅能够减少冠状动脉阻塞和心肌梗死发生概率，也可以抑制大肠癌。

而海产牡蛎也含有宝贵的矿物质锌和碘，近来发现缺碘和多种肿瘤发生有关，对防治乳腺癌也很重要。不少海洋生物的萃取物都具有抗肿瘤作用，如海参、甲鱼等含有大量的大分子胶原蛋白和肌红蛋白、胱氨酸等营养物质，这些都是人体补充、合成蛋白质的原料，并且易于被人体吸收和利用，有助于改善身体组织的营养状况和新陈代谢，促进生长发育、增强抗病能力，达到延缓衰老和抵御癌症的功效。

乌贼中的黏多糖可抗癌

乌贼（又名墨鱼）的墨汁中含有黏多糖这种物质，它是极好的抗癌物质，可以明显抑制甚至消除恶性肿瘤，常被拿来当作制成抗癌剂的成分。它也可止血通血脉，对妇女的更年期停经不适有缓和的效果。

而虾所含的虾红素，除了能够清除体内不好的自由基之外，也能帮助身体达到抗氧化的作用，能够延缓老化，也能够抗癌。鱼类中所含的脂肪酸，也是极好的防癌物质，它有助于调控人体大脑中与情绪有关的神经激素，可以使紧张的情绪得到缓解。

水产海鲜的种类不仅多，而且所含的抗癌物质也不少，平常均衡摄取，除可以得到均衡的营养外，也能达到预防癌症的效果。

海鲜水产类防癌保健功效

富含营养素	防癌保健功效
黏多糖	抑制恶性肿瘤
虾红素	清除体内不好的自由基
不饱和脂肪酸	降血脂、防血栓
软骨素	防止骨骼机能退化
甲壳素	修护细胞
扇贝多肽	抗氧化
皂苷	抗氧化、防癌
硒	清除自由基
碘	防治乳腺癌
钙	强健骨骼

鲔鱼

Point 不饱合脂肪酸可减轻发炎症状

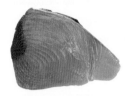

防癌抗癌有效成分

DHA　　　EPA
维生素D　　维生素E

食疗功效

预防血栓、防止卒中

- **别名** / 金枪鱼、吞拿鱼
- **主要产季** / 夏
- **性味** / 性温味甘咸
- **营养成分** / 维生素D、维生素E，B族维生素、蛋白质、钠、钾、钙、镁、磷、铁、锌

- **适用者** / 一般大众、孩童、青少年
- **不适用者** / 孕妇

鲔鱼的防癌抗癌成分

- DHA、EPA 在体内经代谢后，会转化成能抑制心血管收缩和血小板凝集的化学物质，减少心脏中血栓的形成，预防卒中。也能在细胞代谢过程中，抑制坏的前列腺素生成，降低身体发炎现象，抑制癌细胞繁殖或移转。

- 维生素D 除了多晒太阳之外，很难从食物中取得，但是鲔鱼就是一个好的来源，获取足量的维生素D，可降低罹患皮肤癌的风险。

- 维生素E 可预防血中氧化脂质的形成，使脑部血流畅通，清除体内自由基，防止细胞受到氧化破坏，进而达到防止老化、加强免疫的功能，甚至还可抑制肿瘤细胞生长，预防癌症。

防癌&保健功效

1. 脂肪酸可防止血小板凝集在一起，减少血块形成的机会，进而防止血栓作用，也有预防癌症的功效。

2. 鲔鱼中富含矿物质硒，若和维生素E结合，则能发挥良好的抗氧化作用，防止老化，并减少致癌物质的不良影响。

3. 鲔鱼含有丰富的镁，可防治焦躁和结石，与钙结合后，可以安定神经，所含的磷元素对心脏及肾脏运作也有极重要的功效。

4. 鲔鱼生活在大洋深处，较不会受到重金属的污染，可安心食用，它所富含的不饱和脂肪酸含量相当高，能够帮助减缓发炎症状，并具有降低胆固醇、降低血脂、提升高密度脂蛋白（好胆固醇）、减少心血管疾病发生的可能。

防癌抗癌食谱 **鲔鱼炒蛋** 预防贫血＋益智补脑 *Just for* **2** 人份

■材料
鸡蛋400克、鲔鱼50克、番茄30克、青椒15克
■调味料
盐2克、胡椒粉1克

■做法
1. 将鲔鱼水分沥干，青椒和番茄洗净后切丁。
2. 将鸡蛋打散，加入盐、胡椒粉调味后，将鲔鱼、青椒、番茄加入鸡蛋中并搅拌均匀。
3. 放入锅中用大火快炒至均匀，即可食用。

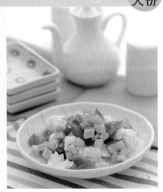

鲑鱼

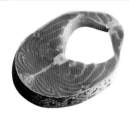

Point 不饱和脂肪酸可增强脑功能

防癌抗癌有效成分

虾红素　　　维生素D
ω-3不饱和脂肪酸

食疗功效

降低血脂、预防痴呆

- **别名** / 三文鱼、鲑鳟鱼
- **主要产季** / 春夏秋冬
- **性味** / 性温味甘
- **营养成分** / 维生素A、维生素E、维生素C、B族维生素、蛋白质、脂肪、钠、钾、钙、镁、磷、铁、锌

- **适用者** / 一般大众、心血管疾病患者、脑力工作者
- **不适用者** / 过敏体质、痛风者、尿酸过高者

🙂 鲑鱼的防癌抗癌成分

- **ω-3不饱和脂肪酸** 长期摄取，有助于幼儿脑部和神经系统发育，还能预防血块形成，帮助降低血压，减少体内许多不必要的发炎症状，并能减少心脏病、肾脏病的危险。它也能增强免疫细胞辨识癌细胞的能力，预防细胞突变，降低得到癌症的机会。

- **虾红素** 能清除体内不好的自由基，帮助身体产生抗氧化的作用，除了能够延缓老化之外，也能够达到抗癌的功效。

- **维生素D** 含有鱼类较少有的维生素D，能促进身体吸收钙，有助于生长发育，也可预防癌症，帮助肠道提升吸收钙的能力。但是维生素D不宜过量摄取，只要吃鲑鱼即可自然增加，大大减低得到皮肤癌的机会。

🗒 防癌&保健功效

1. 鲑鱼含有虾红素，能清除身体中不好的自由基，可对抗脑部和中枢神经系统方面的氧化，也有益于延缓老化、预防癌症。

2. 鲑鱼油脂富含人体必需的不饱和脂肪酸，有助于身体制造细胞膜，降低血脂和胆固醇，防治心血管疾病，增强脑功能，保护脑部免于老化。

3. 不饱和脂肪酸也可阻止发炎物质的生成。若有皮肤干燥、疲劳、指甲和头发容易断裂、关节疼痛等症状，都可能是由于缺乏不饱和脂肪酸引起，这时就可通过吃鲑鱼补充。

 防癌抗癌食谱 ## 彩椒鲑鱼丁 利水消肿＋补血防癌 *Just for* **2** 人份

■**材料**
鲑鱼300克、黄椒、青椒1/4个、黄瓜50克、鸡蛋1个
■**调味料**
盐、糖1匙、生姜1块、大蒜3个、淀粉适量

■**做法**
1. 将鲑鱼、辣椒、黄瓜洗净切丁，蒜、姜洗净切末。
2. 加入调味料及蛋清腌鲑鱼10分钟，用小火煎至八分熟捞出。
3. 将蒜、姜末、辣椒、黄瓜、调味料利用淀粉加水勾芡，再放入鲑鱼炒匀即可。

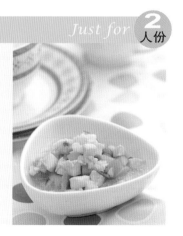

鲈鱼

Point 开刀患者吃鲈鱼能让伤口复原更快

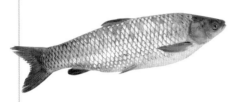

防癌抗癌有效成分

ω-3不饱和脂肪酸　硒　铜

食疗功效

抑制血栓、清除胆固醇

- **别名** / 花鲈、媳妇鱼
- **主要产季** / 秋冬
- **性味** / 性平味甘
- **营养成分** / 维生素A、维生素E，B族维生素、蛋白质、脂肪、钠、钾、钙、镁、磷、铁、锌

- ⭕ **适用者** / 一般大众、孕妇、贫血者、术后患者

- ✖ **不适用者** / 皮肤病患者、长肿疮的人

☺ 鲈鱼的防癌抗癌成分

- ● **ω-3不饱和脂肪酸** 有对抗肿瘤的作用，可预防癌症，也可预防血栓形成，进而预防心血管疾病的发生。

- ● **硒** 能清除体内不好的自由基，排除体内毒素、抗氧化并有效抑制过氧化脂质的产生，增强免疫力并预防癌症。它也能防止血液凝块，清除胆固醇，增强人体免疫功能。

- ● **铜** 鲈鱼血中还有较多的铜元素，铜能帮助脑部神经系统发挥正常的功能，并且能够帮助杀菌防癌。它也是身体造血的重要元素，少了铜会让身体感到无力，并让不好的氧化物质增加，让有害物质变强而易得癌症，也会让细胞容易老化，让人看来显得苍老。

🦷 防癌&保健功效

1. 鲈鱼含有丰富的不饱和脂肪酸，可以抑制血栓发生，预防心血管方面的疾病，并降低癌细胞的扩散，刺激免疫系统的提升。

2. 鲈鱼含有易消化的蛋白质与丰富的锌元素，具有预防、淡化伤痕及提高患者免疫力的效果。若是开刀患者，可以选择食用鲈鱼，让伤口恢复得更快、更好。

3. 怀孕产妇可以吃鲈鱼补身，不会导致身材肥胖过度，是一种安胎的好选择。

4. 哺乳妇女乳汁中含铜较少，长期单纯吃奶的婴儿可能会发生缺铜的情形，这时就可以吃些鲈鱼，以维持神经系统正常、帮助代谢。

防癌抗癌食谱 ## 木瓜鲈鱼汤 健脾开胃＋润肺化痰 *Just for* **2** 人份

■ **材料**
木瓜450克、鲈鱼500克、姜4片、金华火腿100克

■ **调味料**
盐、糖、醋各适量

■ **做法**
1. 鲈鱼去内脏后洗净下油锅，加入姜片，将鲈鱼煎至金黄色。
2. 木瓜去皮、去籽、洗净，切成块状；火腿切片状，放姜片爆炒5分钟。
3. 加2000毫升水入锅煮沸后，再加入木瓜、鲈鱼和火腿，煮滚后用小火炖2小时再加盐、糖、醋即可。

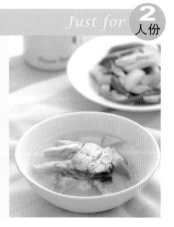

鲭鱼

Point 蒸煮方式较不易流失脂肪酸

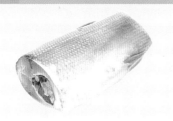

防癌抗癌有效成分

ω-3不饱和脂肪酸　锌
维生素D　　　维生素B$_2$

食疗功效

愈合伤口、消炎解毒

- **别名** / 青花鱼、鲐鱼
- **主要产季** / 春夏秋
- **性味** / 性平味甘
- **营养成分** / B族维生素、维生素A、维生素E、蛋白质、脂肪、钠、钾、钙、镁、磷、铁、锌、锰、灰分

○ 适用者 / 一般大众、老年人、心血管病患者

✗ 不适用者 / 无

🔅 鲭鱼的防癌抗癌成分

- ●ω-3不饱和脂肪酸 是一种良好的不饱和脂肪酸，能够减缓癌细胞的生长，对于预防癌症的功效很大，此外也有防止血栓、改善血压、降低胆固醇、降低中性脂肪的好处。

- ●维生素D 有抑制癌细胞增长的作用，并能促进骨骼形成、发育。

- ●锌 与智力发育很有关，可帮助脑部发育、肌肤复原及免疫细胞的生成，对于抗癌抗老化、促进伤口愈合有很好的功效。

- ●维生素B$_2$ 可改善肌肤，主要作为辅酶，可促进蛋白质、糖类代谢和脂质分解。它也能保护口鼻眼的皮肤黏膜，还能分解脂质过氧化物，达到抗氧化、增强抵抗力的功能，并抑制癌细胞的生长。

防癌&保健功效

① 鲭鱼以软体动物为食，头部有丰富的脂肪，可助消炎解毒。它的好脂肪酸含量相当多，可以降低胆固醇，发挥保护心血管的作用，并有助于视力发育和抗癌。

② 鱼脂能阻碍癌细胞的附着，抑制癌细胞的转移。最好是用蒸煮的方式处理鲭鱼，较不会流失这些宝贵的脂肪酸。

③ 鲭鱼所含的不饱和脂肪酸，人体无法自身合成，其中的EPA和DHA成分非常多，能够防止血液凝固，减少血液中的坏胆固醇，同时增加好胆固醇，减少体内许多不必要的发炎症状。

防癌抗癌食谱 **盐烤鲭鱼** 活血化淤＋改善失眠 *Just for* **1** 人份

■材料
鲭鱼1条
■调味料
糖1匙、姜4片、酱油3匙、柠檬汁少许

■做法
① 先将鱼去头尾、内脏和中骨，剖下鱼肉，洗净并以调味料腌20分钟。
② 将鱼放入450℃烤箱烤约20分钟，熟后即可取出食用，食用前挤柠檬汁数滴更增添美味。

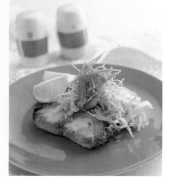

鲳鱼

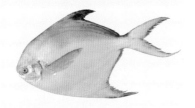

防癌抗癌有效成分

脂肪酸　　硒
维生素E

食疗功效

增强体力、促进代谢

- **别名** / 银鲳、平鱼
- **主要产季** / 春　冬
- **性味** / 性平味甘
- **营养成分** / 维生素A、维生素E、B族维生素、蛋白质、脂肪、钾、钙、磷、铁、锌、矿物质

○ 适用者 / 一般大众、身体虚弱者、贫血及心血管病患

✗ 不适用者 / 痛风者、糖尿病患者、过敏性皮炎患者

☺ 鲳鱼的防癌抗癌成分

- ● 脂肪酸 鲳鱼是属于高鱼油且低油脂的鱼类，其中所含的不饱和脂肪酸对身体相当好，除了可降低血中的甘油三酯浓度，对降血压、胆固醇都颇有助益，可降低患心血管疾病的概率，并且能够清除身体不好的物质，还可抑制癌细胞形成，阻止癌细胞繁殖。

- ● 硒 除了对冠状动脉硬化等心血管疾病有预防作用，也能帮助身体抗氧化、延缓衰老，并能预防癌症发生。

- ● 维生素E 人体在新陈代谢过程中会产生不好的自由基，破坏身体的好细胞，而维生素E可以消除这些自由基，帮助身体抗氧化，进而能达到抗癌的功效。

🛡 防癌&保健功效

1. 鲳鱼可帮助体质虚弱的人提升体力，若有消化不良、筋骨酸痛、血液循环不良而造成的四肢麻木现象，食用鲳鱼也有所帮助。鲳鱼能让产妇增加乳汁，也有预防乳腺癌发病的功效。

2. 鲳鱼富含维生素A、B族维生素和钙、磷、硒等营养成分，除了可以维持人体细胞的正常功能，增加免疫力之外，也能促进身体新陈代谢、增强体力，并有防治癌症的功效。

3. 鲳鱼中所含的优良蛋白质，可以降低高血压的发病率，也能使肌肤光泽健美。

4. 鲳鱼所含的脂肪酸含量高，可以增加血中的好胆固醇，清除身体中不好的胆固醇。

防癌抗癌食谱 ## 清蒸鲳鱼 健胃整肠＋增强免疫力

Just for **2** 人份

■材料
鲳鱼1条、姜丝适量、葱1根、菠萝半罐、豆豉10颗、红枣3颗
■调味料
酱油、糖、醋各适量

■做法
1. 将鱼洗净内脏处理过后，置于盘上备用。
2. 姜丝切细平铺于鱼上，再将菠萝切成适合大小，与淡豆豉、红枣及调味料一起放入盘中。
3. 置于电锅中蒸煮至熟后，将葱切成丝，放在鱼上即可。

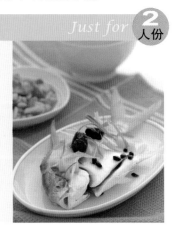

鳗鱼

防癌抗癌有效成分

维生素A　　胶原蛋白
脂肪酸

食疗功效

延缓衰老、消除疲劳

- **别名** / 白鳝、河鳗、鳗鲡
- **主要产季** / 夏秋
- **性味** / 性平味甘
- **营养成分** / 维生素A、维生素E、维生素C、B族维生素、蛋白质、脂肪、钾、钙、磷、铁、锌
- **○ 适用者** / 一般大众、贫血者、夜盲症患者
- **✗ 不适用者** / 系统性红斑狼疮患者、皮肤病患者

鳗鱼的防癌抗癌成分

- 维生素A 人体若维生素A含量不足，细胞容易衰老，让癌症有机可乘，鳗鱼中富含维生素A，提供身体所需，并且有防癌的功能。维生素A也有助治疗眼疾、增强免疫功能。

- 胶原蛋白 鳗鱼的皮、肉含有丰富的胶原蛋白，经常食用可以养颜美容，延缓皮肤细胞老化，让人青春容光焕发，而且有助于改善身体的营养和代谢情形，达到延缓衰老和预防癌症的功效。

- 脂肪酸 鳗鱼富含良好的脂肪酸，有助于抗癌。其中也含有很多DHA及EPA，吸收后不但不会肥胖，还有降低胆固醇、保护心血管的功能，有助儿童的智力发展。

防癌&保健功效

1. 鳗鱼可以防癌，它体内含有维生素A，可降低癌症的发生率，也能帮助保护视力，患了夜盲症的人，食用鳗鱼可以改善。

2. 日本人一向喜爱鳗鱼，鳗鱼饭就是最好的代表，鳗鱼具有滋补养生的功能，对于久病需要补血的患者，是非常好的营养补给品。

3. 维生素A和维生素D结合，对于干燥的肌肤具有保湿作用，可延缓皮肤老化。

4. 鳗鱼含丰富的钙质，可强健骨骼，对于骨质疏松症也有预防的效果。肉中含有高密度脂蛋白，可以降低动脉硬化症，并可抗疲劳。

防癌抗癌食谱 ｜ **咖喱酥鳗** 滋补养颜＋增进元气 ｜ *Just for* **2** 人份

■材料
鳗鱼600克、葱1根、姜末适量、中筋面粉30克、淀粉30克

■调味料
咖喱粉7克、五香粉1克、酒糟1/2匙、盐1匙

■做法
1. 洗净鳗鱼切成3厘米的长度。
2. 葱、姜、调味料加入鳗鱼中拌匀，腌15分钟。
3. 将淀粉和面粉拌匀后裹在鳗鱼表面，入锅油炸3分钟捞起沥油，稍冷却后，再炸1分钟即可装盘。

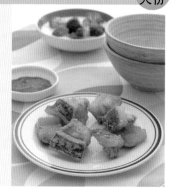

白带鱼

Point 白带鱼油脂层中含抗癌物质

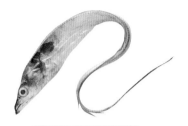

防癌抗癌有效成分

六硫代鸟嘌呤 硒
脂肪酸　　　维生素A

食疗功效

增强免疫力、养肝补血

- **别名** / 海刀鱼、柳鞭鱼
- **主要产季** / 春夏
- **性味** / 性温味甘
- **营养成分** / 维生素A、维生素E、维生素C、B族维生素、蛋白质、脂肪、钾、钙、镁、磷、铁、锌、矿物质

- **适用者** / 一般大众、急慢性肠炎患者

- **不适用者** / 湿疹、痛风、过敏体质者，气喘咳嗽患者

😊 白带鱼的防癌抗癌成分

- **六硫代鸟嘌呤** 白带鱼闪闪发亮的鳞及银白色油脂层中，含有六硫代鸟嘌呤的成分，它是一种抗癌物质，对于治疗白血病或胃癌、淋巴肿瘤的患者很有帮助。

- **硒** 是优良的抗氧化物质，能够防止致癌物质在体内形成，提高身体免疫力，排除身体有害物质，进而预防癌症发生。

- **脂肪酸** 白带鱼含有 ω-3多不饱和脂肪酸，可以降低血脂、胆固醇，有很强的抗氧化功效，有助于预防癌症。

- **维生素A** 白带鱼含有丰富的维生素A，是抗癌的因素之一，可促进身体的抗氧化作用，排除不好的自由基，达到防癌抗癌的目的。

🍴 防癌&保健功效

1. 多不饱和脂肪酸可以抑制人体前列腺素的分泌，防止动脉硬化和关节炎，并可增强免疫功能，修复身体被破坏的组织细胞，保护身体不受病毒攻击，预防癌细胞生长发展。

2. 白带鱼的磷及油脂中含有较多的卵磷脂和多不饱和脂肪酸。

3. 多不饱和肪肪酸也有降低胆固醇，减少人体内的中性脂肪、甘油三酯，减少心肌梗死、心血管疾病的并发症等功能。

4. 白带鱼含有丰富的镁元素，可保护心血管，帮助预防高血压，养肝补血、滋养肌肤。

防癌抗癌食谱 **五香带鱼** 补血润色＋降低血脂

Just for **2** 人份

■**材料**
白带鱼500克、葱2根、大蒜3颗
■**调味料**
米酒5克，酱油、五香粉各8克，胡椒3克，香油适量

■**做法**
1. 大蒜切泥，葱洗净切成葱花后备用。
2. 白带鱼洗净，切成1厘米片状，加米酒、酱油腌10分后，下锅煎至两面金黄时捞出。
3. 用蒜爆香后放入鱼片，撒上五香料和胡椒炒匀，加入香油、葱花即可装盘。

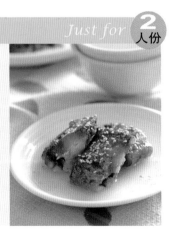

鳝鱼

Point 与豆腐合吃使钙质吸收加倍

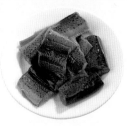

防癌抗癌有效成分

脂肪酸　　维生素A

食疗功效

补气养血、保健视力

- **别名** / 海蛇、黄鳝
- **主要产季** / 春 夏 秋 冬
- **性味** / 性平味甘
- **营养成分** / 维生素A、维生素E、蛋白质、脂肪、钙、磷、钾、钠、镁、铁、锌、硒、铜

- ○ **适用者** / 一般大众、贫血者、高血脂患者
- ✗ **不适用者** / 肠胃不佳的人、体热的人

☺ 鳝鱼的防癌抗癌成分

● 脂肪酸 鳝鱼富含DHA和卵磷脂等优良脂肪酸，它是构成人体各器官组织细胞膜的主要成分，是人体必需的脂肪酸，也是脑细胞不可缺少的营养，对头脑非常有益处。它也有良好的抗氧化作用，有助于清除身体不好的自由基，可帮助提高免疫力，达到防癌抗癌的作用。

● 维生素A 维生素A能够增强视力，并促进皮肤的新陈代谢，增强人体上皮细胞的功能。它能调节皮肤表皮及角质层的新陈代谢，促使表皮、黏膜受到保护，使细菌不易侵害，而达到抗老化、去皱、斑点淡化的功效，使肌肤能光滑细致，并能预防皮肤癌。

🔋 防癌&保健功效

1. 鳝鱼含不饱和脂肪酸，如亚油酸、DHA、EPA和卵磷脂。DHA是大脑营养必需的脂肪酸，也是胎儿发育的必需物质，对脑细胞的发育有很大的影响，也可抗癌、抑制心血管病。

2. 鳝鱼肉质嫩而鲜美，富含宝贵的蛋白质和较少的脂肪、胆固醇，多食用不仅能补气血不足，也能保护血管，防止心血管疾病，高血脂患者亦适合食用。

3. 鳝鱼富含维生素A，可保健视力。鳝鱼与豆腐都富含钙质，两者合吃可使钙质加倍吸收。

4. 鳝鱼身上有一种黏液，是由黏蛋白和多糖类结合而成的，它不但能促进蛋白质的吸收和合成，还含有大量人体所需的氨基酸、维生素和钙，营养相当丰富。

 防癌抗癌食谱 ## 鲜香鳝鱼羹　增强脑力＋保护血管　*Just for* **2** 人份

■ **材料**
鳝鱼500克、大蒜30克、姜5克、韭菜15克
■ **调味料**
盐、糖、水淀粉各适量

■ **做法**
1. 将蒜去皮洗净、拍碎，清除鳝鱼内脏洗净后切小丁，姜洗净切片备用。
2. 将鳝鱼、蒜、姜片下锅炒，并加入适量的水，加盖后以小火焖煮1小时。
3. 按喜好放入适量调味料后再用水淀粉勾芡，最后加入韭菜即可。

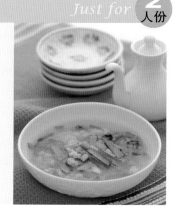

鲤鱼

Point 清热解毒，保护神经血管系统

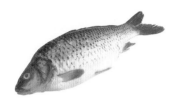

防癌抗癌有效成分

脂肪酸　　　维生素D

食疗功效

提升食欲
防止老人痴呆

- **别名** / 龙门鱼、鲤拐子
- **主要产季** / 春夏**秋冬**
- **性味** / 性平味甘
- **营养成分** / 维生素A、维生素E、蛋白质、脂肪、钙、磷、钾、铁、锌、硒、铜、碘

- **适用者** / 一般大众、中老年人、孕妇
- **不适用者** / 无

🙂 鲤鱼的防癌抗癌成分

- **脂肪酸** 鲤鱼的脂肪大部分是由不饱和脂肪酸组成，除具有良好的降低胆固醇的作用外，也能抑制肿瘤细胞的异常增生，具有防癌的功用。它也是补充脑力的重要物质，不足可能会影响脑力发展，老人则可能产生痴呆情形。

- **维生素D** 缺乏维生素D，会造成软骨症、骨质疏松等情形。虽然维生素D可以从晒太阳中获取，但是现代人有时晒太阳的时间不够，平常也很难从食物中获取，这时最好食用鲤鱼。它所含的维生素D可以发挥作用，除了能够帮助体内的钙保持平衡之外，还能帮助减缓便秘情形，并能提升食欲，保护细胞，帮助毒物排出，防止大肠癌发生。

防癌&保健功效

1. 鲤鱼含丰富的优质蛋白，其氨基酸和牛磺酸，能调节血压，控制盐分对血压造成的影响，并降低高血压的发病率。

2. 鲤鱼的蛋白质吸收率高，适量食用可以预防中老年人的心脑血管疾病。

3. 鲤鱼的脂肪多为不饱和脂肪酸，它是大脑细胞活动时所需要的好脂肪酸，需要补充脑力时，可以食用鲤鱼，它也能降低胆固醇，防治动脉硬化、延年益寿。

4. 鲤鱼含丰富维生素B_1，可以保护神经和血管系统，并且有清热解毒、止咳的作用，经常用嗓子的人可以食用鲤鱼保养。

防癌抗癌食谱 ## 莲子鲤鱼汤 调节血压＋清热解毒 *Just for*  **2**人份

■**材料**
鲤鱼1条（约500克）、莲子20克、生姜4片
■**调味料**
盐适量

■**做法**
1. 莲子洗净，先焖煮熟；鲤鱼去内脏，清洗干净。
2. 用小火煎鲤鱼至微黄，放入生姜、莲子，加清水约10碗，煮沸后，再改用小火煲烫约2小时。
3. 加入适量食盐即可，莲子、鲤鱼可捞起佐餐用。

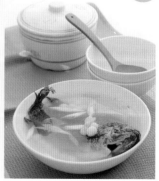

秋刀鱼

Point 多不饱和脂肪酸可降胆固醇

防癌抗癌有效成分
脂肪酸　　维生素E
维生素A

食疗功效
补血护眼、强健骨骼

- **别名** / 山玛鱼、散肉
- **主要产季** / 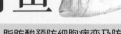 秋
- **性味** / 性平味苦
- **营养成分** / 维生素A、维生素D、维生素E、维生素B12、蛋白质、脂肪、钙、磷、碘、镁
- ○ **适用者** / 一般大众、学童、女性生理期后
- ✗ **不适用者** / 无

秋刀鱼的防癌抗癌成分

- **脂肪酸** 有益脂肪酸有助于增加好的胆固醇，防止动脉硬化，并具有抑制癌细胞形成、阻止癌细胞繁殖的作用。

- **维生素E** 是一种高抗氧化食物，有利于保持身体年轻，并可保护细胞膜的完整，加强免疫力、发挥抗癌作用。

- **维生素A** 秋刀鱼的维生素A含量很多，能强化体力，也可增强免疫功效，具有抑制致癌物突变的作用。

防癌&保健功效

1. 秋刀鱼的多不饱和脂肪酸含量高，可降胆固醇、减少动脉硬化发生。
2. 秋刀鱼也能提高学习能力，预防记忆力衰退，并具有防癌作用。秋刀鱼的脂肪肥厚，不过都属于好的脂肪，多吃也不会造成过度肥胖。
3. 鱼背上肉色发黑的部分，含有维生素B12，生理期结束食用可补血。

鲷鱼

Point 脂肪酸预防细胞病变及防癌

防癌抗癌有效成分
脂肪酸　　维生素E

食疗功效
柔嫩肌肤、补气活血

- **别名** / 加几鱼、嘉腊鱼
- **主要产季** / 春夏
- **性味** / 性平味甘
- **营养成分** / 维生素A、维生素E、B族维生素、蛋白质、脂肪、钾、钙、镁、磷、铁、锌
- ○ **适用者** / 一般大众、老年人
- ✗ **不适用者** / 无

鲷鱼的防癌抗癌成分

- **脂肪酸** 可有效减少甘油三酯，防止动脉硬化，降低得心脏病概率，也能修复皮肤，减少皮肤细胞发炎，保持皮肤细嫩。它还可增加免疫细胞分辨癌细胞的能力，可预防细胞病变，降低得癌症的概率。

- **维生素E** 具有延缓老化、健全细胞的功能，可帮助身体抗氧化，预防癌症。

防癌&保健功效

1. 鲷鱼含有优良的蛋白质所必需的氨基酸，可使血管增强，也有防癌抑癌的作用。
2. 鲷鱼的营养非常高，刺少肉多，肉质细嫩易嚼，非常适合老年人食用，一直被日本人视为上等鱼。
3. 鲷鱼含丰富B族维生素，能够促进糖类代谢，它也含有相当多的铁质，可帮助身体制造红细胞。

石斑

Point 鱼皮胶质可养颜美容

防癌抗癌有效成分
硒 　ω-3脂肪酸

食疗功效
降低血糖、增强体力

- **别名** / 过鱼、鳜鱼
- **主要产季** / 春夏秋冬
- **性味** / 性平味甘
- **营养成分** / 维生素A、维生素E、维生素B1、维生素B2、蛋白质、脂肪、碘、钾、钙、磷、铁、锌
- **○ 适用者** / 一般大众、青少年、产后妇女
- **✗ 不适用者** / 痛风者、尿酸过高者

☺ 石斑的防癌抗癌成分

- **硒** 清除体内自由基，排除体内存在的毒素，帮助身体有效抗氧化，预防癌症。它也可防止血液凝结成块，清除胆固醇，增强人体免疫功能，促进糖类新陈代谢，达到降低血糖的作用。

- **ω-3脂肪酸** 来自鱼类的ω-3脂肪酸对于预防和减缓前列腺癌，预防心脏疾病，有一定的功效。

🫓 防癌&保健功效

① 石斑鱼肉质鲜美有弹性，鱼头部分能刺激活化脑细胞，提升记忆力。

② 鱼皮胶质部分，有助于美容养颜，所含的脂肪酸，可以阻止血液凝结成块，减少血管收缩，降低甘油三酯，达到帮助降低血压的功用。

③ 妇女产后若有乳汁分泌不足或体质过于虚弱，也可以食用石斑补充奶水，增加体力。

大比目鱼

Point 牛磺酸可提高大脑的运作功能

防癌抗癌有效成分
ω-3脂肪酸　维生素A

食疗功效
帮助发育、强身健体

- **别名** / 扁鳕、圆鳕
- **主要产季** / 夏季
- **性味** / 性平味甘
- **营养成分** / 维生素A、维生素D、维生素B1、维生素B2、维生素C、维生素E、蛋白质、脂肪、钙、磷、铁、烟酸
- **○ 适用者** / 一般大众、发育期儿童
- **✗ 不适用者** / 无

☺ 大比目鱼的防癌抗癌成分

- **ω-3脂肪酸** 可以降低血中胆固醇，增强体质，也是人体的优良蛋白质来源，有助于降低女性子宫内膜癌风险，也可消除早期乳腺癌细胞，进而预防乳腺癌。

- **维生素A** 具有防止癌细胞增生的功能，它能帮助身体组织发挥正常功能，也可帮助曾得过癌症的病人降低复发的概率。

🫓 防癌&保健功效

① 大比目鱼含有丰富的脂肪酸，属于高蛋白低脂肪食品，也是维生素D的极好来源。

② 大比目鱼也含有丰富的维生素A，可预防夜盲症，也是人体生长发育所需的不可少的营养素。

③ 大比目鱼所含的牛磺酸为必需氨基酸，可降低血压和胆固醇，并且能够协助钾、钠、钙和镁等各种矿物质进出细胞，提高大脑的运作功能。

沙丁鱼

辅酶Q₁₀保护细胞不受自由基伤害

防癌抗癌有效成分
ω-3脂肪酸　硒
辅酶Q₁₀

食疗功效
预防骨质疏松
镇定情绪

- **别名** / 沙鲻、青鳞
- **主要产季** / 春 夏 秋 冬
- **性味** / 性平味甘咸
- **营养成分** / 蛋白质、脂肪
- ○ **适用者** / 一般大众、骨质疏松症患者
- ✗ **不适用者** / 痛风患者、高尿酸血症患者

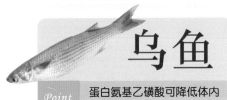

乌鱼

Point 蛋白氨基乙磺酸可降低体内胆固醇

防癌抗癌有效成分
不饱和脂肪酸　维生素E

食疗功效
促进代谢、提升脑力

- **别名** / 信鱼、黑鱼
- **主要产季** / 秋 冬
- **性味** / 性寒味甘
- **营养成分** / 维生素A、维生素E、维生素C、B族维生素、蛋白质、脂肪、钾、钙、镁、磷、锌
- ○ **适用者** / 一般大众、常用脑者
- ✗ **不适用者** / 无

😊 沙丁鱼的防癌抗癌成分

- ω-3脂肪酸　正常人的体内所含ω-3脂肪酸的量比不吃含有脂肪酸鱼的人来得多，推测应该是ω-3脂肪酸发挥了抗癌的作用。
- 硒　可降低罹患乳腺癌、前列腺癌风险，有利于预防心脑血管疾病发生、延年益寿。
- 辅酶Q₁₀　是强大的抗氧化成分，可以防止细胞膜氧化，保护细胞免受自由基的伤害，进而预防癌症。

🛡 防癌&保健功效

1. 沙丁鱼所含的大量DHA，能够改善过敏体质、提升脑部功能，预防癌症。
2. 沙丁鱼含有丰富的EPA，可降低血液中胆固醇浓度，有效预防心脏冠状动脉硬化，防止心血管疾病。
3. 所含维生素A可增强记忆力，舒缓不安的情绪；所含丰富的核酸，能够延缓衰老。沙丁鱼也是很好的钙质来源，能预防骨质疏松。

😊 乌鱼的防癌抗癌成分

- 不饱和脂肪酸　乌鱼所含的不饱和脂肪酸EPA和DHA，可有效降低胆固醇，增加对人体有益的高密度脂蛋白，预防心肌梗死、动脉硬化发生，也有防癌的作用。
- 维生素E　如果和多不饱和脂肪酸结合，可发生过氧化自由基反应，防止脂质过氧化，消除身体不良物质，进而防止癌细胞增生，预防癌症发生。

🛡 防癌&保健功效

1. 乌鱼的油脂中含有高度不饱和脂肪酸，其中的EPA能有效防止心血管疾病发生，DHA也有助于提升脑力。
2. 乌鱼的氨基乙磺酸除了能够帮助维持视神经健康，也能降低体内的胆固醇，有效预防高血压、心脏病。
3. B族维生素能预防神经方面的疾病发生，也有利于新陈代谢。

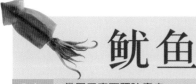

鱿鱼

Point 微量元素可预防癌症

防癌抗癌有效成分
维生素E　　硒

食疗功效
排除毒素、防癌抗老

- **别名** / 鱼柔、柔鱼、枪乌贼
- **主要产季** / 夏季
- **性味** / 性寒味酸
- **营养成分** / 维生素A、维生素E、B族维生素、蛋白质、脂肪、钠、钾、钙、镁、磷、铁、锌

- **○ 适用者** / 一般大众、骨质疏松者、缺铁性贫血者

- **✗ 不适用者** / 皮肤过敏者、肠胃消化不良者

☺ 鱿鱼的防癌抗癌成分

- 硒 可抗病毒、抗辐射，帮助身体吸收其他免疫功能所需的营养成分，并能抗氧化，维持免疫功能发挥正常的作用，进而能够预防癌症发生。

- 维生素E 能够增加身体的抗体，并能清除身体不好的细胞、细菌，预防癌症；可稳定身体的白细胞数量，若有免疫功能低下的情形，可以适量补充。

🦷 防癌&保健功效

1. 鱿鱼含有钙、锌、硒等人体必需的微量元素，对预防癌症也有帮助。
2. 鱿鱼的蛋白质含有人体所需的氨基酸，对肝脏具有解毒、排毒功效，身体感到疲倦时可以食用鱿鱼。
3. 所含的牛磺酸能抑制胆固醇在血液中蓄积，防止胆固醇过高。它也具有调节血压、保护神经、延缓身体衰老的作用。

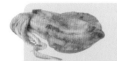

乌贼

Point 黏多糖可止血止痛
抑制恶性肿瘤

防癌抗癌有效成分
黏多糖　　　维生素E

食疗功效
消除疲劳、治疗贫血

- **别名** / 墨鱼、花枝
- **主要产季** / 春季
- **性味** / 性平味咸
- **营养成分** / 维生素A、维生素E、维生素C、B族维生素、蛋白质、脂肪、钠、钾、钙、镁、磷、铁

- **○ 适用者** / 一般大众、贫血者

- **✗ 不适用者** / 无

☺ 乌贼的防癌抗癌成分

- 黏多糖 有止血、通血脉功效，有助于女性子宫的健康，对妇女的更年期停经症状有缓和的效果。它有极强的抗癌活性，可抑制甚至消除恶性肿瘤，目前已被提炼作为抗癌剂成分。

- 维生素E 能防止衰老，可改善血液循环，促进新陈代谢，还有降低胆固醇、防癌的效果，缺乏时，神经系统功能可能会变差。

🦷 防癌&保健功效

1. 乌贼中的营养素具有提高身体免疫能力、抗癌防癌的功能。
2. 乌贼可食部分多，蛋白质、维生素B2和磷含量丰富，营养价值高，除了有止血、止痛的功能，也常被当作各种料理的食材。
3. 乌贼含有丰富的可降低血胆固醇的氨基乙磺酸，可帮助消除疲劳、增进视力，也具有治疗贫血的功用。

海参

Point 具多种药理功能
可调节免疫系统

防癌抗癌有效成分
黏多糖　　粗海参苷

食疗功效
控制血糖、调节免疫
系统

- **别名** / 玉参、刺参
- **主要产季** / 春 秋 冬
- **性味** / 性温味甘咸
- **营养成分** / 维生素A、维生素E、维生素B$_{12}$、蛋白质、钠、钾、钙

○ **适用者** / 一般大众、老年人、身体虚弱者

✕ **不适用者** / 感冒引起发烧咳嗽的人、常排软便的人

◎ 海参的防癌抗癌成分

● **黏多糖** 可恢复癌症患者的免疫功能，帮助骨髓增进造血的功能，并可提高治疗癌症药物的药性。

● **粗海参苷** 可使肿瘤坏死及体积缩小，达到抗癌的作用。

防癌&保健功效

❶ 酸性黏多糖也有抗凝血、控制血糖、降血脂的功效，能够提升免疫能力，抑制癌细胞的生长。

❷ 癌症患者经过手术、放射治疗后，可食用海参增加营养、强壮体质，并预防癌细胞转移和复发。

❸ 海参可改善身体的营养状况和新陈代谢，它富含酸性黏多糖，对人体有多方面的药理功能，可调节免疫系统。

海蜇皮

Point 多糖胶质可滋润肌肤
美容养颜

防癌抗癌有效成分
水母素　　维生素E

食疗功效
控制体重、预防高血压

- **别名** / 水母
- **主要产季** / 春 夏 秋 冬
- **性味** / 性平味咸
- **营养成分** / 维生素E、维生素C、维生素B$_1$、维生素B$_6$、维生素B$_{12}$、蛋白质、脂肪、碘、钾、钙、镁、磷

○ **适用者** / 一般大众、减肥者、皮肤干燥者

✕ **不适用者** / 无

☺ 海蜇皮的防癌抗癌成分

● **水母素** 海蜇体内的水母素具有特殊的生理作用，并且有抗菌、抗病毒和很强的抗癌效果，适合肿瘤患者食用，也有人将之提炼出来，作为心血管与神经、肌肉方面的药物。

● **维生素E** 具有延缓皮肤老化、防止皮肤病变而得皮肤癌的功能，也可降低血中胆固醇，减轻动脉硬化和脑功能衰退的作用。

防癌&保健功效

❶ 海蜇皮对抑制肿瘤有辅助疗效；含有胆碱，可阻碍血液凝结，防治高血压发生。

❷ 海蜇皮含有多糖胶质，营养价值很高，具有美容养颜的功效，可滋润皮肤表面，皮肤干燥者可常食用。

❸ 海蜇皮的热量及胆固醇都很低，炎热的夏天食用，可清胃润肠，也适合控制体重的人食用。

鲍鱼

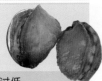

Point 血压过高或过低
可吃鲍鱼调节血压

防癌抗癌有效成分
硒

食疗功效
调节血压、预防肿瘤

- **别名** / 鲍螺、紫鲍
- **主要产季** / 夏秋
- **性味** / 性凉味咸
- **营养成分** / 维生素E、维生素C、B族维生素、蛋白质、脂肪、钠、钾、钙、磷、铁、锌
- ○ **适用者** / 一般大众、长期熬夜者、常用眼者
- ✕ **不适用者** / 海鲜过敏者、痛风患者

🙂 鲍鱼的防癌抗癌成分

● 硒 能清除体内自由基，排除体内毒素，具有抗氧化的作用，能有效抑制过氧化脂质的产生，避免人体因食用不新鲜、烹调过度或已受氧化的食物所造成的伤害，防止癌细胞产生。

🔲 防癌&保健功效

❶ 鲍鱼肉和其黏液中含有能够破坏癌细胞所需的代谢物质，对癌细胞有良好的抑制作用，对细菌、病毒也有抑制作用。

❷ 鲍鱼含有人体无法制造的必需氨基酸，能预防肿瘤、癌细胞产生，并能提升身体免疫系统功能。

❸ 血压过高或过低，生理期不顺、肠胃不顺者，也可吃鲍鱼调节。

鱼翅

Point 软骨素帮助延缓
骨骼退化症状

防癌抗癌有效成分
软骨素　　　蛋白质

食疗功效
滋补强身、提振食欲

- **别名** / 鲨鱼翅、鲛鱼翅
- **主要产季** / 春夏秋冬
- **性味** / 性平味甘
- **营养成分** / 维生素E、维生素B₂、维生素B₆、维生素B₁₂、蛋白质、脂肪、钠、钾、钙、镁、磷、铁、锌
- ○ **适用者** / 一般大众、女性
- ✕ **不适用者** / 孕妇

🙂 鱼翅的防癌抗癌成分

● 软骨素 鱼翅中含丰富的软骨素，能增进抗体的产生，增强身体免疫力，防癌抗癌，也可退化延缓骨骼的症状，改善风湿性关节炎及骨骼问题。

● 蛋白质 鱼翅的主要成分是蛋白质，具有滋补强身、提高免疫功能和骨髓造血功能等作用，有利于滋养、柔嫩皮肤黏膜，也具有防癌抗癌活性。

🔲 防癌&保健功效

❶ 鲨鱼鱼翅含有能有效抑制癌细胞生长的物质，食用能够滋补强身、提高免疫功能和骨髓造血功能，还有明显的抗癌作用。

❷ 若化疗后身体较虚弱、食欲不振，也可服食增强体力。

❸ 鱼翅含有的胶原蛋白与人体内所含的相似，食用后可使细胞活化，提高新陈代谢的能力，具有养颜美容的功效。

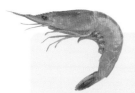

虾

Point 甲壳素可修复受伤细胞

防癌抗癌有效成分
虾红素　　甲壳素

食疗功效
补肾壮阳、帮助发育

- **别名** / 虾子、青虾、沼虾
- **主要产季** / 春 夏 **秋 冬**
- **性味** / 性温味甘
- **营养成分** / 维生素E、维生素C、维生素B₂、维生素B₆、维生素B₁₂、蛋白质、脂肪、钠、钾、钙、镁、磷、铁、锌
- **适用者** / 一般大众
- **不适用者** / 过敏体质者、气喘患者

虾的防癌抗癌成分

- **虾红素** 属于 β-胡萝卜素，是一种有效的抗氧化剂，能清除身体所含自由基，对于氧化伤害修补力很强，可防止癌细胞生长，也可消除时差所带来的不适。
- **甲壳素** 对人体细胞有很好的亲和性，是天然动物性纤维素，可修复受伤细胞，将体内有害物质排除掉，增强身体免疫能力，预防癌症。

防癌&保健功效

1. 虾含有丰富的虾红素、甲壳素、维生素E及牛磺酸，这些物质都有抗氧化作用，也具有抗癌功效。
2. 虾子中含有微量营养素——铜，对于血红素的形成很有帮助，少了它会发生贫血现象。
3. 虾皮有镇静作用，可用来治疗神经衰弱。虾子也含有钙质，有助于身体的骨骼发育良好。

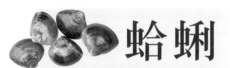

蛤蜊

Point 蛤素能缓和癌细胞生长

防癌抗癌有效成分
蛤素　　黏多糖　　硒

食疗功效
清热解毒、帮助发育

- **别名** / 沙蛤、蛤刺、沙蜊
- **主要产季** / 春 夏 **秋 冬**
- **性味** / 性凉味咸
- **营养成分** / 维生素A、维生素E、维生素C、维生素B₂、维生素B₆、维生素B₁₂、蛋白质、脂肪、钠、钾、钙、镁、磷
- **适用者** / 一般大众、心血管疾病患者
- **不适用者** / 经期或产后妇女、易腹泻者

蛤蜊的防癌抗癌成分

- **蛤素** 能刺激身体对肿瘤产生免疫功能，具有抑制和缓解癌细胞生长的作用。
- **黏多糖** 能够显著提高身体免疫功能，对某些肿瘤具有抑制作用。
- **硒** 有良好的抗氧化作用，可抑制体内致癌物，防止自由基生成，提高全身免疫功能，进而预防癌症。也可清除胆固醇，防止心脑血管疾病发生。

防癌&保健功效

1. 蛤蜊含多种营养物质，是高蛋白、高微量元素、高铁、高钙、少脂肪的食物，它具有降低血清胆固醇的作用。
2. 它所含的维生素A，可防治中老年人慢性病；所含的锌元素，可参与多种酶的合成，帮助生长发育，并能使受创细胞再生，促进伤口的愈合。
3. 蛤蜊也能增强免疫能力，有助于抗癌。

螺

Point 高蛋白低脂肪，适合减重者

防癌抗癌有效成分
锌　　　胶原蛋白

食疗功效
保护视力、减肥瘦身

- **别名** / 田中螺、黄螺
- **主要产季** / 春 秋冬
- **性味** / 性凉味甘咸
- **营养成分** / 维生素E、维生素C、维生素B_2、维生素B_6、维生素B_{12}、蛋白质、钠、钾、钙、镁、磷、铁
- **适用者** / 一般大众
- **不适用者** / 经期或产后妇女、感冒及腹泻患者、过敏者

☺ 螺的防癌抗癌成分

● 锌 是构成免疫细胞的重要元素，缺锌会引起食欲变差，造成免疫缺陷。它也有很强的抗癌活性，可预防癌症。

● 胶原蛋白 是人体合成蛋白质的原料，人体吸收后以水溶液的形式存在于组织中，可改善人体的营养状况，并能帮助新陈代谢，使抵抗力增加，预防坏细胞生长，抑制癌症。

防癌&保健功效

① 螺肉含有丰富的维生素A，对眼睛有益。它所含丰富的蛋白质中，氨基酸充足，有助于保持头脑清醒。

② 螺肉富含钙和锌，可帮助新陈代谢，刺激发育，增进食欲。

③ 螺肉的胶原蛋白含量也很丰富，所含热量较低，是一种高蛋白低脂肪的天然保健品，可作为减肥者的理想食品。

蚬

Point 均衡的维生素与矿物质有助于分泌胆汁

防癌抗癌有效成分
维生素B_{12} 胆碱

食疗功效
强化肝脏、解毒消肿

- **别名** / 蚬子、扁螺、河蚬
- **主要产季** / 春夏 秋冬
- **性味** / 性寒味甘咸
- **营养成分** / 维生素A、维生素E、维生素C、B族维生素、蛋白质、脂肪、钠
- **适用者** / 一般大众、易疲劳者
- **不适用者** / 痛风者、尿酸过高者

☺ 蚬的防癌抗癌成分

● 维生素B_{12} 在体内作为辅酶的功用，是人体生理和代谢时所需的物质，一旦缺乏会对免疫球蛋白的生成造成障碍，并会降低身体免疫能力，使癌症有机可乘。

● 胆碱 可防止肝癌、脂肪肝、肝硬化的发生，它也对新生胎儿的脑部发育有所影响，产妇怀孕时期可适量补充。

防癌&保健功效

① 蚬的肉质美味，富含维生素B_{12}，可增加血红蛋白，预防贫血。

② 含有肌醇，可以分解身体内的脂肪，维生素B_{12}和肌醇结合，还可以清热解毒、强化肝脏。蚬所含的维生素和矿物质都较平衡，有助于胆汁分泌。

③ 蚬肉中所含的钴，对维持人体造血功能和恢复肝功能有良好效果。

牡蛎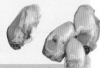

Point 含锌量丰富，可以抗癌

防癌抗癌有效成分
钾　锌　硒

食疗功效
保湿除皱、促进代谢

- **别名** / 蛎黄、蛎蛤
- **主要产季** / 春　冬
- **性味** / 性平味甘咸
- **营养成分** / 维生素A、维生素E、维生素C、维生素B₂、维生素B₆、维生素B₁₂、蛋白质、脂肪、钠、钾、钙、镁
- ○ **适用者** / 一般大众、贫血者、体质虚弱者
- ✗ **不适用者** / 寒性体质者、生肿疮的人

◎ 牡蛎的防癌抗癌成分

● 钾　牡蛎肉中含有钾元素，可促进代谢，并能排出多余的金属和身体废物。

● 锌　对免疫细胞的产生和功能发挥有着极为重要的作用，并有抗癌、抗老化、帮助伤口愈合的作用。

● 硒　可以增强免疫能力，预防癌症。硒含量的高低与癌症的发病率有较直接关系。它也具有保护心血管的功能。

▥ 防癌&保健功效

① 牡蛎所含核酸，能延缓皮肤老化，减少皱纹的形成，达到养颜美容的功效。它也有助于提高肝脏机能，促进体力和脑力的活动。

② 牡蛎所含的蛋白质，可以帮助除去体内的有毒物质，尤其是牛磺酸，具有强而有效的药理活性。

③ 牡蛎的萃取物也对肝脏疾病、糖尿病、肿瘤有不同程度的防治作用。

淡菜

Point 可治疗各种虚劳之症

防癌抗癌有效成分
硒　　不饱和脂肪酸

食疗功效
降低血压、益气补虚

- **别名** / 贻贝、海红、壳菜
- **主要产季** / 夏
- **性味** / 性温味甘
- **营养成分** / 维生素A、维生素E、钾、钠、钙、镁、铁、锰、锌、铜、磷、硒
- ○ **适用者** / 一般大众、咯血者
- ✗ **不适用者** / 急性肝炎患者

◎ 淡菜的防癌抗癌成分

● 硒　可保持人体细胞的正常功能，增强人体免疫力。它有抗氧化能力，可以防止细胞因氧化而受害，影响致癌物的代谢，达到防癌的目的。

● 不饱和脂肪酸　淡菜含有人体内不能自行合成的不饱和脂肪酸，有助于维持身体正常功能的发挥，能够促进新陈代谢，帮助减肥、降血压及预防癌症。

▥ 防癌&保健功效

① 淡菜富含人体所需的氨基酸及必需不饱和脂肪酸，能促进身体发育、保养皮肤，还有降低胆固醇、防癌的作用。

② 中医认为淡菜可治疗各种虚劳之症，若有咯血情形也可食用。

③ 淡菜含有丰富的硒，经常食用有助于防癌。若化疗后需补气养虚，可选择淡菜，不会太油太补而影响食欲。

扇贝

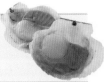

Point 扇贝多肽是天然的抗氧化物

防癌抗癌有效成分
扇贝多肽　　硒

食疗功效
安神解毒、提升免疫力

- **别名** / 海扇、带子
- **主要产季** / 春 夏 秋 冬
- **性味** / 性寒味甘咸
- **营养成分** / 维生素B2、维生素E、蛋白质、钙、锌、锰、磷、镁、硒、钾、铁、矿物质

- **○ 适用者** / 一般大众
- **✗ 不适用者** / 无

😊 扇贝的防癌抗癌成分

- **扇贝多肽** 是一种很好的天然抗氧化物，能阻止日照中的紫外线而使皮肤免受氧化的伤害，可有效地清除身体的自由基，抑制细胞的氧化损害，促进细胞修复，以此预防癌症。

- **硒** 有较强的抗氧化作用，能分解过氧化脂质。若和维生素E结合，可发挥氧化作用，使防癌功效更大。

🦷 防癌&保健功效

1. 扇贝含有的一种酶，有助于抗老防癌。它所含的糖蛋白也能够抑制肿瘤活性，防止免疫功能受到影响。

2. 扇贝也含有牛磺氨基酸，对诱癌物质和促癌物质都有抑制作用，也具有降低血清胆固醇的功用。

3. 扇贝所含的硒元素能够调节身体中的血脂，增强人体抗氧化的能力，提升免疫力。

甲鱼

Point 甲鱼肉可用来防治肝病

防癌抗癌有效成分
超氧化物歧化酶
皂苷　　　　多糖

食疗功效
补益脾胃、降胆固醇

- **别名** / 鳖、团鱼、元鱼
- **主要产季** / 秋 冬
- **性味** / 性平味甘
- **营养成分** / 蛋白质、脂肪、钙、磷、铁、硒

- **○ 适用者** / 一般大众、贫血者、中壮年男性
- **✗ 不适用者** / 过敏者

😊 甲鱼的防癌抗癌成分

- **超氧化物歧化酶** 可增强体内消除自由基的能力，达到抗氧化的目的，并进而防癌。

- **皂苷** 可抑制病菌，调节身体免疫功能，帮助体内抗氧化，消除疲劳并预防癌症。

- **多糖** 可对抗肿瘤，提升免疫能力，并改善因化疗而使身体免疫功能低下的情形，有助于增强体力及消除疲劳。

🦷 防癌&保健功效

1. 甲鱼可以帮助调节身体的免疫功能，提高抗体的存在时间，并具有补钙防癌的功效。

2. 甲鱼的肉常用来防治肝病，它的蛋白质也具有抑制肿瘤细胞生长的功用。

3. 甲鱼中所含的酶，可以降低体内脂质过氧化物的含量，具有良好的抗氧化能力，很适合癌症患者化疗后食用，以补充元气及体力。

奶类为什么能防癌抗癌？

奶类含有很多人体所需要的丰富营养物质，不仅对孩子的发育和代谢调节有很大的作用，也对成人抗老化、防癌有帮助。牛奶特有的乳糖，在人体肠道内能促进乳酸菌的生长和繁殖，并促进钙和其他矿物质的吸收，增强肠的蠕动，促进排泄，帮助通便利尿。

| 奶类家族 | ●优格 ●酸奶 ●鲜乳 ●调味奶 ●全脂奶 ●奶粉 |

特有的乳糖能促进乳酸菌生长

牛奶可供给人体所需的所有氨基酸，牛奶中的酪蛋白分解转化后，能促进钙质被人体吸收，提升免疫力。酪蛋白中含有的磷，对促进大脑发育也有重要的作用。奶中的乳清蛋白可使人体的瘦肉组织增加，脂肪减少，使体态美丽。乳铁蛋白可抑制肠道坏菌的繁殖，活化免疫细胞，直接攻击癌细胞使之坏死。奶中的共轭亚油酸可以清除不好的自由基，防止癌症。

奶中的钙可有效地破坏肠道内致癌物质，使其分解成为非致癌物。牛奶中含有少量的其他糖，如半乳糖、唾液酸乳糖等，这些糖类可抑制肠道病原体结合到肠道细胞上，从而达到保护身体的作用。

酸奶帮助排便顺畅

酸奶中所含的乳酸杆菌，可减少肠道内的坏菌，并增加有益菌的比例，促进肠胃蠕动，使排便顺畅，防止致癌物质产生。它也具有增强免疫力、降低血液中胆固醇的功效。丰富的钙质在乳酸菌的作用下，可转化为更易吸收的乳酸钙，促进儿童、青少年的发育，预防更年期的骨质疏松症。

有益菌活化肠内机能

酸奶的脂肪组织也较易被消化道吸收，能帮助消化道功能差的人摄取脂肪，对于不喜欢喝牛奶或喝牛奶会拉肚子的人，是一个不错的选择。

酸奶可使肠道机能活跃、健康，使肠内不留毒素，肌肤自然健康美丽。它可以加速肠道对钙、铁、磷等营养素的吸收，也可以抑制肠内恶性菌的繁殖与毒素产生。

奶类防癌保健功效

富含营养素	防癌保健功效
胆碱	调节胆固醇
乳糖	促进排泄、通便利尿
酪蛋白	促进大脑发育
乳清蛋白	减少脂肪、瘦身
乳铁蛋白	抑制肠道坏菌的繁殖，活化免疫细胞
共轭亚油酸	清除自由基
钙	帮助发育
镁	缓解心脏疲劳
钾	稳定血流

牛奶

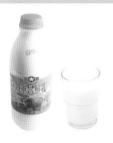

Point 优质全蛋白可增强免疫力

防癌抗癌有效成分

共轭亚油酸　乳铁蛋白
β-酪蛋白

食疗功效

强健骨质、帮助发育

- **别名** / 牛乳、鲜奶、鲜乳
- **主要产季** / 春 夏 秋 冬
- **性味** / 性微寒味甘
- **营养成分** / 维生素A、维生素E、B族维生素、钠、钾、钙、镁、磷、铁、锌、矿物质
- **○ 适用者** / 一般大众、幼儿、青少年
- **✗ 不适用者** / 牛奶过敏者、服用消炎药者、肠胃不适者

😊 牛奶的防癌抗癌成分

● **共轭亚油酸** 是优良抗氧化物质，有助于使细胞中所含的抗氧化酶的活性增加，并可清除对身体不好的自由基，从而维持身体平衡，发挥抗癌的作用。它还能降低身体血液所含的胆固醇和甘油三酯，使人体的免疫功能增加，进而抑制癌细胞产生，阻断癌细胞生长。

● **乳铁蛋白** 可抑制肠道坏菌繁殖，并增加好菌数量，抑制癌细胞所含的一种特有脂质成分的结合，攻击癌细胞使其坏死，防止体内的癌细胞转移、繁殖。

● **β-酪蛋白** 牛奶中的β-酪蛋白，含有强效抗变异原的能力，完全消化为复合多胜肽后，可提升身体的免疫力，抑止癌细胞增长。

🍶 防癌&保健功效

① 牛奶对预防癌症也有一定的效果，常常喝牛奶的人比不喝牛奶的人，患癌症的机会较低。

② 牛奶是补充钙质的重要来源，出生6个月以后的婴儿，若因为母乳营养不够就可加入牛奶补充，牛奶也是2岁之后的最佳母乳替代品。

③ 牛奶中不仅含有丰富的蛋白质，可提供儿童在生长发育时所需的必需氨基酸，更因它是全蛋白，属于优质蛋白，能在充分消化被利用后，增强人体免疫力，调节内分泌。

④ 若喝牛奶会拉肚子，可以试着每天喝一点点就好，先将体内乳糖酶诱发出来之后，再养成每天喝的习惯，可改善拉肚子或胀气的情形。

防癌抗癌食谱 ## 牛奶西蓝花 调节内分泌＋滋养肌肤 *Just for* **2** 人份

■材料
西蓝花半棵、牛奶200克、牛油40克

■调味料
盐4克、淀粉3克

■做法
① 将西蓝花去掉根、茎、叶后，切成块状并洗净。
② 用滚水煮熟后捞出备用。
③ 取牛油30克放入锅中后，放入牛奶、盐一起煮沸，再加入煮过的西蓝花，调好味之后，用淀粉加水勾芡，最后再加入10克牛油即可。

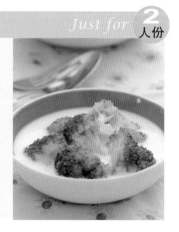

优格

Point 乳酸菌可排除体内坏菌

防癌抗癌有效成分
乳酸菌　　B族维生素

食疗功效
帮助消化、健胃整肠

- **别名** / 酸酪、凝态优酪
- **主要产季** / 春 夏 秋 冬
- **性味** / 性凉味甘酸
- **营养成分** / 维生素A、维生素E、B族维生素、钠、钾、钙、镁、磷、铁、锌

○ **适用者** / 一般大众、排便不顺者

✗ **不适用者** / 乳制品过敏者

😊 优格的防癌抗癌成分

● 乳酸菌 作用于肠胃道中，可以调整肠道细菌生态，能通过分解亚硝胺等致癌物质，使它们失去毒性而无法生长，进一步降低肠癌的发生。

● B族维生素 能帮助人体分解及转化营养素，增强体力，并与系统中抗体和白细胞的产生有关，有助于免疫机能的正常运作，抑制癌细胞。

🦷 防癌&保健功效

❶ 优格的乳酸菌可抑制有害的细菌，让肠道益菌生长，进而促进体内碳水化合物的新陈代谢、氨基酸的合成，延缓肿瘤的发生，迅速修补损伤的DNA，保护DNA免于再受到致癌物质的伤害，降低毒素入侵体内，进而提升身体免疫力，防止患肠癌。

❷ 优格可保持消化道顺畅，帮助排除宿便。

酸奶

Point 帮助肠内蛋白质吸收
预防肠癌

防癌抗癌有效成分
乳酸菌　　蛋白质

食疗功效
调理肠道、降胆固醇

- **别名** / 酸乳、发酵乳、优酪乳
- **主要产季** / 春 夏 秋 冬
- **性味** / 性凉味甘酸
- **营养成分** / 维生素A、维生素E、B族维生素、钠、钾、钙、镁、磷

○ **适用者** / 一般大众、排便不顺者、高血脂患者

✗ **不适用者** / 乳制品过敏者、胃酸过多者

😊 酸奶的防癌抗癌成分

● 乳酸菌 可通过发酵乳糖，产生大量的乳酸，抑制肠内害菌，帮助肠内物质消化吸收，增强身体的免疫能力，预防肠癌产生。

● 蛋白质 奶中的蛋白质进入胃之后，会被分解为机能性胜肽等物质，它能对胃产生保护作用，使胃免于受到癌细胞的攻击，进而防止癌症发生。

🦷 防癌&保健功效

❶ 酸奶的乳酸菌可在肠胃道中减少有害细菌合成致癌物质，有利于消化系统，并能分泌可增强免疫力的成分，防止身体中的不好胆固醇形成。

❷ 酸奶含有丰富的蛋白质、钙质，容易被身体吸收利用，对促进牙齿、骨骼的发育很有帮助。所含的维生素，可降低皮肤中的黑色素形成，保持皮肤的白皙。

健康饮品为什么能防癌抗癌?

我们生活当中,有很多机会可以喝到健康饮品,如天天品尝的茶、象征品味的红酒等。其实每天小酌一杯红酒或是喝绿茶、泡功夫茶的习惯,对身体是有好处的,因为这些活动除了可以放松心情外,在喝进肚子的同时,也喝下了很多对身体有益的成分。

健康饮品家族 ●绿茶 ●茶叶 ●红酒 ●啤酒 ●豆浆 ●咖啡 ●醋

红酒多酚是天然抗氧化物

红酒中含有很多黄酮类物质,它具有防癌效果,而红酒也含花青素,具有强大的抗氧化功用;另外,红酒所含的多酚物质,是一种天然的抗氧化物,能消灭癌细胞,也能预防自由基危害身体,保护健康的细胞不受伤害。所以,喝红酒能延缓衰老、预防心脑血管病、预防癌症,适量摄取对某些癌症有预防效果。喝红酒也能促进血液循环、降低血压,并且有美容养颜的功效。有些人有餐前喝啤酒的习惯,除了能够控制体重之外,啤酒中所含的植物纤维、黄腐酚等成分,也能够抑制癌细胞,降低身体的坏胆固醇。

绿茶多酚可阻断致癌物合成

绿茶中含有茶多酚,除了能够提振精神外,也是很好的抗氧化物,有抑制癌细胞的功效,能预防癌症。绿茶也有利于降低胆固醇,防止血液黏稠。绿茶以外的茶叶,抗氧化活性很高,能阻断多种致癌物质在体内的合成,抑制细胞基因的突变;它也含有对付癌症有效的硒和锌元素,除了防癌之外,还能加强身体的免疫能力。茶叶中的维生

素C可抗氧化,帮助防癌。

豆浆中的异黄酮可抑制癌细胞

很多人把豆浆、咖啡当作每天的早餐饮品,豆浆中所含的异黄酮,有助于抑制癌细胞的增生繁殖,也有防癌的功效。一早煮杯咖啡来喝,除了香味有助于提神醒脑外,咖啡还含有防癌的成分,也是对身体有益的健康饮品之一。

健康饮品防癌保健功效

富含营养素	防癌保健功效
维生素C	清除自由基、刺激脑部
儿茶素	抗氧化、防癌
多酚	预防自由基危害身体
植物纤维	控制体重
黄腐酚	降低身体不好的胆固醇
白藜芦醇	抗发炎、抗癌
花青素	强大的抗氧化功能
谷胱甘肽	抗氧化、增强免疫力
硒、锌	加强身体的免疫能力
钙	强健骨骼

绿茶

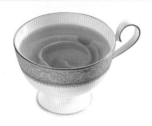

防癌抗癌有效成分

儿茶素　　　维生素C

食疗功效

去除黑斑、分解脂肪

- **别名** / 不发酵茶
- **主要产季** / 春夏秋冬
- **性味** / 性平味甘
- **营养成分** / 维生素A、维生素E、维生素B₁、维生素B₂、维生素B₆、钾、钙、镁、磷、铁、锌、膳食纤维

- **适用者** / 一般大众、想减肥者
- **不适用者** / 肾脏疾病者、神经衰弱易失眠者

绿茶的防癌抗癌成分

- 儿茶素　绿茶中的抗氧化成分，可以活化人体内的抗癌酶，干扰癌细胞的繁殖增生，又不致伤害肠内有益菌的繁衍，对防癌有作用。它也能促进胃液分解脂肪，增加新陈代谢，进而可以控制体重。它对抑制血中所含胆固醇和甘油三酯颇有效果，所以可以帮助控制血糖及血压。

- 维生素C　能防止身体自由基的形成。在新陈代谢的过程中，身体所产生的自由基会起氧化作用，伤害细胞，产生很多对人体不好的化学反应，而维生素C是天然的抗氧化物，可以防止自由基的活化作用，进而降低发生癌症的概率，它的抗氧化作用也对去除黑斑、皱纹和雀斑有效果。

防癌&保健功效

1. 绿茶具有治疗头痛、忧郁、风湿和防癌等效果，也具有很好的防止胃部癌变功能。
2. 绿茶的茶多酚物质，能抗氧化及抑制癌变，一天饮较多绿茶的女性与饮绿茶不足一杯者相比，患癌风险较低。
3. 茶多酚可使肿瘤收缩，有利于降低胆固醇、防止血液黏稠，因此有预防癌症功能。
4. 绿茶也具有减轻肝脏损伤的功效，它还有助于消除压力、强化免疫系统。经常饮用绿茶还能使卒中及心血管疾病的概率降低。
5. 绿茶也具有包覆病毒、细菌的能力，体质弱的人可养成饮用绿茶的习惯，预防感染。

防癌抗癌食谱

番茄绿茶汤　整肠杀菌＋预防高血压

Just for **1** 人份

■材料
番茄150克、绿茶2克
■调味料
盐适量

■做法
1. 先将番茄洗净后，用开水烫过去皮，再将它捣碎。
2. 将绿茶加入番茄，混合置于汤碗内。
3. 加入约400毫升水，煮滚后加盐调味即可食用。

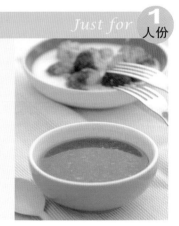

茶叶

Point　茶多酚保护细胞避免突变

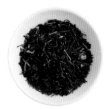

防癌抗癌有效成分

茶多酚　　　维生素C
维生素E　　硒

食疗功效

生津止渴、减轻疲劳

- **别名** / 槚、荈、莽、茗
- **主要产季** / 春 夏 秋 冬
- **性味** / 性凉味甘苦
- **营养成分** / 维生素A、维生素E、维生素B2、维生素B6、钠、钾、钙、镁、磷、铁

- **适用者** / 一般大众、想减肥者
- **不适用者** / 消化道溃疡者、心脏病患者

茶叶的防癌抗癌成分

- **茶多酚** 茶叶中所含的茶多酚，具有抗氧化的作用，能抑制癌细胞的生长和扩散，可保护细胞避免突变，达到防癌的作用。

- **维生素C** 能够帮助结缔组织内的胶原蛋白强化内脏功能，抵抗坏血病，也能防止身体产生不良物质，在体内产生抗氧化作用，进而帮助身体解毒，预防癌症。

- **维生素E** 能防止体内不饱和脂肪酸及其他维生素被氧化，减少人体对氧的需要，而对癌细胞产生抑制的作用。

- **硒** 具有抗氧化的作用，可清除身体的自由基，抑制致癌物的形成，具有预防癌症的功效。它与维生素E结合的话，会发生更为有效的抗氧化作用，达到更好的防癌效果。

防癌&保健功效

1. 茶叶中所含的儿茶素具有抑制病菌、消炎的效果，它也能增强肠道蠕动能力，治疗便秘、下痢，而且有预防癌症的效果。
2. 茶叶中的维生素A能预防夜盲症，它富含的纤维质有助于瘦身及消化。
3. 若要挑灯夜战，茶叶中的咖啡因，可使脑部组织增加肾上腺素的分泌，使交感神经呈现兴奋状态，有助于暂时性提神醒脑，并且有利尿作用，可使尿中乳酸顺利排除，进而减轻疲劳。
4. 茶叶中含有维生素C，可使皮肤洁白，并有延缓老化之功效，也能帮助刺激脑部。

防癌抗癌食谱　**茶香糖醋虾**　提神醒脑＋抑菌消炎　*Just for* **2人份**

■材料
茶叶50克、虾子250克

■调味料
盐3克、砂糖7克、米酒10克、醋8克、玉米粉3克、香油5克

■做法
1. 将茶叶洗净，放入清水加少许盐泡一下，捞出沥干水分备用。
2. 虾子去除虾线洗净，沥干水分之后待用。
3. 热锅放入虾子炒至呈红色，加入调味料、茶叶翻炒后，用玉米粉水勾薄芡，淋入香油即可。

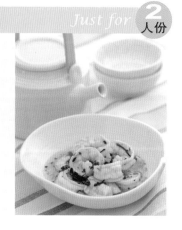

红酒

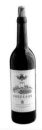

防癌抗癌有效成分

白藜芦醇　栎皮黄素
原花青素二聚体

食疗功效

延缓衰老、美肌嫩白

- **别名** / 红葡萄酒
- **主要产季** / 春夏**秋冬**
- **性味** / 性温味辛
- **营养成分** / 蛋白质，维生素B₂、维生素B₆、钠、钾、钙、镁、磷、铁、锌、矿物质

- ○ **适用者** / 一般大众、经痛困扰和更年期女性、身体健康的老人
- ✗ **不适用者** / 高血脂者、肝脏疾病患者、严重溃疡患者

☺ 红酒的防癌抗癌成分

- ● **白藜芦醇** 可降低癌细胞的蛋白质功能，促进细胞的活动和再生，并能抑制恶性细胞癌变及肿瘤扩散，保护正常组织不受放射线的有害影响，达到抗癌、抗炎及抗老化的功效。它也可防止血小板凝集所造成的血栓，预防血栓病。

- ● **原花青素二聚体** 在体内的抗氧化、清除自由基的能力极强，可使实验老鼠的乳腺癌肿瘤变小，并能调节女性体内的雌激素抑制乳腺癌。每天小酌一杯红葡萄酒，就能远离乳腺癌威胁。

- ● **栎皮黄素** 是一种抗癌物质，存在于葡萄的果皮中，带皮发酵的红葡萄酒，可把栎皮黄素高度浓缩，阻止体内的细胞出现变异，控制癌细胞的生长，达到防癌抗癌作用。

🍶 防癌&保健功效

1. 红酒中存在的白藜芦醇，是天然抗氧化剂，能破坏、消灭癌细胞，让健康的细胞不受到影响，并能延缓衰老、预防心脑血管病、预防癌症，也有美容养颜的功效。

2. 葡萄酒含有丰富的营养成分，可以补血，降低胆固醇，促进血液循环、降低血压，降低罹患心脏、血管疾病的概率。当然，过量饮酒反而会危害健康。

3. 每天喝一小杯红酒，能提高血液中高密度脂蛋白，防止胆固醇沉积于血管内膜。

防癌抗癌食谱 **红酒烩梨** 预防心脏病＋美容抗老 *Just for* **2人份**

■材料
梨2个、红酒300毫升
■调味料
糖30克，肉桂豆蔻粉、蜂蜜各少许

■做法
1. 将梨去皮，对切并用牙签戳洞。
2. 将红酒、梨放入锅中，梨子要完全浸到红酒中，煮到把酒精烧光为止。
3. 加糖并转小至小火，加入少许肉桂豆蔻粉香料，盖上锅盖煮半小时起锅摆盘，再淋上蜂蜜点缀即可。

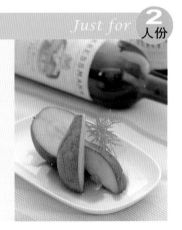

啤酒

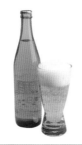

Point 黄腐酚可有效抑制癌症

防癌抗癌有效成分

黄腐酚　　类黄酮
谷胱甘肽

食疗功效

消除酸痛、减轻压力

- **别名** / 发酵饮料
- **主要产季** / 春 夏 秋 冬
- **性味** / 性凉味甘苦
- **营养成分** / 维生素B2、维生素B6、烟酸、钠、钾、镁、磷、铁、矿物质

- **○ 适用者** / 一般大众
- **✗ 不适用者** / 痛风者、尿酸偏高者、溃疡病患者

☺ 啤酒的防癌抗癌成分

● 黄腐酚 是在啤酒花中找到的抗癌化学物质，它会让啤酒产生香气，同时能抑制细胞癌变，并分解致癌物质，在早期控制癌细胞的生长，具有预防乳房、结肠、子宫及前列腺出现癌变的功效。黄腐酚还能促进雌激素的分泌，对于更年期妇女的健康有帮助。

● 类黄酮 可以减少氧化自由基在身体内堆积，避免对人体有益的高密度脂蛋白遭到氧化，防止心血管病的发生，具有延缓衰老的作用，并且有防癌的功能。

● 谷胱甘肽 是抗氧化物质，可减少身体的氧化反应，消除存在于体内的自由基，为身体解除毒素，加强免疫系统功能，让身体有更好的恢复能力，并能预防癌症。

🛡 防癌&保健功效

❶ 啤酒含有丰富的黄腐酚，可抑制诱发癌症的酶，并且有助于人体排解致癌物，它还有助于降低坏胆固醇。

❷ 啤酒营养丰富，富含植物纤维、叶酸和可溶性纤维，这些都对心脏健康有益。

❸ 适度饮用啤酒也有减压效果，运动后适量喝点啤酒有助于消除肌肉酸痛和身体疲劳。

❹ 啤酒中的钾有利尿和排泄盐的作用，它也含有单宁，能防止龋齿或蛀牙出现。啤酒中还含有能够提高骨骼密度的矿物质食用矽，可降低骨质疏松症风险。

 防癌抗癌食谱 ## 啤酒蛋饼　健脾开胃+缓解压力　*Just for* ② 人份

■材料
鸡蛋150克、面粉25克
■调味料
啤酒250克，洋葱、蘑菇各25克，芹菜20克，柠檬汁10克，盐、姜、胡椒粉各3克

■做法
❶ 将鸡蛋和面粉、洋葱末、盐、姜末、胡椒粉搅拌均匀，摊在煎锅上成蛋饼。
❷ 将蛋饼放入热锅，再加上蘑菇、啤酒、柠檬汁后煎熟。
❸ 捞出装盘，盘边撒上熟芹菜末即可食用。

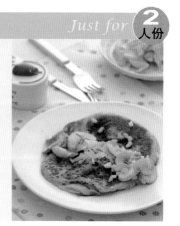

豆浆

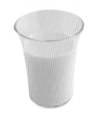

Point 大豆异黄酮能延缓肿瘤发生

防癌抗癌有效成分

异黄酮　　锗　　皂苷

食疗功效

预防骨质疏松
清肺化痰

- **别名** / 豆奶、豆腐浆
- **主要产季** / 春 夏 秋 冬
- **性味** / 性平味甘
- **营养成分** / 蛋白质、脂肪、B族维生素、钠、钾、钙、镁、磷、铁、锌、膳食纤维

- **适用者** / 一般大众、女性、心血管疾病患者
- **不适用者** / 慢性肠炎患者、易腹泻者

◎ 豆浆的防癌抗癌成分

- **异黄酮** 能延缓乳腺肿瘤的发生、抑制其转移，可间接抑制癌细胞增生。它也具有预防骨质疏松、抗氧化、延缓动脉硬化的功用。

- **锗** 豆浆里含有丰富的有机锗，锗元素活性可降低血压、预防动脉硬化并能预防癌症。当锗进入体内，会把氧带进细胞中，使体内氧含量增加许多，如此一来可清除氧自由基，使血液净化，加速新陈代谢，增强身体的免疫能力。

- **皂苷** 可清除体内不好的自由基，达到抗氧化和降低过氧化脂质的作用，能降低血中胆固醇和甘油三酯的含量，防止动脉硬化和心脑血管疾病发生。它还有显著的抗癌活性，具有抑制肿瘤细胞生长的作用，另外它也具有抗血栓的作用。

🥤 防癌&保健功效

1. 豆浆的原料是大豆，其中含有植物雌激素黄豆苷原、大豆蛋白、异黄酮、卵磷脂等物质，不仅对乳腺癌、子宫癌等有一定的预防保健作用，还是一种天然的雌激素补充剂。

2. 异黄酮能在人体内抗氧化、诱导细胞分化，还能抑制细胞繁殖和血管形成，达到防癌功能，同时也能预防骨质疏松症。

3. 每天养成喝一杯鲜豆浆的习惯，它所含有的维生素，可明显改善女性的体态和体质，延缓皮肤衰老、养颜美容。

4. 豆浆中含有可以降低、排出胆固醇的大豆蛋白质和大豆卵磷脂，可改善血液循环。

 防癌抗癌食谱 **豆浆南瓜汤** 养颜美容＋减肥瘦身 *Just for* **1人份**

■**材料**
豆浆250克、南瓜250克、干百合30克
■**调味料**
蜂蜜15克

■**做法**
1. 将南瓜去皮、去籽后，切成块状；干百合先洗净后浸泡一晚。
2. 倒入500克清水煮沸后，放入南瓜和百合，并用小火炖至南瓜变软，再倒入豆浆煮沸。
3. 加入少许蜂蜜即可食用。

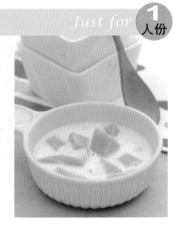

咖啡

防癌抗癌有效成分

氯原酸　　咖啡因

食疗功效

消除疲劳、提神醒脑

- **别名** / 珈琲
- **主要产季** / 春 夏 秋 冬
- **性味** / 性温味甘苦
- **营养成分** / 维生素A、维生素E、维生素B₁、维生素B₂、维生素B₆、维生素C、钠、钾、钙、镁、磷、铁、锌

- ⭕ **适用者** / 一般大众
- ❌ **不适用者** / 孕产期妇女、儿童、有胃病者

😊 咖啡的防癌抗癌成分

- ●氯原酸 氯原酸在到达回肠前，大多被人体消化道吸收，剩下的在通过小肠与大肠时，能够对肠道起保护作用而发挥预防肠癌的作用。

- ●咖啡因 能够调节细胞中的信息传递，进而影响细胞的生长分裂。因此人们推测咖啡因可能具有开发成为抗癌药物的潜力。

🦷 防癌&保健功效

① 一杯刚煮沸的咖啡香味，可以提神醒脑，促进思考能力。

② 喝咖啡是一种享受，可以缓解压力、放松心情，间接预防忧郁。它也能够促进消化，改善便秘。

③ 餐后饮用咖啡，能促进胃液分泌，帮助消化。喝黑咖啡可以加快新陈代谢，有助于控制体重。有胃病的人，应该避免空腹喝咖啡或过量饮用咖啡。

醋

防癌抗癌有效成分

维生素 E　　醋酸

食疗功效

预防感冒、促进代谢

- **别名** / 食醋、陈醋、米醋
- **主要产季** / 春 夏 秋 冬
- **性味** / 性温味酸
- **营养成分** / 维生素B₆、维生素C、钠、钾、钙、镁、磷、铁

- ⭕ **适用者** / 一般大众、高血压患者、过敏及风疹患者
- ❌ **不适用者** / 胃酸过多者、服用碱性药物者、筋骨酸痛者

😊 醋的防癌抗癌成分

- ●维生素 E 具有良好的氧化作用，可带给血液所需的氧，改善血液循环，增加细胞带氧量，防止氧化物侵害，预防癌症。

- ●醋酸 能有效地维持人体内环境酸碱度的平衡，分解癌细胞膜，排除致癌病毒，进而有防癌的作用。醋酸也能抑制脂肪的合成，使脂肪不易堆积，让血液清澈不黏稠。

🦷 防癌&保健功效

① 醋含有强效醋酸酶，可分解癌细胞膜，排除致癌病毒。醋酸也可清除血液中的脂肪酸、胆固醇，避免脑血管疾病。

② 醋是天然发酵物，含有丰富的酶，能促进新陈代谢，增强身体免疫力，也可分解排除体内的毒素病菌，避免感冒生病。

③ 醋会使血液呈弱碱性，降低血压，防止卒中、心脏病。

蜂类食品为什么能防癌抗癌?

蜂蜜是蜜蜂从植物的蜜腺采集而来的花蜜，经过酿制储存在蜂巢里的一种具有甜味的黏稠液体，营养丰富又有抗癌作用，其主要成分为糖类。蜂蜜含有的维生素较低，但是种类多，所含的生物激素、叶绿素的衍生物、叶黄素等丰富成分，可用来滋补老年人体力，也可帮助中年人来强身；所含的咖啡酸，对于防止肠癌也很有帮助，能阻止恶性细胞在体内扩散转移，也能使化疗患者所服用的药性增强。

蜂类食品家族	●蜂蜜　　●蜂王浆　　●花粉　　●蜂胶

蜂王浆提高身体免疫力

蜂类食品中的蜂王浆有很多功效，除了含有B族维生素，可以促进脑神经系统的兴奋，提升记忆力之外，它含有的激素，能帮助恢复皮肤、肌肉及软骨组织的功能，对于人类的肝脏也极有好处。它含有的蜂乳酸还可有效防治恶性肿瘤，抑制癌细胞繁殖，对于提高身体的免疫能力和体力也有功效，并能帮助化疗患者减轻身体的不适感。

花粉也是蜂类食品，除了能增强抗病能力、延缓衰老、补血、提高智力、促进发育之外，它含有的多糖类还能增强人体的免疫能力，预防癌症。另外，花粉也含有许多能帮助抗氧化的物质，并且有美容的功效。花粉中的黄酮类除了有防癌作用外，也能有效清除血管壁上脂肪的沉积，从而达到软化血管和降血脂的作用。

蜂胶中的黄酮人体无法自行合成

蜂胶对饮食中的致癌物质表现出很强的抗变异性，可抑制致癌物的代谢活性，促进肿瘤坏死。它含有多酚类物质及具有保健作用的黄酮类，黄酮类是人体必需营养素之一，在体内无法自行合成，只能从饮食中摄取，可以调节生理和免疫功能，增强巨噬细胞的吞噬能力，提高自然杀伤细胞的活性，也可增加抗体产量，提高抗病力与自愈力。黄酮也可降低血管的脆性与渗透性，可改善血液循环，净化血液，降胆固醇及血液浓度，防止动脉硬化和抗血栓形成。

蜂类食品防癌保健功效

富含营养素	防癌保健功效
维生素A	加强免疫能力
维生素C	抗氧化、防癌
咖啡酸	阻止恶性细胞在体内扩散
癸烯酸	杀菌抑癌
花粉多糖	加强免疫能力
类腮腺激素	抑制癌细胞
蛋白激素	恢复皮肤、肌肉及软骨组织的功能
蜂乳酸	提高免疫力和体力
黄酮类	增强巨噬细胞吞噬能力
矿物质	活化人体内的酶

蜂蜜

防癌抗癌有效成分
咖啡酸苯乙酯 维生素C

食疗功效
润肺止咳、健脾益胃

- **别名** / 蜂糖、蜜糖、石蜜
- **主要产季** / 春 夏 秋 冬
- **性味** / 性平味甘
- **营养成分** / 蛋白质、脂肪、维生素B2、胆碱

O **适用者** / 一般大众、女性、肠胃吸收不佳者

✗ **不适用者** / 糖尿病患者、一岁内婴儿

🙂 蜂蜜的防癌抗癌成分

- 咖啡酸苯乙酯 蜂蜜中的咖啡酸苯乙酯能有效防止结肠癌的发生，也能防止癌细胞向身体的其他部位转移和扩散，并增强正在使用的化学药物的作用效果。

- 维生素C 具有抗氧化作用，能增强免疫能力，保护人体健康。因能改善人体摄入的抗氧化物质，对癌细胞还有一定的抑制作用。

防癌&保健功效

1. 蜂蜜中含有很高的抗氧化成分，能清除人体内不好的自由基，达到抗癌防衰老的作用。
2. 蜂蜜含有很多种类的酶，可帮助消化和吸收。蜂蜜含有胆碱，可振奋精神、消除疲劳。
3. 常吃蜂蜜能排出身体毒素，并有美容养颜的功效，对防治心血管疾病和神经衰弱等症也很有好处。

蜂王浆

防癌抗癌有效成分
癸烯酸　　类腮腺激素

食疗功效
活血养颜、抗老防衰

- **别名** / 蜂王浆
- **主要产季** / 春 夏 秋 冬
- **性味** / 性平味甘
- **营养成分** / 维生素E、维生素B1、维生素B2、维生素B6、烟酸、钠、钾、钙、镁、磷、铁、锌

O **适用者** / 一般大众、易疲劳倦怠者

✗ **不适用者** / 气喘者、过敏者

🙂 蜂王浆的防癌抗癌成分

- 癸烯酸 具有很强的杀菌能力，可以抑制癌细胞繁殖增长，增进身体的新陈代谢，并提高身体免疫力，改善虚弱体质，促进组织再生，达到抗衰老的功用。

- 类腮腺激素 可以抑制癌细胞分裂，使癌细胞变得无活力，而且能抑制病毒，并能帮助化疗患者减缓不适，有效减轻痛苦。

防癌&保健功效

1. 蜂王浆中含有珍贵的癸烯酸，可使癌细胞不再繁殖扩散，由此抑制癌症，并能减轻癌症患者的疼痛。
2. 蜂王浆中含量甚高的维生素B2与烟酸，对于食用到腹内的一些色素、氨等致癌物有解毒的效用。
3. 蜂王浆还具有抗发炎、促进糖尿病人伤愈速度的功能，也有改善慢性疲劳症候群的功能。

花粉

防癌抗癌有效成分

花粉多糖　　黄酮类
维生素A　　维生素C

食疗功效

增强抵抗力、调节血脂

- **别名** / 蜂花粉、虫媒花粉
- **主要产季** / 春 夏 秋 冬
- **性味** / 性平味甘
- **营养成分** / 维生素A、维生素E、维生素B1、维生素B2、维生素B6、维生素C、钾、钙、镁、铁、锌、膳食纤维

- ○ **适用者** / 一般大众、女性
- ✕ **不适用者** / 孕妇、过敏者

🙂 花粉的防癌抗癌成分

- ● 花粉多糖 可增强人体的免疫功能，提高人体抗癌能力。

- ● 黄酮类 具有抗氧化作用，可破坏致癌物的毒性，阻断癌细胞发生。

- ● 维生素A 可增强免疫力，抑制癌细胞增长及促进组织细胞正常功能的发挥。

- ● 维生素C 可增强免疫功能，对抗并消灭癌细胞，解除外来致癌物的毒性，以及防止癌症的发生。

🐨 防癌&保健功效

1. 花粉可明显地增强免疫细胞的活性，对肿瘤转移有抑制作用，能促进好细胞的活性，增强身体的抵抗能力。

2. 花粉具有调节血脂的功能，可有效预防动脉硬化，保护心脑血管；所含的营养成分有助于延缓皮肤氧化作用，可增强皮肤新陈代谢，女性吃了能够美容养颜和延缓衰老。

蜂胶

防癌抗癌有效成分

咖啡酸苯乙酯　　黄酮

食疗功效

抑制肿瘤、净化血液

- **别名** / 蜂巢蜡胶、蜂房
- **主要产季** / 春 夏 秋 冬
- **性味** / 性平味甘
- **营养成分** / 维生素A、维生素C、维生素D、维生素E、B族维生素、铜、锌、铁、镁、铝

- ○ **适用者** / 一般大众、免疫力差的人、轻微感冒或发炎者
- ✕ **不适用者** / 蜜蜂制品过敏者

🙂 蜂胶的防癌抗癌成分

- ● 咖啡酸苯乙酯 可以降低脂质的氧化作用，消除细胞中的自由基，预防细胞变异。它还能有效杀灭肿瘤细胞而不伤害正常细胞，降低癌细胞的增长率，预防癌症。

- ● 黄酮 具有抗氧化作用，对于细胞损害也具有修补及保护的作用，并能增强免疫力，有利于抑制癌细胞的繁殖。

🐨 防癌&保健功效

1. 所含黄酮类能抑制致癌物质代谢活性，增强正常细胞膜活性，分解细胞周围的纤维蛋白，防止正常细胞癌变或癌细胞转移扩散。

2. 蜂胶可增强细胞与体液的免疫功能，对高血脂、高胆固醇、高血液黏稠度有明显的调节作用。

3. 蜂胶也有助于排除身体毒素、净化血液、改善循环，阻止脂质过氧化。

保健食品为什么能防癌抗癌?

现代人常有食用保健食品的习惯，甚至会拿它当作礼品赠送，这些保健食品中，大多含有对身体有益的维生素、矿物质等营养成分，很适合作为营养补给品，适量补充这些保健食品，可以改善体质、强化我们的免疫系统，并且有预防癌症的作用。

 保健食品家族

●鱼肝油　●鲨鱼软骨素　●啤酒酵母　●甲壳素
●大蒜精　●灵芝　　　　●樟芝　　　●螺旋藻

保健食品可以适时补充营养

虽然保健食品中所含有的成分，大多可从日常食物中摄取，但在现代忙碌的社会里，很多人三餐都外食，很容易造成营养不均衡的情形，所以需要适时补充一些保健食品，以补充营养，保养身体，增强体力。有些保健食品也含有防癌成分，适量摄取可以帮助去除体内所存的废物毒素，消除过多自由基，抑制癌细胞的成长和扩散，进而达到辅助防癌的功效。

像是保健食品中的鲨鱼软骨素，它所含的软骨素，不仅有增强免疫力的功能，还可降低血压及胆固醇含量，也可避免体内自由基产生，有助于预防癌症的发生。

啤酒酵母可抗氧化

有很多可抗氧化的物质，如啤酒酵母中所含的谷胱甘肽成分，它能帮助对抗身体所存的不好物质，使身体产生抗氧化作用，排除体内毒素，达到防癌的功效。

另外用来控制体重的甲壳素，它除了能够促进身体的新陈代谢外，也能在体内做"环保"，排出身体所积存的废物，以免在体内久留产生有害的致癌物质，进而能够产生防癌的功用。

适时适量摄取保健食品

保健食品最大的功能就是补充身体中所不足却需要的物质，这些营养成分有时想从食物直接摄取的机会并不多，若可以借由食用保健食品来补充，就能达到帮助身体抗氧化及养生防癌的目的。不过要注意的是，保健食品的摄取要适时适量，摄取过多有时对身体也是负荷。

保健食品防癌保健功效

富含营养素	防癌保健功效
几丁质	增强免疫力
蛋白质	抗癌、增强免疫力
黏多糖	强健骨骼
谷胱甘肽	排除毒素
甲壳素	帮助新陈代谢
软骨素	避免体内自由基产生
膳食纤维	保持肠道健康
维生素D	有助于生长发育
硒	清除体内自由基
钙	强健骨骼

鱼肝油

Point 缺少日照的人
可吃鱼肝油补充钙

防癌抗癌有效成分

维生素A　　维生素D

食疗功效

保护眼睛
预防骨质疏松

- **别名** / 清鱼肝油、鱼肝油酸钠
- **主要产季** / 春夏秋冬
- **性味** / 性寒味甘咸
- **营养成分** / 维生素A、维生素D、维生素B₁、维生素B₂、脂肪、烟酸

○ **适用者** / 一般大众、儿童、想促进视力健康者

✗ **不适用者** / 对海产品过敏者

😊 鱼肝油的防癌抗癌成分

● **维生素A** 鱼肝油中富含的维生素A，可抑制癌细胞生长，增强身体的免疫功能，加强身体对癌症的抵抗能力，进而达到预防癌症的效果。维生素A摄取不足，致癌物质就很容易使组织细胞代谢紊乱，让癌细胞有机可乘，因此要注意摄取适量。

● **维生素D** 血液中维生素D的含量多寡，与直肠癌、乳腺癌的患病率有一定关系；维生素D缺乏时，可能会形成软骨症、骨质疏松症；过多时会使血清钙上升，甚至导致便秘、食欲不振。平时能从日晒中获取维生素D，不过现代人普遍害怕晒太阳，血中的维生素D大多不足，因此可以适量食用鱼肝油来补充。

🎗 防癌&保健功效

① 鱼肝油也具有良好的抗氧化作用，可提高人体的免疫功能，防止细胞组织因氧化而受损，并能抑制正常的上皮细胞转变成为癌细胞，是可促进人体免疫功能的一种抗癌物质。

② 鱼肝油也富含维生素D，能促进钙、磷被肠道吸收，有助于生长发育。平时可以从蛋类、深绿色蔬果中获取维生素D，也可利用鱼肝油来补充。

③ 假如婴儿母乳不足或断乳后未及时添加蛋黄、动物肝脏等富含维生素A和维生素D的食品，或是患有慢性腹泻、肝胆的疾病，会影响维生素A和维生素D的吸收；或是缺少日照的人，都可以通过摄取鱼肝油来补充。

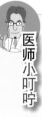

医师小叮咛

◆ **孩童的优良保健食品** 鱼肝油含有丰富的维生素A和维生素D，很多家长会从小就给孩子补充食用。除了可保护孩童视力外，也能促进其生长发育。

◆ **鱼肝油不是鱼油** 千万不能将鱼肝油当作鱼油吃，因为维生素A与维生素D属于脂溶性维生素，超量摄取会来不及代谢，引起维生素中毒，过量则而会造成身体不必要的负担。

◆ **建议使用量** 软糖形式300毫克，一天2～3颗，或糖浆形式5毫升加温开水服用。四岁以下儿童一天一次，四岁以上一天三次。

◆ **摄取过量的危害** 鱼肝油摄取过量，会有恶心、呕吐等症状。长期大量服用会造成慢性中毒、脑压上升及肝脏负荷量过大，甚至使肝衰竭。

鲨鱼软骨素

| *Point* | 可抑制血管新生而防癌 |

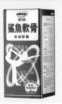

防癌抗癌有效成分

黏多糖体　　软骨素
骨胶蛋白素

食疗功效

保护关节、消除疲劳

- **别名** / 鲨鱼丸、鲨鱼软骨、软骨粉
- **主要产季** / 春 夏 **秋 冬**
- **性味** / 性平味咸
- **营养成分** / 维生素A、维生素E、维生素B₁₂、蛋白质、碳水化合物、钙、磷

- **○ 适用者** / 一般大众、类风湿性关节炎患者
- **✗ 不适用者** / 成长中儿童、哺乳妇女、心血管疾病者

😊 鲨鱼软骨素的防癌抗癌成分

- ● **黏多糖体** 可缓和关节炎、痛风、风湿痛的症状，也能增加软骨和钙质，并可防止癌细胞扩散，抑制肿瘤细胞的生长，预防癌症的发生。

- ● **软骨素** 可促进人体生长发育，清除血管中的沉淀物，并可降低血管胆固醇含量，防止动脉硬化，增加脂肪和脂肪酸的转化，促进细胞新陈代谢，同时还有缓和抗凝血、消炎、镇痛的作用。它也具有抗肿瘤的作用，并能加强皮肤弹性，延缓细胞老化，达到消除皱纹的功效。

- ● **骨胶蛋白素** 鲨鱼软骨内含的骨胶蛋白素，可以有效抑制癌细胞生长及蔓延，并可增强人体免疫功能，具有辅助防癌的作用。

🦷 防癌&保健功效

① 鲨鱼软骨素取自鲨鱼的软骨组织，它可抑制血管生长，而癌症之所以能在体内蔓延，就是因为癌细胞善于创造自己的血管生长，一旦能抑制，就能预防癌症。

② 鲨鱼有大量的软骨，因此有助于抗癌，它的主要成分包括黏多糖及氨基酸。黏多糖类具有抗癌功效，并可保护骨关节，活化人体的关节组织，缓解老年关节炎的疼痛，保持关节正常运作。

③ 黏多糖类有助于恢复体力，协助身体柔软化，活化细胞，延缓衰老。鲨鱼软骨可以抗发炎及防止骨质疏松，提高身体免疫力，预防癌症。

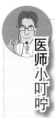

医师小叮咛

◆ **儿童及孕妇不宜食用** 鲨鱼软骨的主要作用在于阻断新生血管的生成，正在生长发育中的儿童不宜服用，而孕妇的胚胎在母体中的血管新生作用很频繁旺盛，因此怀孕妇女绝对不可以使用鲨鱼软骨产品。

◆ **心血管疾病患者不宜食用** 鲨鱼软骨会使血管壁内的一氧化氮浓度下降，不适合心血管疾病患者。

◆ **保健食用法** 市面上的鲨鱼软骨保健食品有许多种类，包括粉剂、胶囊和锭剂。可以加在开水中饮用，也可以加在牛奶或果汁里。

◆ **癌症治疗辅助** 建议用于治疗前的20周，以一位50千克的患者来说，每天5000毫克，20周后剂量减半，此为高剂量用法，必须与主治医师讨论后决定。

啤酒酵母

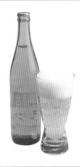

防癌抗癌有效成分

谷胱甘肽 膳食纤维 硒

食疗功效

有益消化
帮助新陈代谢

- **别名** / 酿酒酵母、清酒酵母
- **主要产季** / 春夏秋冬
- **性味** / 性平味苦
- **营养成分** / 维生素B2、维生素B6、蛋白质、叶酸、镁、磷、钙、膳食纤维

- **○ 适用者** / 一般大众、便秘者
- **✗ 不适用者** / 痛风患者、婴儿、偏头痛者

啤酒酵母的防癌抗癌成分

- **谷胱甘肽** 可消除身体中的不好自由基，帮助身体抗氧化，解除身体积存的毒素，排除致癌物质，达到延缓衰老和预防癌症的功效。

- **膳食纤维** 有助于改善肠内细菌的平衡状态，维持肠道的正常，增加粪便量，促进肠道蠕动，保持肠道通畅，并增加饱腹感而产生便意，不让致癌物在身体久留产生毒素，进而达到预防癌症的效果。

- **硒** 能清除体内自由基，排除体内毒素、抗氧化，有效地抑制过氧化脂质的产生，并可防止血凝块，清除胆固醇，增强人体免疫功能。但是含硒多的物质并非就能完全被身体吸收，所以仍应有效摄取，以防身体含硒量不足。

防癌&保健功效

1. 啤酒酵母含有膳食纤维，可使肠道蠕动顺畅，通便顺利，借此排出身体所积存的不良物质，预防肠癌发生。

2. 啤酒酵母有助于维持曼妙的身材，所含蛋白质成分能够帮助身体稳定血糖，较不会感到饥饿，并能增强新陈代谢，帮助细胞再生以及抗老化，而达到维持体重的功效。

3. 啤酒酵母富含B族维生素，可以代谢脂肪，保持体脂肪平衡，增加肌肉弹性，并能减缓神经紧张、消除疲劳，防止身体老化。

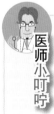
医师小叮咛

◆ **营养均衡就不必食用** 平常若饮食营养均衡，蛋白质的摄取已足够，可以不用再特别食用啤酒酵母来补充，以免增加身体的负担。

◆ **可作为减肥食品** 可以在酸奶或者是优格中加入啤酒酵母，搅拌均匀后，作为代餐食用。因为啤酒酵母会产生饱腹感，可减少过多的食物摄取量。

◆ **酵母加入牛奶中饮用** 啤酒酵母含磷高，但含钙低，所以婴儿应避免食用，或是将酵母加入牛奶中食用更佳，以免造成磷钙吸收不平衡。

◆ **不宜食用的族群** 有偏头痛的人，或是使用麻醉药剂的患者也应避免食用，以免诱发高血压。肠胃不好的人也应该经过医生诊断后再使用为佳。

甲壳素

Point 吃油腻食物前服用可吸收油脂

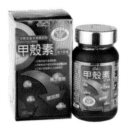

防癌抗癌有效成分

膳食纤维　　几丁质

食疗功效

强化免疫力、减肥瘦身

- **别名** / 甲壳质、壳多糖
- **主要产季** / 春 夏 秋 冬
- **性味** / 性温味甘咸
- **营养成分** / 维生素A、维生素E、B族维生素、膳食纤维、钙、磷、镁

○ **适用者** / 一般大众、减肥者、排便不顺者

✗ **不适用者** / 服用药物者、儿童、孕妇及哺乳期妇女

甲壳素的防癌抗癌成分

- **膳食纤维** 增加饱腹感、促进肠道蠕动、帮助排便及维持腹部舒适的功效，进而有预防肠癌的功能。因为膳食纤维具有吸脂减肥功效，可吸附体内油脂排出，阻止不好的物质停留在体内，达到防癌及辅助化疗的效果。甲壳素的纤维不会和蛋白质结合，所以不会对人体造成伤害，可安全健康吸脂。

- **几丁质** 可增强人体免疫力，活化身体的正常细胞，并能抑制癌细胞的发作，进而抑制癌症发生。它也有使身体保持偏碱性的作用，使身体较不易疲倦、酸痛，也较不易感冒或生病。它能将体内所积存的一些重金属吸附住并排出体外，保护身体功能正常发挥。

防癌&保健功效

1. 甲壳素存在于虾蟹等动物外壳中，是一种构造类似纤维质的多糖体，可促进新陈代谢，帮助体内环保，具有促进排便、预防大肠癌的功效。

2. 甲壳素在肠胃中具有溶解、吸附油脂及坏胆固醇的能力，而且几乎无法被消化，所以能够阻断油脂被身体吸收，在消化过程中变成包围油脂的胶状物，并连同油脂被自然排泄出体外，达到控制体重的作用。

3. 甲壳素可促进肠内有益菌群的繁殖，抑制有害菌群的滋生，以及减少大肠菌生长的机会。

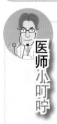
医师小叮咛

◆ **餐前30分钟服用** 甲壳素只需要在食用油腻食物30分钟前服用，不需要三餐都服用。餐前服用能让它先分布在消化道内，准备吸收油脂。

◆ **甲壳素不宜长期服用** 不要长期服用甲壳素，以免导致维生素失调。对甲壳类食物极度过敏，或是孕妇、哺乳中的妇女建议不要食用。

◆ **服用时应补充大量水分** 服用甲壳素

时，需补充大量水分，以免短时间内摄入大量几丁聚糖，造成肠道阻塞。喝500毫升以上的水才不致堵塞肠道。如果服用甲壳素时，水分补充不足，就可能造成排便不顺畅。

◆ **甲壳素和鱼油不要同时服用** 甲壳素和鱼油两者会相互影响，同时服用效果会下降。

中草药为什么能防癌抗癌?

对中国人来说,中草药一直是平时保养身体、病时治疗疾病的好东西,其中含有许多对身体相当好的物质,了解它们的性质,可以防癌抗癌并延年益寿。

中草药家族

- 灵芝　●人参　●冬虫夏草　●黄芪　●三七
- 甘草　●紫苏　●鱼腥草　●艾草

多糖成分能防癌

灵芝类中草药含有很多多糖成分,可增强身体的免疫力,并且能够干扰癌细胞,让它无法发挥作用,同时也能增强免疫系统、增加气力,预防癌症发生。

气力不够时,可以在食物中加点人参食用。人参含有人参皂苷,除了能够抗老之外,也对防治癌症有帮助。人参含有微量元素,能够清除身体中的自由基,并且可以修复受损的细胞,若是觉得体力不够或是快生病时,可以泡人参茶喝,或是嚼点人参来预防生病。

冬虫夏草含有很多能提升身体免疫功能的物质,它可以赶走身上的病菌,清除坏死的细胞,还可以有效对抗肿瘤细胞。除此之外,也能提高身体的高密度脂蛋白含量,防止坏胆固醇积累过高。

仙鹤草有不错的治疗淤伤效果,它对于抑制细菌也很有用。如果有受伤的细胞,仙鹤草也能帮助其修复,并提升免疫功能,防止细胞再次受伤,并抑制癌细胞生长。

可冲泡成茶饮用

有时食物中我们会加点紫苏,它具有特殊香气,日本人也常将它使用在各种酱汁中提味。它所含的纤维成分,可以帮助消化系统运作顺畅,让有害物质排出,间接预防肠癌的发生。迷迭香也和紫苏一样,被运用在烹调时增添香味用,迷迭香对于活化脑神经颇有效果,也含有抗癌成分,平时很容易就能在添加食物中摄取,也可以利用它泡药草茶饮用。

中草药防癌保健功效

富含营养素	防癌保健功效
多糖	干扰癌细胞作用
人参皂苷	修复受损细胞,抗老防衰
膳食纤维	帮助消化系统运作顺畅
亚油酸	修护细胞、防癌
叶绿素	保护染色体
迷迭香酸	抗氧化
紫苏醇	抑制毒素
虫草素	抑癌、抗病毒
有机锗	防止细胞衰老
甘草酸	保肝解毒、增强免疫功能

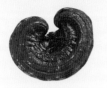

灵芝

Point 多糖体可干扰癌细胞生长

防癌抗癌有效成分

多糖　有机锗

食疗功效

抗老防衰、强健筋骨

- **别名** / 树舌、赤芝、红芝
- **主要产季** / 春夏秋冬
- **性味** / 性温味甘平
- **营养成分** / 维生素B$_2$、维生素C、维生素E、蛋白质、脂肪、钙、磷、铁、钠、钾、镁、锗

- ○ **适用者** / 一般大众、心血管疾病患者、肝功能不佳者
- ✗ **不适用者** / 手术前后病患、大量失血伤患

灵芝的防癌抗癌成分

● **多糖** 具有提升身体免疫调节功能、提高各种免疫细胞效能的作用，包括巨噬细胞、突状细胞等，可增加这类细胞的数量和活性，进而摧毁癌细胞，保卫人体的健康，达到防癌的作用。它也具有加速葡萄糖代谢的能力。

● **有机锗** 可以刺激人体防御性的杀手细胞，帮助消灭异常的细胞和一些存在于身体中的不良细胞与有害病毒，保护身体，并修正免疫系统中的缺失，减少不正常的自身免疫性疾病发生。它也可以增强红细胞的带氧能力，使组织细胞获得充足的氧气，因而可加强细胞的正常代谢、防止细胞衰老，而达到抗衰老的目的。

防癌&保健功效

❶ 灵芝目前是中医治疗肿瘤的主要药材，可以和其他中草药搭配服用，单独服用也有良好的疗效。

❷ 灵芝所含水溶性成分，可以抑制血小板凝集。它也含有抗癌的特殊多糖体成分，可以帮助身体增加抗体，干扰癌细胞发挥作用，并增强免疫系统，预防癌症。

❸ 灵芝含有锗元素，能加速身体的新陈代谢，促进红细胞的带氧能力，让细胞正常代谢，防止细胞衰老，发挥抗癌作用。

❹ 灵芝含有三萜类成分，具有抗过敏的作用，可用于治疗气喘及镇咳、祛痰。它也具有降血糖与胆固醇的效用。

防癌抗癌食谱 **灵芝粉蒸肉饼** 加速代谢＋缓解高血压 *Just for* ❶人份

■**材料**
猪肉100克、灵芝3克
■**调味料**
酱油5克、植物油10克、盐2克

■**做法**
❶ 将灵芝洗净后晒干，再磨成粉末状备用。
❷ 洗净猪肉剁成肉酱后，加入灵芝粉末，再加入酱油、油、盐拌匀。
❸ 隔水蒸熟即可。

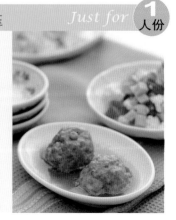

人参

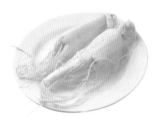

防癌抗癌有效成分

有机锗　　　人参皂苷

食疗功效

滋补元气、净化血液

- **别名** / 神草、玉参、地精
- **主要产季** / 春 夏 秋 冬
- **性味** / 性温味甘微苦
- **营养成分** / 维生素A、维生素B$_1$、维生素B$_2$、维生素C、钙、铁、镁、钾、锌、锗

- ⭕ **适用者** / 一般大众、免疫力差者、体质虚寒者
- ❌ **不适用者** / 吐血者

👄 人参的防癌抗癌成分

● **有机锗** 会诱发人体产生干扰素，加强淋巴细胞能力，帮助清除体内自由基，使身体保存更多的氧，稳定各器官的机能，并可抑制坏细胞及癌细胞的繁殖，达到抗菌防癌的作用。同时有机锗还可以和人体内的重金属结合，将它们排泄出去，达到净化血液、确保人体健康的目的。

● **人参皂苷** 是一种可抑制癌细胞活性的物质，不但具有抑制癌细胞繁殖、抑制致癌活性的功能，也能诱导癌细胞分化凋亡，抵抗肿瘤侵袭和转移，降低肿瘤的耐药性，还可以提高化疗的效果，减少化疗的副作用，增强身体免疫功能，全面性地恢复患者体力，对于癌症患者的康复非常有帮助。

🐷 防癌&保健功效

❶ 适量食用人参可抗衰老并延年益寿。人参所含的人参皂苷，具有抗衰防老、抑制癌细胞生长的功用，它也具有降低血脂、抑制脂肪吸收、增强免疫系统的功能。

❷ 人参所含有机锗会帮助身体强化淋巴细胞功能，抑制癌细胞生长，达到防癌的功效。它也有助于自由基的清除，可使人体耗氧量降低，增加组织细胞的供氧量，具有抗衰防老、修复身体受损组织的功效。

❸ 人参可以提高人体的适应能力，特别是能够促使身体功能协调，增强对疾病的抵抗力。

 防癌抗癌食谱 **养生人参鸡汤** 延年益寿+强身健体 *Just for* **4** 人份

■材料
鸡1只、人参19克、莲藕2节、红枣8颗、枸杞子适量
■调味料
盐少许

■做法
❶将鸡处理洗净后，放入锅中加水盖过鸡身。
❷莲藕去皮切片后，放入锅中。
❸将人参、红枣、枸杞子冲洗干净后也都全放入锅中，用电锅蒸炖约1小时至熟烂，加盐调味即可食用。

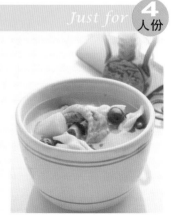

冬虫夏草

Point 虫草素能抑制癌细胞

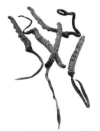

防癌抗癌有效成分

虫草素　　虫草多糖

食疗功效

养肾润肺、增强免疫力

- **别名** / 虫草、夏草冬虫
- **主要产季** / 春夏**秋冬**
- **性味** / 性温味甘
- **营养成分** / 蛋白质、维生素C、膳食纤维、锌、铜、钾、磷、硒

○ **适用者** / 一般大众、老年人、抵抗力弱者

✗ **不适用者** / 凝血机制有问题的人

冬虫夏草的防癌抗癌成分

● 虫草素 是冬虫夏草具有的宝贵成分，具有明显的抑制肿瘤的作用，可以直接影响肿瘤细胞的生长发育，抵抗病毒感染。可以抑制癌细胞核酸合成；同时也可抑制细胞的分裂，促进细胞分化，直接杀伤癌细胞，清除坏死掉的细胞，增强身体免疫能力，达到防癌效果。

● 虫草多糖 是冬虫夏草的主要活性成分，分子量越大作用越强，它会启动身体的免疫活性细胞发挥功能，去攻击肿瘤细胞，促使人体免疫系统更加强大，进而达到防癌、抗癌的作用。多糖体的抗癌能力，是利用提高攻击坏细胞的巨噬细胞功能，来增强身体的免疫系统功能，以达到抗癌的作用。

防癌&保健功效

1 冬虫夏草能清除老化坏死的细胞组织，对付肿瘤细胞，预防肿瘤生成。它还具有舒缓神经、调节血压的功能。

2 冬虫夏草含有虫草酸与虫草素，可提高身体的免疫功能与解毒能力，促使自然杀伤细胞的活动力增强，驱赶积存在体内的许多病原菌及有害物质，有效地调节免疫功能，提升人体对疾病的抵抗力。

3 冬虫夏草可提高心脏对于缺氧的耐受性，降低心脏对氧的消耗，抵抗心律不齐的状况。

4 冬虫夏草也可减轻有毒物质对肝脏的损伤，对抗肝纤维化的发生。

 防癌抗癌食谱 ## 虫草炖肉 保护肝脏＋舒缓神经 *Just for* **4** 人份

■**材料**
冬虫夏草20克、猪瘦肉500克
■**调味料**
米酒40毫升，盐、姜片、葱、胡椒粉各适量

■**做法**
1 洗净猪肉，用沸水汆烫去血水捞出后，用清水洗净切成块状。
2 用温水洗净虫草后，将虫草、猪肉、盐、米酒、姜片、葱放入锅内，用水煮沸，捞出浮沫。
3 用小火炖猪肉至熟烂，将葱、姜拣出，再加入盐、胡椒粉调味即成。

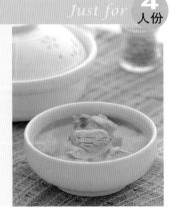

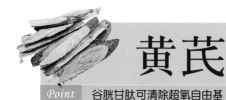

黄芪

防癌抗癌有效成分
多糖　谷胱甘肽

食疗功效
扩张血管、提升元气

- **别名** / 北芪、元芪、西黄芪
- **主要产季** / 春夏秋冬
- **性味** / 性微温味甘
- **营养成分** / 蛋白质、维生素C、锌、铜、钾、磷、硒

○ 适用者 / 一般大众、老年人

✗ 不适用者 / 急性肠胃炎患者、高血压患者

☺ 黄芪的防癌抗癌成分

- **多糖** 能诱生干扰素，提升人体中免疫球蛋白的免疫能力，并选择性地促使癌细胞死亡和预防癌细胞产生。黄芪多糖对心肌缺血有保护作用，可抗心律不整、扩张血管及降低血压。

- **谷胱甘肽** 为抗氧化物质，可清除超氧自由基、抑制肝脏的脂质过氧化物的生成。

🍲 防癌&保健功效

① 黄芪可改善老年人的身体代谢，预防老年疾病，也可增强肿瘤病人的免疫功能，降低因化疗引起的不适及副作用，提升身体元气，增强免疫力，是防癌的好食材。

② 黄芪属于较便宜的中药材，含有多糖、多种氨基酸等营养成分，可以促进新陈代谢，并可帮助伤口愈合，避免发炎脓肿。

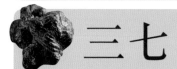

三七

防癌抗癌有效成分
皂苷　　　　三七多糖
β-榄香烯

食疗功效
降低血压、消肿止痛

- **别名** / 田七、金不换
- **主要产季** / 春夏秋冬
- **性味** / 性温味甘苦
- **营养成分** / 维生素A、维生素C、蛋白质、磷、钙、膳食纤维

○ 适用者 / 一般大众、冠心病患者

✗ 不适用者 / 孕妇

☺ 三七的防癌抗癌成分

- **皂苷** 是三七主要的有效活性成分，能增强身体免疫功能，对治疗癌症有一定的辅助作用。

- **三七多糖** 可促进免疫效应，提高身体抵抗癌细胞的能力，对抗肿瘤，有助于防癌。

- **β-榄香烯** 为一种具有抗癌活性的物质，能杀伤变异细胞，保护正常细胞不受攻击，进而预防癌症发生。

🍲 防癌&保健功效

① 三七为临床常用抗癌药物，对心血管系统、人体代谢、神经系统方面都有助益。

② 三七可改善冠状动脉的血液运行，帮助降低血压，改善心、脑组织，并提升人体循环系统的功能。

③ 三七可明显提高心肌供氧能力，增强免疫功能，消灭肿瘤、杀灭癌细胞，并减轻化疗产生的疼痛。

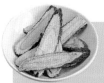

甘草

Point 甘草酸可抗肝炎和解毒

防癌抗癌有效成分
甘草酸　　黄酮类

食疗功效
协调代谢、止咳化痰

- **别名** / 蜜草、蜜甘
- **主要产季** / 春夏**秋冬**
- **性味** / 性平味甘
- **营养成分** / 维生素C、维生素E、膳食纤维、钾、镁、铁、锌、铜、磷、硒

- ○ **适用者** / 一般大众、食欲不振者
- ✗ **不适用者** / 腹胀者

甘草的防癌抗癌成分

- ●**甘草酸** 具有抗炎、抗病毒、保肝解毒及增强免疫功能等作用。可有效防治实质性的肝损害，具有防治肝癌的功效，被广泛用于防癌抗癌及细胞免疫调节剂等功能上。

- ●**黄酮类** 可消炎抗菌，在抗氧化、防癌抗癌、抑制肿瘤等方面，也有明显功效。对艾滋病病毒的繁殖抑制也有一定效果。

防癌&保健功效

❶ 甘草可明显减轻急性发炎时的红、肿、热症状，它对癌前病变的发生有明显抑制作用，也对病变过程中DNA损伤的修复有明显的保护作用，可使DNA修复功能接近正常水准，从而降低了DNA的致癌性。

❷ 甘草能协调体内物质代谢，对体内代谢产物及细菌毒素等都有一定的解毒功用。

紫苏

Point 特殊香气可舒缓神经紧张

防癌抗癌有效成分
紫苏醇　　迷迭香酸

食疗功效
帮助消化、定心安神

- **别名** / 赤苏、白苏、香苏
- **主要产季** / 春**夏秋**冬
- **性味** / 性温味辛
- **营养成分** / 维生素A、维生素C、维生素B$_1$、维生素B$_2$、维生素E、钙、磷、铁

- ○ **适用者** / 一般大众、过敏性皮炎患者、高血压患者
- ✗ **不适用者** / 糖尿病患者

紫苏的防癌抗癌成分

- ●**紫苏醇** 可抑制多种毒素的繁殖，并具有对抗肿瘤、抑制癌细胞增生等作用，可达到杀菌和抗癌的功效。

- ●**迷迭香酸** 可抗氧化，具有清除体内自由基的活性，可抑制细胞的氧化，改善免疫力，有助于防癌；也有助于透明质酸在细胞长时间存留，帮助去除皮肤色斑、增加皮肤弹性、抗发炎。

防癌&保健功效

❶ 紫苏富含各种维生素和矿物质成分，可抗氧化、预防动脉硬化、促进新陈代谢。它所含的纤维质也可帮助消化，维持消化系统功能运作顺利，有助于预防并改善便秘，降低罹患大肠癌的概率。

❷ 紫苏的特殊香气不仅可当作食材、调味用，也有舒缓神经、消除紧张的作用。

鱼腥草

Point 药食两用，清热解毒

防癌抗癌有效成分
鱼腥草素　锰

食疗功效
缓解疲劳、消肿抑菌

- **别名** / 折耳根、臭猪巢
- **主要产季** / 夏 秋
- **性味** / 性寒味辛
- **营养成分** / 维生素A、维生素C、膳食纤维、镁、钾、铁、铜、锰、锌

- ○ **适用者** / 一般大众、贫血者、便秘或腹泻者
- ✗ **不适用者** / 体质虚寒者

鱼腥草的防癌抗癌成分

- 鱼腥草素 有抗菌、抗病毒作用，能提高人体免疫调节功能，具有明显抑制癌细胞的作用，可阻止癌细胞分裂，防治癌症。它也广泛用于人体呼吸、消化、泌尿生殖系统等感染性疾病的治疗。

- 锰 具有抗氧化的作用，可预防衰老、解除疲劳及抑制癌细胞增生，达到防癌的功效。

防癌&保健功效

1. 鱼腥草可以清热解毒，利水消肿，治疗肺癌效果也很好，对于很多不好的细菌也有抑制作用。

2. 鱼腥草能防止细胞发生病变作用，阻止癌细胞分裂，明显促进细胞的吞噬能力，增进身体免疫功能，预防癌症。

3. 鱼腥草一直扮演着药、食两用的双重角色，为民众养生保健、防病治病发挥着作用。

艾草

Point 妇科多种出血症的常用药

防癌抗癌有效成分
叶绿素　　膳食纤维

食疗功效
抑菌抗癌、预防便秘

- **别名** / 灸草、艾蒿、家艾
- **主要产季** / 春 秋
- **性味** / 性温味苦
- **营养成分** / 维生素A、维生素B₁、维生素B₂、维生素C、钙、铁、镁、钾

- ○ **适用者** / 一般大众
- ✗ **不适用者** / 阴虚血热者

艾草的防癌抗癌成分

- 叶绿素 能防止染色体受损，抑制有害菌生长，保护组织，并激励组织再生。可增加细胞中的氧气，产生抗癌的免疫性，强化免疫系统，而达到防癌的功能。

- 膳食纤维 可以保持肠道健康、不让毒素残留在体内过久，有利于排便顺畅，帮助远离便秘，进而防止肠癌发生。

防癌&保健功效

1. 所含叶绿素，有净化与增血功能，可抵抗过敏及末梢血管扩张，并有防癌效果。

2. 艾草有止血调经、温暖子宫的作用，是妇科多种出血症的常用药，能够缩短出血和凝血时间。

3. 艾草也对皮肤癣菌有抗菌作用，可治疗湿疹、癣、癞等皮肤病，对皮肤有消炎作用。它可以驱虫，因此有商家将其制作成排毒精油。

迷迭香

Point 香气可令人安神愉悦

防癌抗癌有效成分

迷迭香酸　鼠尾草酸

食疗功效

活化脑细胞、镇定情绪

- **别名** / 万年香、乃尔草、艾菊、海洋之露
- **主要产季** / 春秋
- **性味** / 性平味苦
- **营养成分** / 维生素A、维生素B1、维生素B2、维生素C、钙、铁、镁、钾
- ⭕ **适用者** / 一般大众、头痛晕眩者、情绪不安者
- ❌ **不适用者** / 孕妇

☺ 迷迭香的防癌抗癌成分

- 迷迭香酸 含有抗氧化作用，可以消除人体内产生的过多自由基，保护身体细胞，增加人体抵抗力，减缓人体衰老的速度，具有预防癌症的功效。
- 鼠尾草酸 能够抓获自由基，且有很好的抗氧化能力，它可促进解毒，预防致癌物质附着在DNA上面，遏止导致癌症发展的长期发炎。

🍴 防癌&保健功效

1. 迷迭香具有抗氧化作用，可活化脑细胞、增强大脑功能，也对言语、听觉及视觉方面的障碍有帮助。
2. 迷迭香可减轻头痛晕眩症状，帮助睡眠，也能消除胃肠胀气。迷迭香的香气能够安定神经，使人愉悦。
3. 迷迭香常被用来作为清洁及紧实肌肤的主要成分，也很适合用来搭配肉类烹调时增添香气之用。

红花

Point 可排除体内毒素及修复细胞

防癌抗癌有效成分

维生素E　亚油酸

食疗功效

延缓衰老、降血压

- **别名** / 红花菜、草红花、杜红花
- **主要产季** / 夏秋
- **性味** / 性温味甘苦
- **营养成分** / 维生素A、维生素E、膳食纤维、镁、硒、钾、铁、铜
- ⭕ **适用者** / 一般大众、高血压患者
- ❌ **不适用者** / 孕妇、月经过多者、溃疡患者

☺ 红花的防癌抗癌成分

- 维生素E 具有极强的抗氧化作用，它对人体细胞分裂、延缓衰老有重要作用，可使老化的细胞活力重现，并能提高人体免疫力，消灭自由基，预防癌症。
- 亚油酸 富含于红花籽中，与血液中的胆固醇结合，可预防动脉硬化。受伤组织的修复过程也需要亚油酸，同时亚油酸还具有防癌功用。

🍴 防癌&保健功效

1. 红花是中国贵重药材之一，可活血化瘀，帮助人体排除体内的毒素，促进细胞组织修复，具有抑制癌细胞生长的作用。
2. 红花还具有降血压的作用，可扩张动脉血管，被广泛用于治疗各类心血管疾病。
3. 红花籽榨的油，亚油酸含量高，是人体必需脂肪酸，也是很适合人体吸收的健康食用油。

仙鹤草

防癌抗癌有效成分
鞣酸　　　　维生素C

食疗功效
消除疲劳、治疗淤伤

- **别名** / 龙芽草、石打穿、脱力草、瓜香草
- **主要产季** / 夏秋
- **性味** / 性平味苦涩
- **营养成分** / 蛋白质、胡萝卜素、维生素C、硒、钾、铁

- ○ **适用者** / 一般大众、淤伤者
- ✗ **不适用者** / 孕妇

仙鹤草的防癌抗癌成分

- 鞣酸 能抑制正常细胞癌变，增强人体细胞抵抗力，在体内可吸附和阻止致癌化学物质的吸收，有预防癌症的作用。
- 维生素C 它是一种抗氧化剂，可在胃内阻断致癌物质产生，并解除其毒性，提高免疫功能，还能增强高能辐射（电疗）的治疗效果，具有防癌的良好功效。

防癌&保健功效

1. 仙鹤草能对付金黄色葡萄球菌、大肠杆菌等细菌，也可帮助受伤后的细胞组织修复并再生，使人体的细胞抵抗力增强，免疫能力提升，进而抑制癌细胞的生长。
2. 仙鹤草具有良好的止血效果，可活血、治疗淤伤，对于因劳动而致的损伤气力的伤，以及消除疲劳都颇有效果。

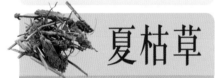

夏枯草

防癌抗癌有效成分
熊果酸　　　　维生素C

食疗功效
清火明目、抑制血糖

- **别名** / 芒捶草、蜂窝草
- **主要产季** / 夏秋冬
- **性味** / 性寒味苦辛
- **营养成分** / 维生素A、维生素C、维生素B1、蛋白质、膳食纤维

- ○ **适用者** / 一般大众、高血压患者
- ✗ **不适用者** / 脾胃虚弱者、慢性肠道病患者

夏枯草的防癌抗癌成分

- 熊果酸 对人体肿瘤细胞有显著的消除作用，可抵抗肿瘤细胞分化，抵抗血管新生，使癌细胞凋零死亡，抑制其生长繁殖，收到抗癌的功用。
- 维生素C 可以强化细胞，消除自由基，发挥抗氧化的功能，防止致癌细胞突围与转移，增强身体的免疫力，强化组织，达到预防癌症的效果。

防癌&保健功效

1. 夏枯草为常用中药，常用于治疗肺结核、慢性肝炎、高血压等症状，它可以帮助降压、抗炎、抗病毒，也可提高免疫力或抑制癌细胞生长，对治疗淋巴系统肿瘤有明显的疗效。
2. 夏枯草对痢疾杆菌、伤寒杆菌等不同细菌也有抑制作用，所含的降糖素成分，可明显抑制血糖升高。

常见防癌食物

自然界中存在很多简单易得的防癌食品，如鸡蛋、咖喱、姜黄、芥末、橄榄油、魔芋等。平常我们都经常食用这些食物，这些食物具有良好的防癌成分，对身体有不少的好处。

常见防癌食物

- 鸡蛋
- 芥末
- 亚麻籽油
- 橄榄油
- 咖喱
- 魔芋
- 姜黄

鸡蛋、咖喱提升人体免疫力

鸡蛋含有许多身体所需的营养，它所含的蛋白质，可以修复身体遭受到损害的细胞，增强身体的免疫能力。富含的维生素B2，也有助于消除身体中的致癌物质。另外，鸡蛋也含有很多微量元素，如硒、锌等，它们也都是重要的防癌物质，对抗癌很有功效。小小一个鸡蛋，就可以让身体的免疫功能提升，并且能够达到防癌的作用。

现在越来越多的人吃咖喱，咖喱中含有不少的防癌物质，其中以姜黄素的抗氧化及抗癌作用最受到重视。姜黄素也富含于姜之中，它除了有防癌的功能，也对降低胆固醇有帮助，可以对抗动脉硬化。

芥末、橄榄油对抗氧化

日本人爱吃的芥末也有防止体内脂肪氧化的作用，虽然它有点辛辣刺鼻，怕辣的人也可能根本不敢摄取，不过它含有很好的防癌成分，可以分解体内的致癌物质，偶尔加入酱油中调味，不仅有助于刺激食欲，也对身体很好。橄榄油能够增加身体的好胆固醇，并且在它的油脂中，保存了许多完整的营养成分，可以防止身体老化，也能够帮助身体抗氧化。

魔芋将体内不良物质排出

魔芋常常被拿来当作减肥用的食品，不过它除了能够控制体重之外，也有很好的防癌功效。食用魔芋会让人产生饱足感，这都是因为它可以增加粪便体积，在排便的同时，也将身体中的不良物质一并排出来。经常食用，可以让每天的排便正常，减少不良物质积存在体内的机会，自然就能达到防癌的功效。

重要营养素防癌保健功效

富含营养素	防癌保健功效
葡甘聚糖	降低肠道有害细菌感染的概率
脂肪酸	加强免疫力
姜黄素	降低胆固醇
B族维生素	让癌症的毒素分解氧化
硫氰酸烯丙酯	防止致癌物质衍生
橄榄多酚	清除人体内的自由基
油酸	破坏肿瘤细胞
ω-3脂肪酸	预防卒中、心脏病发生
木酚素	降低乳腺癌发生概率
β-胡萝卜素	保持细胞正常运作

鸡蛋

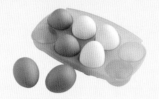

Point 卵磷脂释放胆碱改善记忆力

防癌抗癌有效成分

维生素B2　　硒　　锌

食疗功效

补充营养、提升免疫力

- **别名** / 鸡卵、鸡子
- **主要产季** / 春 夏 秋 冬
- **性味** / 性平味甘
- **营养成分** / 维生素A、维生素E、B族维生素、蛋白质、脂肪、铜、钾、钙、镁、磷、铁、锌

○ **适用者** / 一般大众、婴幼儿、青少年

✗ **不适用者** / 冠心病患者、高胆固醇患者、肾脏疾病患者

😊 鸡蛋的防癌抗癌成分

● 维生素B2 它对于预防癌症是相当重要的。要让癌症的毒素分解氧化，需要维生素B2的参与，若是体内维生素B2的含量不足，较容易让癌细胞活跃，破坏正常细胞，因此，鸡蛋中含有的丰富维生素B2，有助于防癌。

● 硒 是防癌及抗氧化的优良物质。据研究，血液中含有较高含量硒的人得癌症的概率，比硒不足的人低。若能每天从饮食中摄入足够有效的硒，将会有助于降低肿瘤的发生概率。

● 锌 与人体的免疫功能有关，缺锌会引起人体的免疫缺陷。锌可以让身体的好细胞产生活力，对抗致癌细胞破坏身体，提高免疫能力，进而有防癌功效。

🦷 防癌&保健功效

❶ 鸡蛋中含有较多的维生素B2，对于消除体内的致癌物质有助益，也可提振情绪。

❷ 鸡蛋含有人体所需的多种营养物质，是非常理想的食物。它含有丰富的DHA和卵磷脂，经消化后，可释放出胆碱到达脑内，避免老年人的智力衰退，也可改善记忆力。

❸ 鸡蛋的蛋白质对肝脏组织损伤有修复作用，可促进肝细胞的再生及增加身体的免疫能力。

❹ 现在的人怕胆固醇过高，大多不敢吃蛋黄，不过蛋黄中也含有对身体相当好的胆固醇，对防治心脑血管疾病有帮助，虽不能过量摄取，但也不能不摄取。

防癌抗癌食谱 　**西班牙煎蛋** 　修复肝脏组织＋提振情绪 　*Just for* **2人份**

■**材料**
鸡蛋150克、番茄40克、洋葱15克、芹菜叶10克
■**调味料**
盐适量

■**做法**
❶ 将鸡蛋敲入碗内加盐打匀，变成鸡蛋糊。用开水烫番茄，去皮，再切成碎状。将洋葱切丝，芹菜叶洗净。
❷ 将番茄、洋葱丝、芹菜叶放入鸡蛋糊内拌匀备用。
❸ 用大火热锅后，倒入鸡蛋糊摊成圆形，煎至两面呈金黄色即可食用。

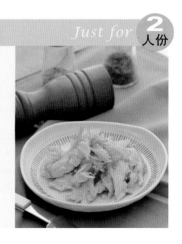

咖喱

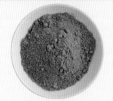

防癌抗癌有效成分

姜黄素　　维生素C
维生素E

食疗功效

整肠健胃、增进食欲

- **别名** / 咖喱粉、咖喱块
- **主要产季** / 春夏秋冬
- **性味** / 性温味辛苦
- **营养成分** / 维生素A、维生素E、维生素C、B族维生素、蛋白质、脂肪、膳食纤维、钾、钙、镁、磷、铁、锌

- ○ **适用者** / 一般大众、贫血者、食欲不振者
- ✗ **不适用者** / 胃炎患者、溃疡病患者

咖喱的防癌抗癌成分

● 姜黄素 可以抑制不好的蛋白毒素沉积在脑神经中，预防阿尔茨海默症所造成的老人痴呆症状。姜黄素可以减少因自由基或氧化压力所引起的基因突变，具有强效抗氧化作用，可抑制癌细胞因活性氧的作用所产生的癌变，减少细胞的发炎反应，具有预防癌症的作用。

● 维生素C 咖喱中含有多种植物，维生素C含量不少，有助于减少体内自由基对细胞基因的伤害，帮助身体抗氧化，提高身体的免疫力，避免细胞癌化。

● 维生素E 可去掉在人体新陈代谢过程中，所产生的自由基氧化，避免造成细胞的损害，防止自由基引发一连串对人体不利的化学反应，进而预防癌症的产生。

防癌&保健功效

① 咖喱是由很多种植物所构成的，如大蒜、肉桂、姜黄等，这些植物有抗病毒、降血脂、降胆固醇、预防动脉硬化、防癌的作用。

② 熬煮咖喱时，常会加洋葱、胡萝卜和土豆等具抗癌及抗动脉硬化的蔬菜，使咖喱成为绝佳的抗氧化和抗发炎的佳肴。

③ 咖喱内的姜黄素，会让咖喱显现金黄色泽，并有助于清理人体脑部，防止记忆混乱，预防老年痴呆。

④ 姜黄素的抗氧化及抗癌作用也受到人们重视，它对于肌肉萎缩症也有改善的功效。咖喱含有辣味，会促进胃液分泌，增进肠胃蠕动。

 防癌抗癌食谱 **咖喱烩饭** 抗炎抑菌＋促进代谢

 Just for **4** 人份

■ **材料**
猪肉丁100克、胡萝卜30克、口蘑30克、洋葱1个、土豆3个、水4碗

■ **调味料**
咖喱调味块3块

■ **做法**

① 将猪肉、胡萝卜、土豆、洋葱切丁，口蘑烫熟备用。

② 爆香洋葱后加入猪肉丁略炒，再加入胡萝卜丁、土豆丁，用水煮熟。

③ 待土豆、胡萝卜变软后，加入调味块及口蘑到咖喱中，直至完全溶解即可。

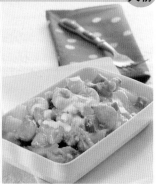

姜黄

防癌抗癌有效成分
姜黄素　　维生素C

食疗功效
活血行气、加速伤口
愈合

- **别名** / 黄姜
- **主要产季** / 秋冬
- **性味** / 性温味辛苦
- **营养成分** / 维生素A、维生素C、蛋白质、脂肪、膳食纤维、钾、钙、镁、铁、锰、锌
- ⭕ **适用者** / 一般大众、胃肠虚弱者、肝功能欠佳者
- ❌ **不适用者** / 无

姜黄的防癌抗癌成分

- **姜黄素** 可帮助身体抗氧化，清除不好的自由基，提高免疫机能并加强身体对抗致癌物的能力。姜黄素具有明显的抗肿瘤活性，可减缓多种致癌因素损害身体，也可直接消灭癌变细胞，抑制肿瘤的生成，防止癌症的发生。

- **维生素C** 有助于身体的抗氧化作用，提高身体免疫力，帮助抗癌。

防癌&保健功效

1. 姜黄中含有姜黄素，可以抑制肿瘤细胞的增生，具有抗癌功效，并有促进伤口愈合的作用，对于治疗肌肉萎缩也有助益。
2. 姜黄具有行气、活血、止痛的作用，能抗发炎，常被中医利用为治疗肩臂及关节、跌打酸痛的发炎。
3. 姜黄也有降低胆固醇、抑制血小板凝集、对抗动脉硬化的作用。

芥末

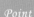

防癌抗癌有效成分
硫氰酸烯丙酯 过氧化酶

食疗功效
净化血液、消肿止痛

- **别名** / 山葵、芥子
- **主要产季** / 秋
- **性味** / 性温味辛
- **营养成分** / 蛋白质、膳食纤维、维生素A、磷、镁、硒
- ⭕ **适用者** / 一般大众、食欲不振者
- ❌ **不适用者** / 胃炎或消化道溃疡患者、眼睛发炎的人

芥末的防癌抗癌成分

- **硫氰酸烯丙酯** 芥末的辛辣刺鼻就是来自此成分，它不仅有调味的作用，也可杀菌防腐，有效地防止饮食中的多种致癌物质衍生，还可抑制血小板聚集，对肿瘤具有较佳疗效。

- **过氧化酶** 能够在体内分解许多致癌物质，对于提高人体的免疫力也很有帮助，多摄取可以达到预防癌症的功效。

防癌&保健功效

1. 平时多少摄取一些芥末，可增强身体的免疫力，让体内不好的致癌物质分解，避免癌症的发生。
2. 芥末能防止体内脂肪氧化，也能净化血液，使血管不容易发生障碍。其辛辣刺鼻的感觉能提振食欲，也有不错的抑菌功能。
3. 芥末是一种天然防腐剂，能够延迟食品氧化，也可抑制维生素C的氧化。

橄榄油

Point 可以吃的化妆品，帮助美肌润肤

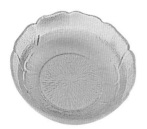

防癌抗癌有效成分

β-胡萝卜素　油酸
橄榄多酚

食疗功效

除皱保湿、促进消化

- **别名** / 青橄榄油
- **主要产季** / 春夏秋冬
- **性味** / 性平味甘涩
- **营养成分** / 维生素A、维生素E、脂肪

○ **适用者** / 一般大众、青少年、心血管疾病患者

✗ **不适用者** / 无

☺ 橄榄油的防癌抗癌成分

- **β-胡萝卜素** 它能在肝内转换成维生素A，也能和体内的维生素E发生作用，将活性氧在攻击细胞之前加以捕捉，使得癌细胞没有形成的机会，而保持细胞正常运作，也可使发生变化的细胞良性分化，预防癌症。

- **橄榄多酚** 可以清除人体内的自由基，增加抗氧化的能力，也能中和身体所存的过量金属离子，抑制癌细胞发生，或杀死癌细胞，预防癌症。

- **油酸** 属单一性不饱和脂肪酸，可以降低胆固醇，不易氧化，性质稳定，也能直接与肿瘤细胞膜结合，破坏肿瘤细胞。不饱和脂肪酸也能参与体内的免疫调节，提高免疫力，使接受化疗的人身体免疫功能不会受到太大的影响。

🍴 防癌&保健功效

1. 食用橄榄油的人，患癌症的概率较食用其他油的人少很多。它同时也是可以吃的化妆品，富含的维生素E能够保护皮肤，减少细纹，并可防止肌肤损伤老化，也能抑制油性皮肤的油脂分泌。

2. 橄榄食用油含有大量不饱和脂肪酸，对心血管循环效果极佳，能抑制不好的胆固醇，并增加人体所需的好胆固醇。

3. 橄榄油将油脂里所含的营养成分保存得相当完整，并且具有很好的抗氧化作用。

 防癌抗癌食谱

橄榄油凉拌牛肉　增进食欲+滋补营养

Just for 2 人份

■**材料**
牛肉薄片200克，洋葱、红椒各半个，黄瓜1根
■**调味料**
酱油2匙，醋、橄榄油各1匙，糖1/4茶匙，蒜泥1/2茶匙

■**做法**
1. 洋葱切丝，泡冰水去辛味，沥干水分。红椒、黄瓜切条状。
2. 酱油、醋、橄榄油、糖、蒜泥全部拌匀调成酱汁。
3. 把牛肉片放进锅里煎熟后拿出，再放上黄瓜、洋葱、红椒、酱汁拌匀即可。

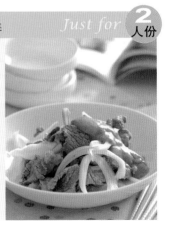

亚麻籽油

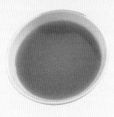

Point 木酚素舒缓更年期不适症状

防癌抗癌有效成分

ω-3脂肪酸 木酚素

食疗功效
防止发炎、稳定情绪

- **别名** / 胡麻油、亚麻油
- **主要产季** / 春 夏 秋 冬
- **性味** / 性平味甘
- **营养成分** / 维生素A、维生素E、脂肪

- ○ **适用者** / 一般大众、高血压患者、高血脂患者
- ✗ **不适用者** / 孕妇

亚麻籽油的防癌抗癌成分

● **ω-3脂肪酸** 饮食中较容易缺少这种好脂肪，它可以减少身体受到压力时所产生的有害生化物质的影响，有益于稳定情绪，保持平静心情，预防忧郁症及失眠。它也有助于减轻过敏反应，对治疗及防止关节炎有极大作用。它能分解胆固醇，平衡血压，阻止血液凝结，预防卒中、心脏病发生。它也可以加速新陈代谢，提高免疫系统能力，具有抑制某些癌细胞的功用。

● **木酚素** 这种纤维素吸收到肠内后，会被身体所含的好菌转变成可抗癌的化合物，达到预防癌症的功效。它还可调节体内激素的含量，缓解更年期带来的一些不适症状，并能抑制卵巢雌激素合成，降低乳腺癌发生概率。

防癌&保健功效

❶ 亚麻籽油也能帮助平衡体内激素含量。亚麻籽油所含的脂肪酸是好脂肪，可阻碍肿瘤的成长，预防癌症，也可降低血液中的胆固醇，预防血管阻塞及相关疾病。

❷ 亚麻籽油中含有多种可抗癌的物质，能转化会攻击免疫细胞的物质，提升身体的免疫能力。

❸ 亚麻籽油含有天然的抗氧化剂，能帮助疲乏的肌肉更快复原，适合运动过后恢复体力。

❹ 亚麻籽油也有消炎的功效，可减轻肌肉酸痛，并能改善血脂的异常状况，减轻或减少高血脂、高血压、糖尿病、心脑血管疾病，降低得心脏病的概率。

防癌抗癌食谱 **亚麻籽油拌菜花** 降胆固醇＋高纤防癌 *Just for* ②人份

■**材料**
菜花500克
■**调味料**
盐5克、葱5克、姜5克、亚麻籽油10克

■**做法**
❶ 将菜花分成小朵后洗净，再用开水煮成稍软后捞出沥水，放在盘子里备用。

❷ 分别洗净葱、姜，葱切成葱花，姜切成末备用。

❸ 在菜花上面撒盐，加入葱花、姜末，再淋上加热的亚麻籽油即可。

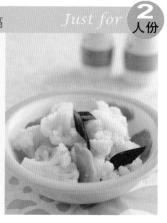

魔芋

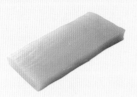

防癌抗癌有效成分
葡甘聚糖

食疗功效
节食瘦身、控制血糖

- **别名**／蒟蒻、蒻头、鬼芋
- **主要产季**／春 夏 秋 冬
- **性味**／性温味甘辛
- **营养成分**／蛋白质、脂肪、糖类、膳食纤维、钙、磷、铁、钾、锌、锰、铬、铜

○ 适用者／一般大众、减肥者

✗ 不适用者／气喘者、低血压患者、营养不良者

魔芋的防癌抗癌成分

● 葡甘聚糖 是一种水溶性膳食纤维，它能够对癌细胞的代谢产生干扰作用，进入体内后，不易被消化吸收，能促使肠道内重金属元素及有害物质迅速排除，减少它们与肠壁的接触时间，阻止被肠道吸收过量，对胃癌和结肠癌细胞有较强的敏感性。它也能改善便秘，有效降低结肠、直肠中有害细菌感染的概率，帮助身体排出有害物质，预防癌症。它能减缓糖类的消化和吸收，有助于糖尿病患者餐后血糖的控制，并能吸附胆固醇和胆汁酸，对降低血压、减少心血管病发作有一定效用。它还具有强大的膨胀力，会使肠胃充满饱足感，可以帮助控制体重，达到减肥和保持身材的目的。

防癌&保健功效

① 所含膳食纤维能够促进肠胃蠕动，使小肠分泌物增加，加速清除肠壁上的沉积物，尽快将积存于身体的不良物质排出体外，预防癌症。

② 魔芋是低热量的食物，有肥胖烦恼的人，可以食用魔芋来控制体重。

③ 魔芋所含水分多，可以增加体内的粪便体积，产生饱足感，对于想控制体重又想满足口腹之欲的人，是很不错的选择。

④ 具有降低血清胆固醇和甘油三酯的功能，可降低高血压和心血管疾病的发生概率。

⑤ 含有天然的抗生素，和其他原料混合制成食品后，能在食品表面形成抗菌膜，防止细菌侵袭，延长食品的储存时间，有保鲜防菌作用。

防癌抗癌食谱 魔芋凉面 瘦身减脂+清凉退火 *Just for* ④ 人份

■**材料**
魔芋丝600克、小黄瓜1根、胡萝卜半根、鸡蛋1个

■**调味料**
酱油2大匙，白醋、糖、辣油、蒜末、姜末、炒香白芝麻各1小匙

■**做法**
① 将魔芋丝沥干水分后，放入盘中，小黄瓜、胡萝卜洗净后切丝加入。

② 蛋煎成蛋皮，取出放凉切丝加入盘中。

③ 将所有调味料调匀，加入盘中稍作搅拌，即是一道清凉可口的凉面。

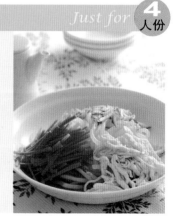

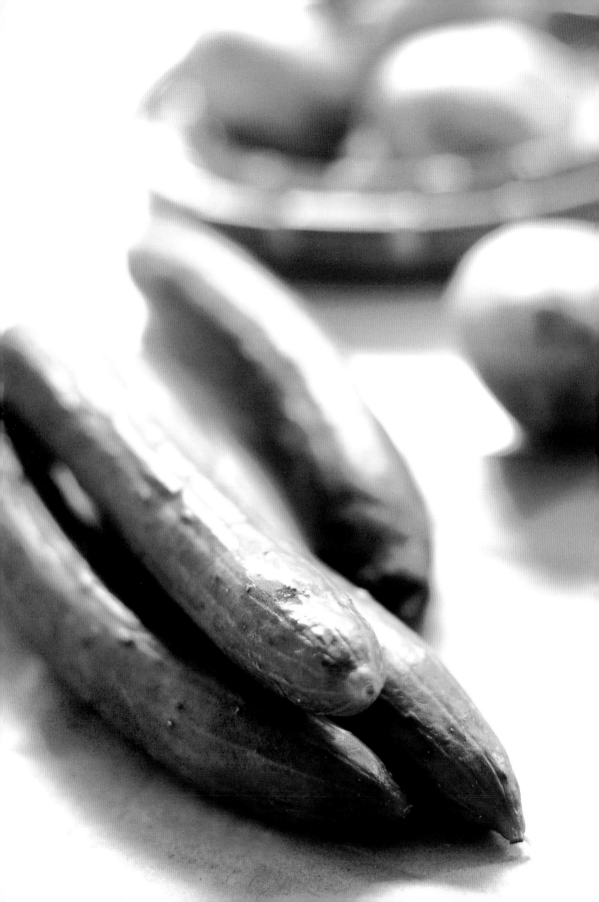

Chapter 3
防癌抗癌营养素大揭密

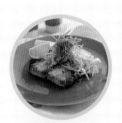

维生素A、铁、叶酸、膳食纤维……

这些耳熟能详的营养素，

是人体健康的卫士，

更扮演了防癌抗癌的重要角色。

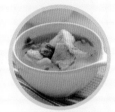

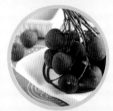

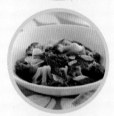

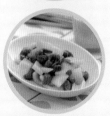

维生素

简单来说，维生素是一种维持人类活动所必需的有机化合物。维生素不会产生热能，也不能作为生成人体组织的原料，它的主要功能是以辅酶形式发挥作用，而人体则通过酶调整新陈代谢，一旦维生素摄取或吸收消化不足时，就会影响身体机能，由此可见维生素的重要性。所以，尽管维生素的需要量很少，也不能够就此轻视它。

你的身体缺乏维生素吗？

缺乏维生素会在很短的时间内影响身体机能的运作，出现诸多不适症状。最耳熟能详的，就是缺乏维生素C时，口角会破裂，严重甚至会导致败血症。缺乏B族维生素时，最直接影响的就是神经系统，可能造成神经发炎、精神不集中或恍惚的情形，脚气病、癞皮病、皮肤干裂和贫血，也都是缺乏B族维生素的症状。

而缺乏维生素A时，会有夜盲症的情况或角膜干燥现象；缺乏维生素D、维生素K时，一般会出现骨骼、牙齿发育不健全的情形。缺乏维生素K时，也会有贫血、不易凝血或恶性出血的症状。而缺少维生素E则会导致严重老化或不孕。这些警讯就是提醒我们补充所缺乏的维生素，以免对健康造成严重伤害。

从食物中摄取维生素

有些人将维生素当作药物每天服食，这是由于营养失衡，加上人体无法自行合成，因而需要通过浓缩而成的维生素来补充人体所需。事实上，通过食物也能够摄取足够的维生素。

依照溶解性的不同，维生素可以分为两大类，分别为脂溶性维生素和水溶性维生素。前者包括维生素A、维生素D、维生素E、维生素K，后者则包含B族维生素及维生素C，详见下表的说明。

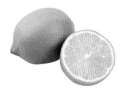

维生素的分类

维生素类型	构成	特性说明
脂溶性维生素	• 维生素A • 维生素D • 维生素E • 维生素K	❶ 能溶解于油脂中，不溶于水中 ❷ 被人体吸收后，大多储存于肝脏与脂肪组织中，并以较大体积的形式贮存，较难排出体外 ❸ 很容易因为腹泻或胆汁缺乏等因素而影响吸收
水溶性维生素	• B族维生素 • 维生素C	❶ 能溶解于水中 ❷ 人体无法大量储存，容易经由代谢排出体外，必须通过日常饮食来补充 ❸ 一般情况下是无毒的，但是如果摄取量超出人体所需的生理剂量，很容易干扰其他营养素的代谢，进而产生副作用

脂溶性维生素

脂溶性维生素的稳定性较高，可承受高温。不溶于水，但可溶于油脂当中。吸收时则需要有胆汁及酸盐的帮助，也能够在人体中储存。

- 维生素A——**保护眼睛健康**

有助于视紫质形成，是让眼睛对光有反应的重要蛋白质，摄取维生素A可维持夜间的视力，保持眼睛湿润，也有助于骨骼及牙齿的生长。

- 维生素D——**帮助钙质吸收**

可以帮助人体吸收钙、磷，这两种物质经由血液至骨骼中沉淀，使骨骼钙化以支撑人体。

- 维生素E——**青春美丽的来源**

维生素E能够抵挡自由基，维持细胞膜中的不饱和脂肪酸不受氧化，有助于延缓细胞快速老化。

- 维生素K——**帮助骨骼生成与血液凝固**

血液凝固因子在产生过程中，需要有维生素K的辅助才得以生成，它是血液凝固过程中的重要物质。维生素K也有助于钙质的代谢，可以促进骨骼生成，使其不至于脆化。

水溶性维生素

水溶性维生素包含了B族维生素、维生素C。其中B族维生素是指维生素B1、维生素B2、维生素B6、维生素B12及烟酸（维生素B3）、泛酸（维生素B5）、生物素、叶酸等。水溶性维生素在人体内无法大量贮存，容易经由代谢排出体外，须通过日常饮食来补充。

- 维生素B1、维生素B2、维生素B6、维生素B12——**帮助代谢**

维生素B1对能量的代谢有关键性的作用，也有助于安定神经。维生素B2与人体内氧化还原及脂肪代谢作用有关，有助于皮肤上脂肪分泌物的减少。维生素B6则能帮助蛋白质代谢，也可促进红细胞的生成，可防止贫血。维生素B12则有助于细胞的生成，特别是红细胞及神经细胞等。

- 烟酸、泛酸、生物素、叶酸——**稳定神经**

它们与维持神经系统的稳定有关系，因此具有安定神经的功效。此外，烟酸参与体内氧化还原及能量的代谢；叶酸有助于预防贫血。

- 维生素C——**美容防癌**

维生素C可促进胶原蛋白的形成，让细胞与细胞的排列更紧实。同时，它也是很好的抗氧化剂，可以保护细胞壁，使细胞不受侵害。

维生素优良食物排行榜

排行	维生素A	维生素C	维生素B1	维生素B2	维生素B6
冠军	猪肝	香椿	小麦胚芽	猪肝	爱玉子
亚军	胡萝卜	绿豆芽	花生	麦片	麦片
季军	鸡肝	辣椒	丝瓜花	乌鱼子	发菜
第4名	荷兰豆、菜心	释迦	麦片	鸡肝	开心果
第5名	川七	甜椒	猪前腿肉	鲍鱼	小麦胚芽
第6名	空心菜	香吉士	白芝麻	鸡心	腰果
第7名	甘薯	荷兰豆、菜心	米豆	松子	猪肝
第8名	罗勒	甘蓝	里脊肉（猪）	猪肾	里脊肉（土鸡）
第9名	油菜花	龙眼	葵瓜子	咸鸭蛋黄	葵花子
第10名	香菜	猕猴桃	黄豆粉	猪心	糙米麸

β-胡萝卜素

强力抗氧化剂，明目护肤

β-胡萝卜素小档案

◆ 化学名称：β-胡萝卜素
◆ 英文名：Beta-Carotene
◆ 单位：毫克（mg）
◆ 成人每日建议摄取量：6毫克

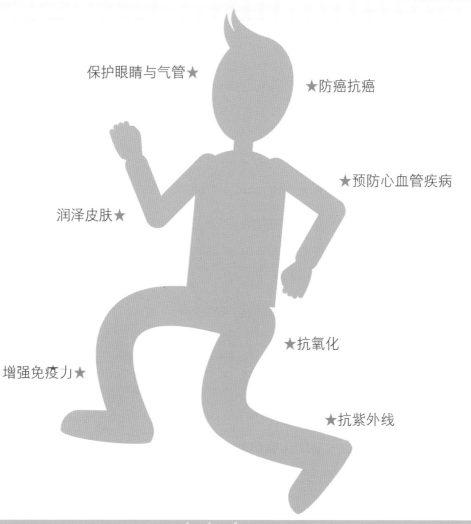

保护眼睛与气管★

★防癌抗癌

★预防心血管疾病

润泽皮肤★

★抗氧化

增强免疫力★

★抗紫外线

Health for you

缺乏β-胡萝卜素的症状

- 干眼症或夜盲症
- 皮肤干涩
- 抵抗力降低
- 容易造成细菌感染
- 皮肤容易产生皱纹

建议摄取食物

- 蔬菜类：
  胡萝卜、甘薯、南瓜、菠菜、韭菜
- 水果类：
  木瓜、芒果、橘子、柿子、枇杷
- 肉奶类：
  肝脏类、奶类

β-胡萝卜素是什么?

β-胡萝卜素是维生素A的前体,进入人体后转化为维生素A。虽然β-胡萝卜素的利用率不如维生素A,但与维生素A最大的不同是,过量摄取β-胡萝卜素只会造成皮肤泛黄等症状,停止服用后即恢复正常,并不会产生严重的中毒现象。对想以食补抗癌的人来说,无疑是既安全又十分有用的选择之一。

适量摄取β-胡萝卜素可预防乳腺癌、子宫颈癌、前列腺癌、结肠癌与肺癌,也能有效预防心血管疾病的发生。

β-胡萝卜素是蔬果呈现黄色的原因,因此像橘色(黄色+红色)的橘子、芒果、木瓜,还有绿色(黄色+蓝色)的叶菜类,都富含β-胡萝卜素。

β-胡萝卜素能够保护黏膜组织,但是它与香烟中的致癌物会产生过氧化的现象,不利于保护细胞,所以爱抽烟的人无法通过β-胡萝卜素达到保护的作用。

β-胡萝卜素的防癌保健功效

❶ 清除自由基

压力、老化或外界污染都会使体内产生自由基,并开始大肆破坏细胞,造成人体各种老化或疾病现象。β-胡萝卜素可有效清除自由基,减少细胞氧化反应,维护人体健康,并降低癌症或慢性病的发生率。

❷ 防止紫外线伤害

适量曝晒阳光可助体内制造维生素D,但也会使人暴露在皮肤病变的威胁中,β-胡萝卜素则可帮助人体对抗紫外线的伤害。

❸ 增强免疫力

β-胡萝卜素可增强免疫细胞的活性,使免疫系统能有效且快速杀死入侵的病毒。

❹ 降低心血管疾病发生率

β-胡萝卜素可以有效降低心血管疾病的发生率,还可以防止动脉里面坏的胆固醇被氧化。

β-胡萝卜素的摄取评量 ("是"回答越多,越可能缺乏β-胡萝卜素。)

问　　　　　题	是	否
❶ 眼睛常觉得干涩疲劳?		
❷ 皮肤常觉得痒或干涩?		
❸ 很久没吃红色或黄色蔬果?		
❹ 排斥吃动物肝脏?		
❺ 经常盯着电脑或用眼过度?		

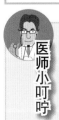

医师小叮咛

◆ **促进吸收的方法**　β-胡萝卜素属脂溶性,生食胡萝卜或饮用胡萝卜汁并非摄取β-胡萝卜素最有效的方式。加入沙拉酱,或以色拉油拌炒,才能促进β-胡萝卜素的吸收。

◆ **抽烟+β-胡萝卜素=加速癌变**　β-胡萝卜素可降低肺癌发生率,但对瘾君子来说,β-胡萝卜素加上香烟中的致癌物质,反而会加速细胞氧化,增加癌变可能,想以此防癌还是得先戒烟。

维生素C

降低胆固醇，增强免疫力

维生素C小档案
◆ 化学名称：抗坏血酸
◆ 英文名：Ascorbic Acid
◆ 单位：毫克（mg）
◆ 成人每日建议摄取量：60毫克

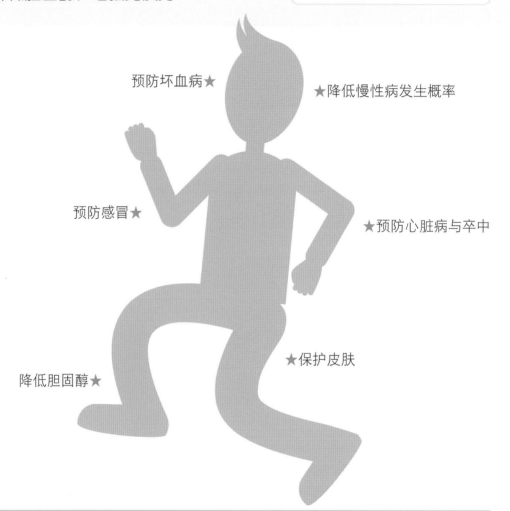

预防坏血病★

★降低慢性病发生概率

预防感冒★

★预防心脏病与卒中

★保护皮肤

降低胆固醇★

Health for you

缺乏维生素C的症状

- 消化不良
- 牙龈出血
- 贫血与坏血病
- 牙齿、骨骼软弱
- 抵抗力降低
- 易流鼻血
- 皮肤容易淤血

建议摄取食物

- 蔬菜类：
  甜椒、萝卜、芹菜、土豆、甘薯
- 水果类：
  番石榴、柳橙、橘子、柠檬、草莓、猕猴桃

维生素C是什么?

维生素C是最早发现的维生素,且是形成及维持胶原的主要物质。胶原主要集中在血管壁、韧带软骨和牙床上,钙和磷都依赖胶原而储存在骨骼中,因此补充维生素C有助维持骨骼及牙齿的健康。维生素C也能帮助抗体消灭病毒细菌,是最好的抗生素。

维生素C也是知名度最高的一种维生素,常被人称为"美丽的维生素",这是由于它能帮助人体肌肤再生,并参与胶原蛋白的形成,使肌肤光滑美丽。充分的维生素C也能增强人体的免疫力,是帮助人体有效对抗老化不可或缺的维生素。

维生素C属于水溶性维生素,经常会在清洗过程中流失。因此不要在清洗过程中过度擦洗外皮与叶片,也不要先切再洗。先洗再切蔬果才能避免营养素的流失。

维生素C的防癌保健功效

❶ 抑制致癌物质形成

加工肉类或香烟常存在亚硝酸盐,会增加致癌危险。维生素C无法抑制亚硝胺类化合物的活动,却可以预先阻止亚硝胺类化合物的形成,在根本处阻断癌症发生的可能。

❷ 抗氧化作用

某些化学物质过氧化后才带有致癌危险,维生素C具强力抗氧化作用,防止致癌成分形成,并保护细胞不受自由基破坏。

❸ 包围肿瘤细胞

维生素C所形成的胶原,可促使细胞包围肿瘤,阻止肿瘤扩散。

❹ 提高免疫机能

维生素C能强化人体免疫力,并促进干扰素合成,有效对抗肿瘤细胞或致癌成分。

维生素C的摄取评量　（"是"回答越多,越可能缺乏维生素C。）

问　　　　题	是	否
❶ 最近经常感冒?		
❷ 牙龈经常出血?		
❸ 没有每天食用新鲜蔬菜?		
❹ 没有每天食用新鲜水果或果汁?		
❺ 出门没做防晒工作?		

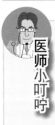

医师小叮咛

◆ **易受高温破坏**　维生素C溶于水,易受高温破坏,若自蔬果中摄取维生素C,最好减短烹调时间。

◆ **均衡食用蔬果**　维生素C不储藏于人体,两三个小时内即会随排泄物排出,因此短时间内大量服用高剂量的维生素C,并无法达到保健效果,应设法从每日饮食中,均衡食用富含维生素C的蔬菜,才是既有效又方便的方式。

◆ **高剂量使用需先询问医师**　过量服用维生素C可能导致不适,例如腹泻、皮肤发疹等,长期过量服用后突然停用也可能引发坏血病,欲使用高剂量前应先咨询专科医师。

维生素A

对抗眼疾，保护上皮组织

维生素A小档案
◆ 化学名称：树脂醇
◆ 英文名：Retinol
◆ 单位：国际单位（IU）
◆ 成人每日建议摄取量：4200～5000IU

Health for you

缺乏维生素A的症状

- 干眼症或夜盲症
- 皮肤干燥粗糙
- 易患口腔炎
- 感冒难痊愈
- 骨骼及牙齿发育不佳

建议摄取食物

- 鱼肉奶蛋类：
动物肝脏、小鱼干、乳制品、牛奶、奶油、蛋
- 蔬果类：
菜花、胡萝卜、南瓜、芒果、菠菜、芦笋

维生素A是什么？

维生素A属脂溶性维生素，储存于肝脏，主要功能是保护双眼视力，也可维持抵抗力，并使皮肤更光滑有弹性。目前已知摄取足够的维生素A可减低肺、结肠、胃、前列腺和子宫颈癌症的发生率，但过量摄取易导致中毒，服用营养补充剂前应注意含量。

身体内部的维生素A不足时，经常会导致呼吸道感染病毒，引发感冒。维生素A严重不足时，会使免疫系统下降，对于各种病毒的抵抗力将会出现失调的现象。适量摄取维生素A也能让皮肤健康，使皮肤光滑而且有弹性。

维生素A能促进并维护表皮细胞的完整，也是促使肌肤润泽光滑的重要营养素。它对于喉咙、鼻子、肺部及消化器官等系统，也有保护作用，能防止细菌、传染病的入侵，有效增强身体的免疫能力。

维生素A主要存在于奶油、蛋黄及动物肝脏中，而植物性食物中则有很多蔬果含有维生素A的前体胡萝卜素。

维生素A的防癌保健功效

❶ 活化抗癌基因

实验证明维生素A所活化的抗癌基因，可抑制大肠癌肿瘤细胞成长，并进一步导致癌细胞死亡。

❷ 抑制致癌因子活动

维生素A可防止致癌物突变或活化，且防止致癌因子与DNA结合。

❸ 保护上皮组织

维生素A与上皮组织的形成息息相关，长期缺乏维生素A会影响上皮组织的完整与健康，增加罹癌的机会。

❹ 抗氧化作用

维生素A可预防自由基破坏正常细胞，降低癌症发生的可能性。

❺ 增强免疫力

维生素A与体内的抗体产生有关，能增强人体的免疫功能，其中的β-胡萝卜素有抗癌的作用。

维生素E

降血脂抗氧化，抗老回春

维生素E小档案

◆ 化学名称：生育酚
◆ 英文名：Alpha-Tocopherol
◆ 单位：毫克（mg）
◆ 成人每日建议摄取量：10～12毫克

H e a l t h   f o r   y o u

缺乏维生素E的症状

- 精神无法集中
- 性能力降低
- 肌肉乏力
- 溶血性贫血
- 容易掉发
- 缺乏活力

建议摄取食物

- 鱼肉奶蛋类：
  鳗鱼、乌贼、蛋、奶油、肝脏
- 蔬菜坚果类：
  绿叶蔬菜、核果
- 五谷类：
  大豆、小麦胚芽、糙米

维生素E是什么？

维生素E功用很多，除众所皆知的抗氧化外，也可清除血管中的胆固醇，预防心血管疾病，还能促进正常红细胞形成，若长期缺乏可能导致贫血。维生素E也可强化男性激素分泌，提升精子品质、数量与活动力，可改善性能力及治疗不孕症。

维生素E能清除体内的自由基，因此能帮助增强人体的免疫力，减少罹癌的机会。维生素E也有极佳的清洁血管能力，能防止胆固醇在血液中堆积，是预防心血管疾病最佳的营养素。

由于维生素E对氧敏感，利用大量脂肪烹调食物，脂肪中的维生素E会有70%～90%被破坏。故在烹调的时候，即使只用了很少量的酸败油脂，也足以破坏正常油脂中或食物中的维生素E。

维生素E广泛存在于动植物中，尤其是油料种子、谷物、坚果或绿色蔬菜中的维生素E较丰富，而在食品加工储存过程中，维生素E的损失会较大。

维生素E的防癌保健功效

❶ 抗氧化

可防止必需脂肪酸与氧气结合，避免细胞遭受损害，进一步使人体免于细胞病变的威胁，因此，可降低癌症发生的可能。

❷ 抑制肿瘤

维生素E和维生素C一样，在抑制肿瘤方面有良好效果。它们能阻断亚硝酸盐，从而阻断亚硝酸盐与体内的胺反应。

❸ 延缓老化

由于维生素E具有很强的抗氧化功用，可扫除体内自由基，故可延缓身体老化，并预防皮肤出现斑点等老化现象，长葆青春美丽。

❹ 预防不正常凝血

维生素E可清除血液中的脂肪，不仅能防止血管硬化，也可防止不正常凝血，避免心血管疾病、静脉曲张等问题产生。

维生素B₂

调节脂肪，加速毒素代谢

维生素B₂小档案

◆ 化学名称：核黄素
◆ 英文名：Riboflavin
◆ 单位：毫克（mg）
◆ 成人每日建议摄取量：0.9～1.8毫克

Health for you

😊 缺乏维生素B₂的症状

- 脂漏性皮肤炎
- 口腔或嘴唇发炎
- 眼睛充血有异物感
- 头晕
- 易疲劳倦怠
- 阴部瘙痒

建议摄取食物

- 鱼肉蛋奶类：
  蛋、牛奶、动物肝脏、瘦肉、鱼
- 蔬菜坚果类：
  菠菜、油菜、香菇、木耳、花生

维生素B₂是什么？

金黄色的维生素B₂多存于动物肝脏、牛奶中，因其天然来源较其他维生素贫乏，再加上不均衡的饮食习惯，所以最容易成为人们摄取不足的维生素之一。但维生素B₂能维护肌肤健康，强化蛋白质、脂肪与糖类的代谢，帮助人体吸收营养，是不可或缺的营养素。

维生素B₂会参与人体体内蛋白质与脂肪的代谢作用，当人体摄取充足的维生素B₂时，就能有效帮助代谢体内多余的脂肪，避免脂肪堆积在血液中或产生脂肪肝，因此，维生素B₂也能够帮助保持身材。

维生素B₂的防癌保健功效

❶ 降低皮肤癌概率

维生素B₂为皮肤细胞修复与再生的必要营养素，可协助抵抗紫外线，降低皮肤癌发生概率。

❷ 降低致癌物质毒性

维生素B₂有助于分解致癌物质或降低毒性，减轻癌症威胁。

❸ 避免脂肪堆积

维生素B₂可加强脂肪代谢，避免囤积于血液与肝脏中，造成心血管与肝脏负担。

维生素B₂的摄取评量 （"是"回答越多，越可能缺乏维生素B₂。）

问　　　　题	是	否
❶ 容易紧张？		
❷ 是素食者？		
❸ 有皮肤过敏的现象？		
❹ 经常嘴角发炎？		
❺ 常出现口腔溃疡的症状？		

维生素B6

预防贫血抽筋，促进蛋白质代谢

维生素B6小档案

◆ 化学名称：吡哆醇
◆ 英文名：Pyridoxine
◆ 单位：毫克（mg）
◆ 成人每日建议摄取量：1.4～1.6毫克

H e a l t h   f o r   y o u

缺乏维生素B6的症状

- 情绪暴躁
- 口臭
- 贫血
- 精神不济
- 经前症候群
- 脂漏性皮肤炎

建议摄取食物

- 鱼肉蛋奶类：
  动物肝脏、猪肉、鸡肉、鲔鱼、蛋
- 蔬果类：
  深色蔬菜、番茄、香蕉
- 五谷类：
  谷物、大豆

维生素B6是什么？

不饱和脂肪酸、亚油酸及蛋白质中多种酶都需维生素B6才能有效发挥作用，以维持人体正常功能。维生素B6可防止蛀牙、肾结石，也可治疗神经失调，孕妇适当补充维生素B6，可减少孕吐、抽筋等害喜症状，女性于平日补充，也可舒缓经期前、经期中或更年期的不适症状，可谓女性最佳营养补充品。

维生素B6也能维持脑部细胞的正常功能，帮助脑部产生能量；它还能帮助稳定情绪、消除忧虑，因此也被用来治疗忧郁症。

维生素B6的防癌保健功效

❶ 促进代谢

维生素B6参与蛋白质、糖类与脂肪的代谢过程，使其顺利转化为人体能利用的能量，保持身体机能正常运作，并避免脂肪堆积，降低心血管疾病或慢性病的发生率。

❷ 增加免疫力

缺乏维生素B6会使细胞受损，降低人体免疫力，也就难以抵御外来病毒、细菌或体内癌细胞的侵袭。维生素B6常被称为"女性的维生素"，因为它主要参与调节女性雌激素的代谢作用，能帮助缓解生理性疼痛。

维生素B6的摄取评量 （"是"回答越多，越可能缺乏维生素B6。）

问　　　题	是	否
❶ 生理期时总会十分疼痛？		
❷ 很容易出现情绪暴躁与失控现象？		
❸ 常有头皮屑？		
❹ 容易发生嘴角或口腔皮炎？		
❺ 有过敏症状？		

维生素D

佝偻症克星，帮助骨骼发育

维生素D小档案
◆ 化学名称：钙化醇
◆ 英文名：Calciferol
◆ 单位：微克（μg）
◆ 成人每日建议摄取量：5微克

Health for you

缺乏维生素D的症状

- 牙齿松动、蛀牙
- 骨折
- 发育不良
- 躁动
- 佝偻症
- 软骨病、骨质疏松症

建议摄取食物

- 奶蛋肉类：
  牛肝、猪肝、鸡肝、蛋、牛奶
- 鱼类：
  鲔鱼、沙丁鱼、小鱼干、鱼肝油
- 菇蕈类：
  香菇

维生素D是什么？

人体只要接受阳光照射，就能将体内的麦角醇转化为维生素D，因此，也有人称维生素D为"阳光维生素"。但现代人生活形态改变，阳光照射时间普遍不足，或在户外活动时防晒措施过度，因此，更需从日常饮食中加强维生素D的摄取。维生素D是帮助骨骼发育的重要元素，但过量摄取会使血液中钙质浓度偏高，导致尿毒症或软骨钙化等。

维生素D关系着钙质的吸收，当维生素D缺乏时，钙质的代谢与吸收能力也会受到阻碍。人体钙质不足，就无法维护神经系统的安定，很容易出现焦虑或异常兴奋症状。

人体对维生素D的需求量受到年龄、肤色、怀孕、授乳和食物中的矿物质含量影响。婴幼儿时期骨骼和牙齿快速钙化，因此对维生素D的需求大，成年人的骨骼停止生长，对钙的需要量逐渐减少，所以对于维生素D的需求量也就跟着减少了。而孕妇和哺乳的女性对钙的需求量比一般人更多，因而也要额外增加维生素D的供应量。

维生素D的防癌保健功效

❶ 预防乳腺癌、结肠癌

研究指出接受充足日照可预防乳腺癌、结肠癌，这可能是因接受日照而产生较多维生素D的缘故。另外维生素D能分解引发大肠癌的胆石酸毒性，降低罹患大肠癌概率。在预防癌症的众多方法中，晒太阳应是最轻松的方式。

❷ 预防骨质疏松

维生素D可促进钙质吸收，协助体内钙质的运送，人体需均衡摄取维生素D或钙质，才能维持骨骼健康。

❸ 健全骨骼与牙齿

维生素D对于促进骨骼的发育至关重要，充足的维生素D能帮助钙与磷更完整地被人体吸收，能促进牙齿与骨骼健全发展。

❹ 帮助成长发育

维生素D是成长发育重要的营养成分之一，充足的维生素D能使儿童健康成长。

含硫有机化合物

降低血脂，延缓人体老化

含硫有机化合物小档案

◆ **化学名称：**含硫有机化合物
◆ **英文名：** Organic Sulfur Compounds (OSCS)
◆ **成人每日建议摄取量：**暂无

H e a l t h   f o r   y o u

缺乏含硫有机化合物的症状

- 指甲易碎
- 头发易断裂分叉
- 筋骨易僵硬
- 肌肉常拉伤

建议摄取食物

- 蔬菜类：
  大蒜、洋葱、韭菜、菜花、芥末、圆白菜、小油菜、芜菁

含硫有机化合物是什么？

有机化合物的主要成分为碳，也可能含有氢、氧、硫、氮等元素，其中含硫者被称为有机硫化物。有机硫化物的种类很多，数量仅次于含氧和氮的有机化合物，最常见的是异硫氰酸盐、硫化丙烯基及蒜素。这些硫化物使食物带有较为浓烈的气味，但可增加体内有助于排除致癌物质的酶的含量。

异硫氰酸盐还可以分为异硫氰酸苯乙酯和萝卜硫素，前者主要存在于圆白菜和芜菁中，可以防止致癌物质与DNA结合；后者则存在于菜花、芜菁、圆白菜中，能促使致癌物质与具有清除功能的分子结合，达到解毒的效果。

含硫有机化合物的防癌保健功效

❶ 参与体内氧化还原作用

具有强烈的氧化还原作用，可以抵挡自由基的破坏，延缓细胞老化。它也能增加体内排除致癌物质酶，间接抑制癌细胞增长，达到防癌效果，目前已证实能预防乳腺癌、胃癌及肺癌。

❷ 降低血脂肪

能促进体内脂肪代谢，有助降低血脂肪，防治心血管疾病，也有助预防与脂肪相关的癌症，如结直肠癌等。

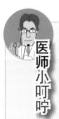

医师小叮咛

◆ **葱蒜类富含硫化物**　葱、蒜类蔬菜含有丰富的硫化物，如异硫氰酸盐及硫化丙烯基，具有抗氧化作用，可去除活性氧，预防细胞老化，降低罹患胃癌及大肠癌的概率，并可调节体内血糖，改善糖尿病，也能降低血脂，防止动脉硬化。

◆ **蒜素具强力杀菌作用**　蒜素可以防止消化道的细菌感染，并能降低血小板黏度，防止其黏附于血管壁而导致动脉硬化，另也有助于降低肝脏中胆固醇的合成，并活化肝脏中的解毒酶。

异黄酮类

抗老化，抑制癌细胞增生

异黄酮类小档案

◆ 化学名称：异黄酮类多元酚类化合物
◆ 英文名：Isoflavone
◆ 单位：毫克（mg）
◆ 成人每日建议摄取量：37毫克

Health for you

☺ 缺乏异黄酮类的症状

- 患心血管疾病概率高
- 情绪不稳
- 夜间盗汗

🦷 建议摄取食物

- 豆类：
  大豆、小扁豆、黑豆、花生
- 蔬菜类：
  芹菜、菜花

异黄酮类是什么？

食物中所含的多酚类化合物，近年来日益受到重视，蔬果的防癌抗氧化功能，大多是由此而来。多酚是多元酚类化合物的简称，种类非常多，类黄酮就是其中的一种，而类黄酮依照不同的化学结构，可分成黄酮类、黄酮醇类、黄烷酮类、黄烷醇类、花青素、前花青素及异黄酮类。

异黄酮类中的大豆异黄酮，是近来保健食品中十分热门的成分之一，摄取来源包括黄豆、豆腐、豆浆、豆奶、味噌、豆干及其他各种豆类制品。大豆异黄酮可以改善骨质疏松及更年期问题，还能降低血液中坏胆固醇的含量，有效地阻断肿瘤细胞新生血管的形成。

异黄酮类的防癌保健功效

❶ 抗氧化抑制癌细胞

异黄酮具有抑制癌细胞增生的作用，也具有抗氧化功能，可以延缓细胞老化，保护细胞不致受外来有害物质侵害。经证实，异黄酮类可对抗乳腺癌。

❷ 舒缓更年期症状

异黄酮类又有植物女性激素的称号，被用作更年期妇女的激素补充剂。但因其有助于钙质的吸收，不会有一般女性激素会造成骨质疏松的副作用。

❸ 降低患冠心病概率

大豆是摄取异黄酮重要的来源，可以降低血胆固醇，也能降低患冠心病的概率。

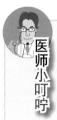

医师小叮咛

◆ **豆浆中可加入酸奶** 可以在豆浆中加入酸奶饮用，这样可以提升大豆异黄酮的吸收。

◆ **癌症患者食用前需先向医师咨询** 前列腺癌及乳腺癌患者，在使用大豆异黄酮之前，应该先与医师讨论，再决定是否要使用，以及合适的摄取量是多少。

叶酸

润色补血，促进DNA合成

叶酸小档案

◆ **化学名称：** 蝶酰谷氨酸
◆ **英文名：** Folic Acid
◆ **单位：** 微克（μg）
◆ **成人每日建议摄取量：** 200微克

H e a l t h   f o r   y o u

☺ 缺乏叶酸的症状

- 脸色苍白、情绪低落
- 虚弱、失眠、健忘
- 腹泻、缺乏活力
- 皮肤产生褐斑
- 贫血
- 呼吸急促

建议摄取食物

- **肉类：**
  动物肝脏
- **蔬果类：**
  豆类、绿色蔬菜、莴苣、橘子
- **五谷类：**
  谷物、麦胚

叶酸是什么？

　　叶酸又称"维生素B$_c$"，主要功能在于参与DNA合成。孕妇在怀孕过程中若补充足够叶酸，可预防胎儿罹患先天性疾病，也可保护胎儿神经系统正常发育。叶酸也能促进红细胞生成，若摄取不足，极易产生贫血症状。

　　叶酸主要参与人体新陈代谢的过程，并促进红细胞的生成，对于生命发展有重大影响。如果准妈妈们在怀孕期间缺乏叶酸，有可能生下神经缺损的畸形儿。

　　叶酸广泛存在于动植物食品中，富含叶酸的食物有动物的肝、肾、鸡蛋、豆类、酵母、绿叶蔬菜及水果等中。而高温长时间烹饪和使用大量的水，会大量损失叶酸。

叶酸防癌保健功效

❶ 保护并修复细胞

　　叶酸是DNA合成时的必需营养素，可帮助细胞维持正常的分裂过程，以免细胞分化时突变，也可避免异常细胞转化为癌细胞，进一步更可修复异常细胞，彻底阻绝癌变可能。

❷ 保持气色红润

　　叶酸是造血机制中的重要大将，缺乏叶酸会使人体红细胞减少，人易感到疲倦虚弱，免疫力也易因此降低，而无法抵抗外来病菌。

❸ 降低心血管疾病概率

　　蛋白质代谢后会产生同型半胱氨酸，血液中若累积过多易引起心血管疾病，叶酸与维生素B$_6$、维生素B$_{12}$可排泄此有害物质，因此，适当摄取B族维生素可降低心血管疾病发生率。

❹ 维护神经系统健康

　　叶酸能帮助维持神经系统的安定，使功能完整运作，也促使白细胞正常发育。

❺ 促进胚胎的发育

　　叶酸是参与DNA合成的重要营养素，能预防某些先天性疾病。叶酸还影响着胚胎神经系统的健全发育。

❻ 保护怀孕妇女身体

　　叶酸是孕妇不可或缺的营养素，孕妇及时补充叶酸也可以预防流产。

矿物质

矿物质是人体六大营养素之一，尽管人体一天所需要量非常微小，但是却不能没有。矿物质依照人体所需的量可分成两大类，一类是主要矿物质，或称巨量元素，每日需求量在100毫克以上者即属于此类，包括钠、钾、镁、钙、磷、硫和氯；另一类则为次要矿物质，或称微量元素，每日人体需求量在100毫克以下者便属此类，如铁、锌、铜、锰、钴、铬、钼、铝、碘、硒、氟等。据统计，大约有20种矿物质是人体所必需的。

• 钙——强化骨质

骨骼的生长过程中需要累积钙质。钙质经人体吸收后，随着血液流到骨骼，并在骨骼中沉积以强化骨质。若骨骼中的钙质不断代谢，却未能补充钙质，长期下来便会导致骨质疏松或骨骼脆化，容易断裂。

• 铁——补血拥有好气色

人体的血红素与肌红素中含有铁质，负责搬运氧气及二氧化碳。因此一旦缺铁，将使得红细胞变小甚至数量减少，造成缺铁性贫血，人会感到疲倦、缺乏力气及注意力不集中，也会使人体抵抗力下降，维持体温的能力变差，变得无精打采且容易生病。

• 锌——帮助细胞再生

锌是身体组织中的重要物质，在细胞及身体组织生长及修补过程中扮演重要角色。锌能够促进生长，皮肤、指甲、毛发以及黏膜组织的修补都与锌有关，一旦缺乏会造成生长迟滞。

• 磷——平衡血液酸碱度

人体中所含的矿物质，磷是其中数量最多的一种，它是人体中不可或缺的矿物质，其中85%存在于人体骨骼中，是构成牙齿、骨骼的主要成分。不仅如此，它也与体内糖类、脂肪及蛋白质代谢都有关系，也有助于平衡人体血液的酸碱度。

矿物质丰富的优良食物

排行	铁	锌	磷	钠	镁
冠军	紫菜	琼脂	小麦胚芽	海蜇皮	海带
亚军	发菜	牡蛎干	鸡蛋豆腐	梅干菜	葵瓜子
季军	花生	生蚝	南瓜子	豆豉	南瓜子
第4名	西施舌	小麦胚芽	小鱼干	辣椒酱	芝麻
第5名	黑芝麻	红蚶	咸蛋黄	虾皮	虾皮
第6名	牡蛎干	肝脏	葵花子	咸小卷	腰果
第7名	肝脏	牛腱	干贝	圆白菜干	象鱼
第8名	鸭血	牛腿肉	柴鱼片	腌渍冬瓜	杏仁
第9名	琼脂	南瓜子	虾皮	腊肉	虾米
第10名	咸鸭蛋黄	山羊肉	莲子	萝卜干	松子

- **钠——调节体内水分**

钠是维持体内酸碱平衡，以及调节体内水分平衡的重要元素。简单的说，钠具有保水作用，以此达到维持体液、血液及水分的平衡。过量的钠会造成体内水分过多，除了会水肿外，更危险的是会因血液量增加导致血压上升。

- **镁——放松神经缓解压力**

镁是骨骼、牙齿的成分之一，同时也是促进人体新陈代谢的重要元素，还具有活化肌肤的功效。镁也与大脑、神经的运作有关系，更具有放松神经的作用，是忙碌的现代人想要松弛神经解放压力所不可或缺的。

- **碘——美发乌发重要关键**

碘是甲状腺激素的主要成分，除促进人体新陈代谢，并参与人体氧化还原作用外，碘也和人体骨骼、蛋白质及毛发的生成都有很大的关系。加上碘能促进黑色素的合成，让头发更显乌黑亮丽，因而更受重视。缺碘会造成毛发粗糙的情况。

矿物质的保健功效

矿物质	主要保健功效
钙	强化骨质、预防骨质疏松
铁	协助造血、红润脸色、提高大脑工作效率
锌	促进生长，修补皮肤、指甲、毛发及黏膜组织
磷	保护细胞与细胞膜、促进新陈代谢
钠	维持细胞内外体液平衡
镁	消除焦虑的情绪、放松肌肉
碘	参与甲状腺素分泌
硒	预防部分癌症与心血管疾病
铜	促进免疫系统与凝血系统运作
锰	增进大脑记忆力、促进骨骼发育
铬	降低血糖与胆固醇
硫	主管体内胶原蛋白的合成

- **硒——增强免疫力**

近来被发现的强烈抗氧化物质硒，除了可以消除已经形成的过氧化物之外，也能防止细胞过度氧化，进而保护组织及细胞膜，使细胞不受外来物质的侵害。此外也能稳定甲状腺机能，有助调节体内氧化还原作用及血脂的控制，达到防癌效果。硒还能结合体内的重金属，避免这些游离重金属伤及细胞。这些都对免疫机能的促进有所帮助，所以硒是抗癌物质中的闪亮新星。

- **铜——烧烫伤的修复大师**

铜是人体三十多种酶在合成时的重要原料，其中包括一种可以促进两种人体主要结缔组织蛋白结合的酶，而这两种蛋白和皮肤的生成与弹性有关，也因此虽然烧烫伤病患应补充铜、锌和硒三种矿物质，但后两者主要与预防感染有关，铜则可加速皮肤复原。

矿物质不足的身体症状

矿物质	身体产生的症状
钙	骨质疏松、情绪焦虑、容易失眠、发育不良
铁	贫血、脸色苍白、疲倦、注意力不集中、免疫力下降、活力降低
锌	皮肤红疹、伤口愈合较慢、贫血、口腔发炎
磷	身体虚弱、骨骼发育不良、牙龈肿胀、生长迟缓
钠	呕吐、腹泻、脱水中暑、肌肉痉挛、注意力不集中、晕眩疲劳
镁	心悸、情绪不稳定、形成结石
碘	甲状腺肿大、月经紊乱、肥胖、毛发粗糙、胆固醇过高、血脂过高
硒	活力不足、心肌衰竭
铜	贫血、免疫力减弱
锰	健忘、骨骼不健全
铬	轻度生长障碍
硫	皮肤干涩、头发干燥、头发掉落、指甲斑驳

锗

强身补气，促进免疫细胞活性

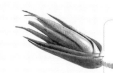

锗的小档案

◆ **化学名称：** 锗
◆ **英文名：** Germanium
◆ **单位：** 微克（μg）
◆ **成人每日建议摄取量：** 不超过200微克

H e a l t h   f o r   y o u

缺乏锗的症状

- 肝病
- 高血压
- 糖尿病
- 精神恍惚
- 体力不济
- 老年痴呆

建议摄取食物

- 植物类：
  灵芝、人参、大蒜、香菇、蘑菇
  菱角、枸杞、薏米、芦荟
- 海鲜类：
  鲔鱼、干鱿鱼

锗是什么？

锗可以增加细胞带氧量，有助于改善疲劳，让人迅速恢复精神、增强体力，促进新陈代谢。锗也是极佳的抗氧化剂，具有清除人体自由基的作用。锗也能直接促进免疫细胞功能，吞噬抵抗病菌。

锗可降低血压、预防动脉硬化并能预防癌症。当锗进入体内，会把氧带进细胞中，使体内氧含量增加许多，如此一来可清除自由基，使血液净化，加速新陈代谢，增强身体的免疫功能。

进入人体的锗可以分布于各个器官，主要是在脾、肺、肾、肝，并通过粪便、尿液及汗水排出体外，其中以经由尿液排出体外的路径最常见。

锗的防癌保健功效

❶ 健全人体免疫机能

有机锗具有促进免疫细胞活性的作用，也有助干扰素分泌，可强化人体免疫力。

❷ 减少细胞病变的机会

锗是优良的抗氧化剂，具抗氧化功效，可帮助消除自由基，避免细胞快速老化，活化细胞让有害病菌无机可乘，减少细胞病变的机会。

❸ 抑制癌细胞转移

锗能增加血中的红细胞数量，预防贫血，并能诱导干扰素以活化自然杀伤细胞及巨噬细胞，抑制癌细胞繁殖或转移。

❹ 强化体能增加元气

锗可以增加细胞含氧量，让细胞更有活力，可以消除疲劳，迅速让人恢复体力。

❺ 修正免疫系统的缺失

锗可以刺激人体防御性的杀手细胞，帮助消灭异常的细胞和一些存在身体中的不良细胞与有害病毒，可以保护身体，并修正免疫系统中的缺失，减少不正常的自体免疫疾病发生。

硒

增强体力，维系免疫功能

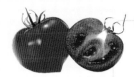

硒的小档案

◆ 化学名称：硒
◆ 英文名：Selenium
◆ 单位：微克（μg）
◆ 成人每日建议摄取量：50微克

H e a l t h   f o r   y o u

😊 缺乏硒的症状

- 活力不足
- 严重时会导致心肌衰竭

🍱 建议摄取食物

- 海鲜及肉蛋类：
  肝脏、鱼、牡蛎、鸡肉、奶蛋类
- 蔬果谷物类：
  西蓝花、芹菜、洋葱、番茄
  草菇、南瓜、全麦制品

硒是什么？

　　硒是营养素明星，以防癌抗老效果著称，是抗氧化酶的主要成分，并与维生素E相辅相成，发挥着强大的抗氧化作用。足够的硒，能延缓身体老化的速度，对抗自由基的侵害，也可促进生长，保护视觉器官。硒虽然功效强大，但过量摄取并不会减少更多自由基，反而会引起中毒，如头发掉落、恶心、呕吐等，建议一日不可超过400微克。

　　硒可以有效对抗癌症，是人体对抗自由基侵袭的重要矿物质。硒有促进生长、维护视觉器官健康的功效，已有实验证实硒是生长繁殖所必需的矿物质。

硒的防癌保健功效

❶ 保护细胞

　　硒可保护细胞膜免受自由基破坏，也能刺激免疫系统，增强对致癌物质的抵抗力。

❷ 减弱金属毒性

　　硒可阻止汞、镉或砷等有毒金属间的结合，并降低其毒性，若食用过受污染农作物，可适当补充硒。

❸ 增强男性精子活力

　　硒在男性体内多储存于生殖器，摄取足够的硒可增强精子品质与男性性能力。

❹ 调节免疫功能

　　硒能减缓因为氧化所引起的老化现象，更参与免疫功能的调节作用，可预防癌症。

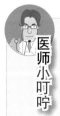

医师小叮咛

◆ **食物加工过度会导致硒流失** 食物加工过度很容易导致硒流失，应尽量避免过度烹调含有硒的食物。

◆ **蔬菜中的硒含量因土壤而不同** 动物内脏、肉类及蔬菜中都含有丰富的硒，不过蔬菜中硒的含量，会因土壤中硒的含量多少而相差悬殊。

硫

构成人体组织，提升免疫机能

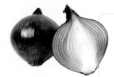

硫的小档案

◆ 化学名称：硫
◆ 英文名：Sulfur
◆ 单位：微克（μg）
◆ 成人每日建议摄取量：未定

Health for you

缺乏硫的症状

- 皮肤干涩
- 头发干燥缺少光泽
- 头发掉落
- 指甲斑驳

建议摄取食物

- 鱼肉蛋奶类：
  瘦牛肉、鱼、蛤、蛋、牛奶
- 蔬菜类：
  胚芽、十字花科蔬菜、大蒜、洋葱、豆类

硫是什么？

硫是微量元素。微量元素是指人体每日需求量在100毫克以下的元素。硫对于一般人来说似乎有些陌生，不过它的重要性绝不亚于常量元素中的任何一种。硫主要存在每一个细胞中，它是构成蛋白质的重要成分，因此，硫能直接影响皮肤、指甲与头发的健康，可说是保持青春美丽的重要营养素。

硫在人体内大多是以有机硫化物的形态存在于每个细胞内，是构成氨基酸的原料之一。硫化物与生物的氧化作用有关系，可以帮助细胞调节本身的氧化还原反应，增进人体养分的代谢。硫也是构成身体的结缔组织与软骨组织，特别是形成糖蛋白等化合物的重要材料。

硫的防癌保健功效

❶ 修复并保护细胞

硫是构成身体组成的要素，同时也参与氧化还原作用，对于组织的修补以及保护细胞都很重要，有助于细胞抵挡细菌病毒的侵害免于产生病变。

❷ 解毒作用

含硫的氨基酸在人体内代谢之后，会产生硫酸，可以和体内的有毒物质结合排出体外，使这些有毒物质不会损害细胞。

❸ 协助重建流失的软骨

硫是胶原蛋白合成的必要物质，能够协助重建流失的软骨，刺激磨损的软骨结缔组织生长，增加软骨的保水性，减少关节摩擦。

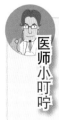

医师小叮咛

◆ **营养食品是良好选择** 虽然天然食物中含有机硫，但很可惜的是含量极少。如果想要补充有机硫，选择营养食品的效果会比较好。

◆ **从指甲及头发看缺乏症状** 如果指甲软而薄，又很容易裂开，或者是头发易断裂，很可能是缺乏硫。

锌

修复组织，提升男性生殖机能

锌的小档案

◆ 化学名称：锌
◆ 英文名：Zinc
◆ 单位：毫克（mg）
◆ 成人每日建议摄取量：12～15毫克

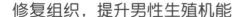

Health for you

😊 缺乏锌的症状

- 前列腺肥大
- 皮肤起红疹
- 伤口愈合慢
- 动脉硬化
- 贫血、不育症
- 口腔嘴唇发炎

🦷 建议摄取食物

- 海鲜及鱼肉蛋类：
  瘦肉、鸡心、鱼、牡蛎、蛋黄
- 谷物类：
  小麦胚芽、芝麻、南瓜子、葵花子
- 其他类：
  枫糖浆、酵母

锌是什么？

锌是蛋白质及核酸合成过程中的辅助因子，是身体组织不可或缺的元素，参与人体组织的生成及修复，如人体毛发、皮肤、指甲及味蕾、黏膜组织等，它也能维系人体免疫系统正常运作的作用。锌有助维持人体生殖器官的生长与机能，特别是有助前列腺的健康，并有助于胰岛素的分泌，影响人体糖类代谢。但若摄取过量，可能导致发烧、恶心呕吐，建议每日最多不宜摄取超过500毫克。锌能帮助愈合人体内部与外部伤口，并增强人体白细胞的作用力，发挥免疫功能。

锌的防癌保健功效

❶ 维持免疫系统健全

锌是组织生长及修补过程中重要的辅助因子之一，能维护黏膜组织及免疫细胞的健全，也具有抗氧化功效，有保卫细胞功效。

❷ 避免镉中毒

锌是镉的拮抗物，可以有效避免镉金属引发的中毒反应。

❸ 健全男性性机能

适量的锌，除了可以提升性能力外，也可预防前列腺癌。

锌的摄取评量 （"是"回答越多，越可能缺乏锌。）

问　　　题	是	否
❶ 青春痘症状严重？		
❷ 经常有月经不调症状？		
❸ 是素食主义者？		
❹ 经常偏食？		
❺ 血糖值偏高？		

铁

提神补血，健全人体免疫系统

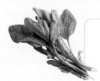

铁的小档案

◆ 化学名称：铁
◆ 英文名：Iron
◆ 单位：毫克（mg）
◆ 成人每日建议摄取量：10～15毫克

Health for you

😊 缺乏铁的症状

- 缺铁性贫血
- 脸色苍白
- 疲倦
- 注意力不集中
- 免疫力下降
- 活力下降

建议摄取食物

- 海鲜及肉蛋类：
  猪肝、牛肝、牛心、瘦肉、牡蛎、蛋黄
- 蔬果谷物类：
  芦笋、核果类、燕麦、菠菜

铁是什么？

铁是血红素、肌红素中的重要物质，也是免疫系统组成的原料，铁堪称是最为人所熟知的一种矿物质，也是人体微量元素中含量最多的。铁最重要的功能就是协助人体造血，所以铁质又经常被称为"创造好气色"的营养素。有贫血倾向的人要多摄取铁，因为铁最显著的功能就是制造血红素，充足的血红素能携带氧气供应全身细胞，因此铁对于供应人体所需的能量，有着重大的影响作用。人体对植物性铁质吸收率较差，动物性铁质比植物性铁质更容易吸收。

铁的防癌保健功效

❶ 健全免疫系统

铁是构成免疫系统的主要原料，免疫细胞的生长及修复都有赖于铁的补充。

❷ 调节体内氧化还原作用

铁参与人体的氧化还原机制，能促进抗氧化酶的作用，使铁成为重要的抗氧化元素，但过量反而会增加体内自由基数量。

❸ 补血提神，预防贫血

铁是血液组成的重要物质，也负责血液中氧气的输送工作，可预防贫血及提神。

铁的摄取评量　（"是"回答越多，越可能缺乏铁。）

问　　　　题	是	否
❶ 气色很差？		
❷ 脸色苍白？		
❸ 很少摄取红肉？		
❹ 很少吃菠菜？		
❺ 经常晕眩？		

碘

调节甲状腺，防止细胞氧化

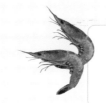

碘的小档案

◆ 化学名称：碘
◆ 英文名：Iodine
◆ 单位：微克（μg）
◆ 成人每日建议摄取量：85～155微克

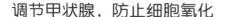

H e a l t h   f o r   y o u

缺乏碘的症状

■ 甲状腺肿大
■ 呆小症
■ 月经不调
■ 耳聋、毛发粗糙
■ 肥胖
■ 胆固醇过高、血脂过高

建议摄取食物

■ 海鲜类：
海鱼、龙虾、小虾、贝类、鳕鱼、青鱼
■ 海藻类：
海带、海菜
■ 其他类：
海盐

碘是什么？

三千多年前，我们的老祖先就已经懂得运用海藻来治疗甲状腺肿大。甲状腺肿主要是因为人体缺乏碘所引起，有趣的是当时人们只知道海藻具有治疗作用，却不知道海藻中的碘才是治疗甲状腺肿大的关键。

碘和甲状腺激素的分泌有着密不可分的关系，是维持甲状腺机能正常的重要成分。甲状腺具有调节人体细胞氧化作用的功效，影响人体新陈代谢。甲状腺激素与人体神经组织、肌肉组织、骨骼与蛋白质的合成也都息息相关。碘摄取不足或过量，都会造成甲状腺机能异常。碘的每日摄取量最多不宜超过1毫克。

当人体缺碘的时候，甲状腺就会肿大。碘能带给人体适当的活力，帮助人体提高反应的灵敏度，碘同时也是维护人体毛发与肌肤健康的重要营养素。

碘的防癌保健功效

❶ 调节细胞氧化还原作用

碘是甲状腺激素的主要成分，甲状腺能够调节氧化还原机制，可以减少人体细胞产生超量的过氧化脂，减缓细胞老化。

❷ 维持甲状腺机能正常

甲状腺激素会调节与肥胖有关的基因，也能平衡胰岛素分泌，维持甲状腺机能的正常，可避免肥胖，减少罹患癌症机会。

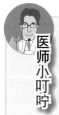

医师小叮咛

◆ **多吃海带、海产** 海带及海产是天然食材中碘含量最丰富的，而在肉类、绿色蔬菜及加了碘的食盐中，也可以发现碘的踪迹。

◆ **孕妇应适量补充碘** 缺乏碘的孕产期女性，容易造成胎儿呆小症。此外，初期缺碘最明显的症状就是甲状腺肿大，或是甲状腺机能亢进。

钼

加速致癌物排出体外

钼的小档案

◆ 化学名称：钼
◆ 英文名：Molybdenum
◆ 单位：微克（μg）
◆ 成人每日建议摄取量：150微克

Health for you

😊 缺乏钼的症状

- ■ 心跳加速、心悸
- ■ 呼吸急促
- ■ 躁动不安
- ■ 肾结石
- ■ 尿路结石
- ■ 男性性功能障碍

建议摄取食物

- ■ 豆类：
  豌豆、绿豆、扁豆
- ■ 蔬菜五谷类：
  深绿色蔬菜、圆白菜、白菜、未经精制的谷类

钼是什么？

钼无法由人工合成，但因人体需要量不如其他营养素高，只要均衡饮食就能摄取足够的钼。钼在核酸代谢时扮演着重要角色，核酸代谢后会产生尿酸，而钼即是尿酸的组成元素之一。

钼也能协助黄嘌呤代谢铁质，并排除过多的铜。过度补充钼反而会导致体内铜含量过低，阻碍铁质的作用，而引发贫血症状，过多的钼也可能导致尿酸过高，引起痛风。

缺乏钼的时候，男性可能会出现性功能方面的问题，此外还可能会导致心情躁动不安、呼吸急促、心跳加速等各种症状。

钼的防癌保健功效

❶ 降低亚硝胺浓度

亚硝胺是强烈的致癌物质，可能导致多种癌症，钼可阻断亚硝酸盐合成为亚硝胺，并加速致癌物质排泄，保护细胞不受致癌物质危害，防止各种癌症发生。

❷ 与其他矿物质合作

钼既能降低铜的含量，又是铁质吸收代谢时不可或缺的成分，如硫的摄取增加则会降低钼质浓度，影响身体正常代谢。

❸ 治疗心血管疾病

钼对心血管疾病有防治保健的作用，可以保护心肌，调节心率，防止心绞痛发作。

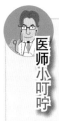

医师小叮咛

◆ **钼的摄取宜适量** 过量摄取钼，会引发铜加速排出身体外，但是如果身体缺乏钼，又会引起贫血。

◆ **排除人体过多的铜** 钼能够帮助排除人体过多的铜。虽然钼无法由人工合成制造，但是只要饮食正常，就不需担忧会缺乏钼。

膳食纤维

膳食纤维存在于植物细胞壁或细胞中，因人体缺乏消化膳食纤维的酶，所以无法被吸收，只能随排泄物代谢，因而被排除在营养素名单中。即便如此，在防癌保健上，膳食纤维仍扮演着至关重要的角色。

一日五蔬果，改善肠道健康

膳食纤维可分为不溶于水的"不溶性膳食纤维"与可溶于水的"水溶性膳食纤维"两种。

不溶性膳食纤维：包括纤维素、半纤维素、甲壳素、木质素、果胶糖及蕨根粉等。由于不溶于水，所以通过消化道时，形态不会发生太大改变。不溶性膳食纤维会增加粪便体积，并刺激肠道蠕动，加快肠道内容物通过的速度，避免水分被肠道过度吸收，使粪便干涩难解。它也能帮助排除肠道内的有害物质，可有效预防肠道疾病。

水溶性膳食纤维：包括果胶、琼脂、藻朊酸等。溶于水后形成黏稠状，不仅体积增加，也延长了食物在胃部停留的时间，使人有饱足感，常被当作减肥时控制食量的工具。水溶性膳食纤维进入肠道后，因富含水分，可使粪便变得软滑，并吸附胆酸，减少胆固醇吸收，因此不仅有利于消化道健康，也能预防高血脂症与糖尿病。

膳食纤维的防癌保健功效

改善便秘

食物进入口腔到排出人体，需24～48小时，但现代人饮食精致，而蔬果摄取量却下降的现象，大大延缓了食物被排出体外的时间，甚至可能长达4天，这期间排泄物在肠道内缓慢移动，营养早被吸收殆尽，剩下

的物质在体内逐渐发酵，衍生出许多致病毒素，最后连水分也被吸收，干结的粪便也加重了排便的困难。膳食纤维则能轻易改善便秘情况。

稀释肠道中的致癌物

膳食纤维的主要功能在于增加粪便体积，并刺激肠道蠕动。粪便累积达足够分量才会产生便意。因此想以节食作为减肥手段的人，常饱受便秘之苦，但若摄取足够的膳食纤维，并饮用大量水分，不仅可增加饱腹感，也可保持排便顺畅。粪便体积变大也可稀释肠道中的致癌物质，降低致癌危险性。

促进肠道蠕动

粪便若在体内停留时间太长，易衍生硫化氢、粪臭素等毒素，毒素再被肠壁吸收，久而久之易造成免疫力下降、面疱、口臭等"上火"症状，甚至引发癌症。若在饮食中增加膳食纤维的摄取，就可促进肠蠕动，缩短粪便停留时间，降低便秘与结直肠癌的罹病率。

降低胆固醇含量

膳食纤维在肠道中与胆酸结合，促使身体将胆固醇氧化为胆酸，以维持体内胆酸浓度，因此膳食纤维能间接降低血液中的胆固醇含量，也能防止胆固醇、葡萄糖被人体吸收，控制血脂，预防高血压和心血管疾病，并改善糖尿病。

你摄取的膳食纤维足够吗？

每人一日膳食纤维摄取量为20～40克，若过量摄取有负面影响。膳食纤维会影响维生素A、B族维生素、铁、锌、镁等维生素与矿物质的吸收，过量可能导致营养不良，发育中儿童、青少年、孕妇、病后复元者及老年人更需格外注意。

不溶性膳食纤维摄取过量可能会刮伤肠壁或导致便秘，水溶性膳食纤维过量则会使肠道蠕动过快，水分来不及吸收就排出，造成下痢，因此千万别为了减肥或排宿便，就大量摄取膳食纤维，以免得不偿失。

"一日五蔬果"的饮食习惯

现代人饮食习惯餐餐大鱼大肉，或以垃圾食物当正餐，有膳食纤维摄取不足的问题。若无法天天排便，排便时需非常用力、排出的粪便干硬、颜色深暗且都沉入马桶底部，或是味道很臭，就有增加膳食纤维的必要。

由日常饮食增加膳食纤维很简单，"一日五蔬果"的原则即能确保膳食纤维充足。食用时尽量连果皮一起吃，不可吐掉菜渣，也可用糙米或五谷杂粮取代白米饭，肉类则可部分由豆类取代。

膳食纤维的种类

项目	不溶性膳食纤维	水溶性膳食纤维
种类	纤维素、半纤维素、木质素、甲壳素、果胶糖、蕨根粉等	果胶、琼脂、藻朊酸等
来源	蔬果类、根茎类、五谷杂粮类	蔬果类、海藻
功能	❶增加粪便体积、促进肠道蠕动 ❷加速食物在肠内移动，减少有害物吸收 ❸调整肠道菌丛生态	❶延长食物在胃中停留时间，使人有饱腹感 ❷吸水性佳，可预防便秘 ❸降低血清胆固醇
代表食材	燕麦、糙米、大麦、豆类	小麦麸、全麦面包、谷类、蔬菜

膳食纤维的选择与比较

食物种类	可多摄取的食材	宜少摄取的食材
肉类	适量	无
蛋类	皆可	无
豆类豆制品	未加工的豆类 *如：黄豆、绿豆、红豆*	加工精致的豆制品 *如：豆浆、豆腐、豆花*
蔬菜类	❶含纤维多的各种蔬菜 *如：竹笋、空心菜、甘蓝、四季豆、胡萝卜* ❷蔬菜的梗、茎未烹调的蔬菜	❶各种过滤的菜汁 ❷嫩的叶菜类 ❸去皮、籽的成熟瓜类
水果类	❶未过滤的果汁 ❷含高纤维的水果 *如：梨、柳橙、番石榴、枣子*	❶各种过滤的果汁 ❷纤维含量少且去皮、籽的水果 *如：木瓜、哈密瓜等*
五谷根茎类	全谷类及其制品 *如：糙米、燕麦、玉米、全麦面包、胚芽米、薏米*	精致的谷类及其制品 *如：白米饭、面条、吐司*
油脂类	皆可	无

不溶性膳食纤维

不溶性膳食纤维是无法溶解于水中的纤维类型，能在肠道中大量扩充粪便体积，使粪便量增加，同时能吸收水分，使粪便软硬适中。不溶性膳食纤维也能有效刺激肠壁，使肠道保持正常的蠕动，对于防治大肠癌等相关癌症而言，是很重要的营养素。

纤维素——维持正常排便习惯

纤维素是最普遍的不溶性膳食纤维，它无法溶于水，但有吸水能力，能保持粪便中的水分，增加粪便体积，帮助维持正常的排便习惯。纤维素能吸附可能致癌的微量元素，它也能改变肠道中的菌丛生态，降低细菌产生致癌物的能力。纤维素还可加速大肠蠕动，减少致癌物质接触肠壁的时间，避免肠壁吸收有害物质，也能避免大便干结。

纤维素的主要来源： 小麦麸、全麦面粉、豆类、根茎类、圆白菜、胡萝卜、西蓝花、小黄瓜、苹果、梨子

半纤维素——降低血中胆固醇

半纤维素由多种单糖组成，包含木聚糖、半乳聚糖等，每种植物所含半纤维素的成分各不相同。半纤维素中有某些成分可溶于水，也更易被大肠内细菌分解，可形成黏稠的溶液，降低血中胆固醇含量。但绝大多数的半纤维素不溶于水，其绝佳的吸水性能增加粪便体积，避免大肠癌、便秘等问题。半纤维素在植物中的含量仅次于纤维素。

半纤维素的主要来源： 可从深绿色的蔬菜、玉米、青椒等摄取，水果类中苹果、香蕉、梨子的含量较高，全麦谷物也是半纤维素的主要来源

甲壳素——吸附脂肪与胆固醇

甲壳素又名几丁质，存在于真菌、藻类细胞壁与甲壳类动物的外壳中，其中以甲壳含量较高。因甲壳较少用于食材，市场上已开发出甲壳素胶囊，以吸附脂肪的功效著称。除膳食纤维常见的作用，如调整肠道菌丛生态、促进肠胃蠕动、吸附有害物质、脂肪与胆固醇外，甲壳素也能活化淋巴细胞、抑制癌细胞形成，也可阻止已形成的癌细胞扩散，不管是在癌症发生前、还是发生后都能产生促进健康的良好效果。

甲壳素的主要来源： 真菌、藻类细胞壁、甲壳类动物的外壳

木质素——抑制癌细胞生长

木质素是植物中的坚硬部分，虽无法消化，但因无法与纤维素分离，故仍包含在纤维素家族中。即使木质素会被原封不动排出，它对人体仍有重要贡献。木质素可去除血管内的自由基、胆固醇，是最好的清道夫，能抑制癌细胞生长，并攻击已长成的癌细胞。它也能活化肠道功能，加快肠道蠕动，减少食物在肠道内停留的时间，阻止肠道吸收有毒物质，也可防止脂肪堆积。几乎所有蔬菜或谷物都含木质素，但过老难咽的菜茎，可能刮伤消化道，应尽量避免。

木质素的主要来源： 所有的蔬菜、谷物中，几乎都有木质素

不溶性膳食纤维的特色

种类	特色说明	防癌保健功效	主要来源
纤维素	• 最普遍的不溶性膳食纤维 • 无法溶于水，但有吸水能力 • 能保持粪便中的水分、维持正常的排便习惯	• 吸附可能会致癌的微量元素 • 改变肠道中的菌丛生态 • 可降低细菌产生致癌物的能力	小麦麸、全麦面粉、豆类、苹果、梨子、根茎类、西蓝花、圆白菜、胡萝卜、小黄瓜
半纤维素	• 每种植物所含半纤维素的成分各不相同 • 半纤维素中某些成分可溶于水，也有些则不溶于水	• 绝佳的吸水性，能增加粪便体积 • 可降低患大肠癌、便秘的概率	深绿色蔬菜、玉米、青椒、苹果、香蕉、梨子、全麦谷物
甲壳素	• 又名几丁质，以甲壳含量较高 • 市场上已开发出甲壳素胶囊，以吸附脂肪的功效著称	• 能活化淋巴细胞 • 抑制癌细胞形成 • 阻止已形成的癌细胞扩散	存在于真菌、藻类细胞壁与甲壳类动物的外壳中
木质素	• 植物中的坚硬部分 • 虽无法消化，但因无法与纤维素分离，故仍包含在纤维素家族中	• 木质素是最好的清道夫 • 能够抑制癌细胞生长，并攻击已长成的癌细胞	所有的蔬菜、谷物几乎都有木质素
果胶糖	• 属单糖体 • 果胶糖有类似砂糖的甜味，但甜度较低，经加工后可作为蔗糖的替代物	• 食用后血糖上升值会减少五成 • 也能抑制胰岛素分泌 • 对糖尿病患而言是非常优良的糖类替代品	广泛存在于各种食物
菊根粉	• 精制后可作为药物载体，或加工为不易吸收的糖类 • 也可添加于奶粉中，以促进婴幼儿及中老年人的矿物质吸收与控制胆固醇、糖分	• 可维护肠道内菌丛生态的平衡 • 可有效降低结直肠癌的发生率	菊科植物、葡萄干

果胶糖——抑制胰岛素分泌

果胶糖又称阿拉伯糖、树胶醛糖，属单糖体，常与其他单糖体结合，以杂多糖的形式存于其他膳食纤维中。果胶糖有类似砂糖的甜味，但甜度较低，经加工后可作为蔗糖的替代物，在蔗糖中加入2%的果胶糖可抑制40%的蔗糖被人体吸收，人体食用后血糖上升值也会减少五成，同时也能抑制胰岛素分泌，对糖尿病患者而言是非常优良的糖类替代品。

目前美国及日本已将果胶糖列入健康食品添加剂。果胶糖也能与中性脂肪合成，加以果胶糖不易被人体吸收，可以降低脂肪的堆积。

果胶糖的主要来源：广泛存在于各种食物

菊根粉——维护肠道内菌丛的生态平衡

菊根粉（Inulin）又称菊粉，主要提炼自菊科植物，属多糖体。

菊根粉不如其他膳食纤维来源广泛，精制后可作为药物载体，或加工为不易吸收的糖类，也可添加于婴幼儿、老年人及功能性配方的奶粉中，以促进婴幼儿及中老年人的矿物质吸收与胆固醇、糖分控制。

葡萄干中也能发现其踪迹，可加强其抗癌功效，原因是菊根粉在大肠内发酵后，能促进肠道内有益菌生长，并抑制坏菌繁殖，维护肠道内菌丛生态平衡，也能抑制异常细胞的发育，有效降低结直肠癌的发生率。

菊根粉的主要来源：菊科植物、葡萄干

膳食纤维含量分类表

种类	小于2克	2～3克	大于3克
五谷根茎类	油面、拉面、馒头、白米饭、土豆	菱角、胚芽米、薏米、芋头、白吐司面包、甘薯	糙米、玉米、莲子、小麦、绿豆、红豆、花豆、全麦吐司、燕麦片、小米
豆类	豆腐、豆腐皮	无	小方豆干、黄豆、黑豆、毛豆
蔬菜类	小白菜、丝瓜、芦笋、龙须菜、番茄、洋葱、圆白菜、冬瓜、苦瓜	空心菜、莲藕、油菜、菜花、芹菜、菠菜、茭白笋、小番茄、芥蓝、鲜草菇	黄豆芽、鲜香菇、牛蒡、口蘑、金针菇、韭菜、青椒、空心菜、毛豆、四季豆、甘薯叶
水果类	苹果（去皮）、香瓜、哈密瓜、水梨、李子、西瓜、莲雾、杨桃、草莓、葡萄柚、甘蔗、文旦、菠萝、水蜜桃、樱桃、芒果	海梨、猕猴桃、桃子、木瓜、荔枝、香蕉、梅子	茄梨、柳橙、榴莲、百香果、红枣、黑枣、苹果（连皮）、番石榴、梨（连皮）、龙眼、酪梨
坚果及种子类	无	腰果	开心果、核桃粒、松子、黑芝麻、杏仁果、花生、山粉圆

水溶性膳食纤维

水溶性膳食纤维是能够溶解于水中的纤维类型，具有黏性，能在肠道中大量吸收水分，使粪便保持柔软状态。水溶性纤维能有效使肠道中的益菌活性化，促进益菌大量繁殖，创造肠道的健康生态。

果胶——使人有饱腹感

未成熟的水果中果胶含量高，因此，果肉结实，待成熟后果胶逐渐分解，果肉也会随之变软。自果皮或果渣中提炼的果胶，在水溶液中同样会凝结成块，常被用来制作果冻。果胶溶解后凝结成胶状的特质，对人体有很大助益。溶解后体积加大，占据胃部空间，使人有饱足感；胶体会附着营养素、糖分及有害物质，可协助糖尿病患者稳定血糖，也可以减少有害物质被吸收的比率。

果胶不仅能与坏胆固醇结合，在肠内细菌消化果胶的同时，也会释放化学物质，阻止肝脏继续合成胆固醇，能降低血中胆固醇，降低心血管疾病发生率。

果胶的主要来源：所有水果类均含果胶，特别是苹果、柑橘类，蔬菜中胡萝卜、甜菜、豌豆、秋葵等也含有丰富果胶

琼脂——造成饱足感抑制食欲

琼脂也是海菜的一种，遇热即溶，形成黏稠的胶状物，冷却后则凝固，常作为制作果冻的原料，近来最常见的用途是作为减肥食品。琼脂吸水后在肠胃里膨胀，造成饱腹感并抑制食欲，膨胀后形成的胶状物也可吸附体内废物、糖类、脂质，使这些威胁健康与体重的物质随粪便排出，降低热量吸收也减少有害物质的危害，甚至能控制糖尿病患者的血糖值。

琼脂的另一好处是用量少、热量低，只要少许琼脂就能达到饱腹感，可改善大鱼大肉的用餐习惯，也能避免因摄取过多热量造成负担。虽然琼脂有利于减肥，但不能以琼脂取代主食，以免营养素摄取失衡，食用时也应增加饮水，否则水分都被琼脂吸收，反而容易造成便秘。

藻朊酸——减少胆固醇吸收

藻朊酸是种多糖，微溶于热水，广泛存在于裙带菜、海带等上百种的海藻中。与其他膳食纤维相同，藻朊酸进入体内之后无法被人体吸收，却能吸取水分、包围重金属、微生物、致癌因子等有害物质，将有害物质混合于粪便中，通过纤维对肠道蠕动的刺激作用，快速地将有害物排出体外，降低结直肠癌的发生率。

藻朊酸可调整肠道内菌丛生态，保持肠道健康，避免便秘或腹泻。一如其他膳食纤维，藻朊酸可吸附胆固醇，使胆固醇随大小便排出，减少胆固醇吸收，可防止动脉硬化或心血管疾病发生。另外值得注意的是，藻朊酸还可以将钠带出体外，减少体内的盐分，并预防高血压。

藻朊酸的主要来源：广泛存在于裙带菜、海带等上百种海藻中

水溶性膳食纤维的特色

种类	特色说明	防癌保健功效	主要来源
果胶	• 自果皮或果渣中提炼的果胶，在水溶液中同样会凝结成块 • 常被用来制作果冻	• 溶解后体积加大，占据胃部空间，使人有饱腹感 • 胶体会附着营养素、糖分及有害物质 • 可协助糖尿病患者稳定血糖	水果、胡萝卜、甜菜、豌豆、秋葵
琼脂	• 海菜的一种，遇热即溶，形成黏稠的胶状物，冷却后即凝固 • 常作为制作果冻的原料 • 近来最常见的用途是作为减肥食品	• 用量少、热量低 • 只要少许琼脂就能达到饱腹的感觉 • 能避免因摄取过多热量造成负担	琼脂
藻朊酸	• 多糖微溶于热水，进入体内之后无法被人体所吸收，却能吸取有害物质，排出体外	• 藻朊酸可吸附胆固醇，使胆固醇随大小便排出，减少胆固醇吸收 • 可防止动脉硬化或心血管疾病发生	广泛存在于裙带菜、海带等上百种的海藻中

吃多少纤维排多少粪便

粪便里面的成分有老废的坏死细胞、人体无法吸收的有害副产品、一些细菌、病毒或是代谢产物和毒素，这些有毒有害的物质排出人体后，才不会影响我们的健康。虽然粪便里上述的有害物质对身体有害，必须及时排除，但是在重量和体积上，所占的比例却很少。

粪便中的主要成分是膳食纤维，因为膳食纤维虽然对人体有许多益处，但是却无法被消化道所吸收，而以原形随着粪便排出，亦即我们吃下多少膳食纤维，就会排出多少，因此，膳食纤维的摄入量与粪便多寡也有密切的关系。

调节血脂和胆固醇

膳食纤维虽然无法被肠胃吸收，但是在肠道里面可以吸水而形成凝胶状，可减缓脂肪和胆固醇的吸收。如果一个人的甘油三酯和胆固醇过高，还可以通过分泌作用，把血中脂肪和胆固醇分泌到肠腔中，再通过膳食纤维把它们带进粪便里，最后随着粪便而排出。

经过实验证实，水溶性膳食纤维素可以使血浆内的总胆固醇下降5%～10%，最多可以达到25%左右。由于膳食纤维具有减少血中脂肪和胆固醇吸收的作用，而且还可以排除肠道里的有害物质，因此膳食纤维也被称为"肠道清道夫"。

产生饱腹感控制食欲

膳食纤维进入人体以后，因为可以吸水达十倍，可占据胃中一定位置，消除饥饿感，防止饮食过量或是血糖增高。膳食纤维，一方面能使血糖平稳、调节糖的代谢；另一方面，能降低血脂及胆固醇，防止动脉硬化发生，达到预防糖尿病并发症的作用。

膳食纤维因为不能被人体所消化吸收，在胃里吸水膨胀后，会产生饱腹感，延缓胃的排空速度，使食欲下降，有助于控制体重，是天然又健康的减肥食品。食物中的食物纤维越多，抑制吸收的减肥降脂作用越明显。

各种重要的营养素

人体必需的营养素中，除了构成生命的蛋白质、提供能量的碳水化合物与脂肪、维持新陈代谢正常的维生素与矿物质，还有帮助排泄体内废物的膳食纤维外，经科学不断分析寻找，又发现了许多"漏网之鱼"，它们在食材中的含量不高，人体若缺乏这些元素也不会引发立即的健康危机，但它们却可以小兵立大功，有效发挥防癌作用。

小兵立大功的防癌抗癌元素

癌症是致癌物质影响体内正常运作，导致细胞突变癌化，并快速扩展繁衍的结果，因此防癌首先排除致癌物、阻止细胞病变。除维生素、矿物质与膳食纤维外，其他重要营养素也可担当此重任，这些营养素以各种不同面貌存在于食材内。例如吲哚类、乳酸菌会包围致癌原，阻断其与身体的接触，中断致癌原演变至致癌物质的过程，并将它在突破防线前排出体外。

此外，皂角、生物碱、DHA等还可直接攻击已病变的细胞，限制病变细胞的扩展；其他营养素防癌的功能则着重于根本的维护，它们通过排除胆固醇和自由基等有害物质、保护健康细胞，让身体有强壮的免疫系统，击退入侵病菌和体内突变细胞。

防癌保健类营养素

营养素名称	防癌保健功效	摄取来源
吲哚类	分解雌激素，消火致癌因子	圆白菜、芥菜、白菜、小油菜、菜心、菜花
多糖	降低胆固醇，强化免疫机能	灵芝、牛樟芝、人参、猴头菇、蘑菇、巴西蘑菇
多酚	消炎降血脂，延缓细胞老化	绿茶、蔓越莓、葡萄、菜花、橄榄
乳酸菌	排除身体毒素，活化免疫细胞	酸奶、乳酸菌饮料、乳酪
皂角	对抗老化，破坏癌细胞	黄豆、大豆、豌豆、人参、百合、山药、葡萄酒
生物碱	消除疲劳，提升免疫力	茄子、番茄、洋葱、木瓜、香蕉、菠萝、薏米
ω-3脂肪酸	降低血脂，消炎抗过敏	鳕鱼、鲔鱼、鲑鱼、比目鱼、鲨鱼、鲭鱼、南极虾
DHA	调节激素，抑制癌细胞	竹笑鱼、沙丁鱼、鲭鱼、鲣鱼、鲔鱼、秋刀鱼
EPA	消炎降血脂，预防心血管疾病	竹笑鱼、沙丁鱼、鲭鱼、鲣鱼、鲔鱼、秋刀鱼

吲哚类

分解雌激素，消灭致癌因子

吲哚类小档案

◆ 化学名称：吲哚类
◆ 英文名：Indole
◆ 单位：毫克（mg）
◆ 成人每日建议摄取量：暂无

Health for you

吲哚类对人体的益处

■ 增强氧化作用
■ 抑制致癌因子
■ 分解过剩雌激素

建议摄取食物

■ **蔬菜类：**
圆白菜、芥菜、白菜、小油菜、菜心、菜花、大头菜、萝卜、芥蓝、西蓝花

吲哚类是什么？

吲哚类是普遍存在于植物中的生长素，十字花科类蔬菜中的含量更高于其他植物，可强化免疫系统、降低致癌物活性，具有很强的防癌作用。有趣的是，蛋白质消化后，也会产生吲哚，它也是粪便与屁恶臭的源头。

吲哚能帮助男女性激素正常代谢、抑制癌细胞分裂，有助于预防乳腺癌、子宫颈癌及前列腺癌。吲哚还可以促进人体产生一种重要的酶，能够十分有效地抑制癌细胞的生长分裂。

十字花科类蔬菜如圆白菜、圆白菜芽、西蓝花、油菜等，都含有吲哚此种化学物质，此外还含有丰富的硫代配糖体，具有优良的抗癌作用，在日常饮食时可以多吃这些蔬菜防癌抗癌。

吲哚是植物营养中较大的种类之一，由于吲哚-3-甲醇（indoles-3-carbinol）能够促使酶把雌性激素分解成无害的物质，所以它能降低罹患乳腺癌和卵巢癌的风险。还有一项研究发现，7天内摄取含有吲哚的蔬菜萃取物后，血液内的有益雌激素增加了50%。

吲哚类的防癌保健功效

❶ 抑制致癌因子

油脂过度加温，或是油脂经反复加温后，易产生名为"苯并芘"的致癌物，长久累积易导致肺、胃、肠等部位的癌症。吲哚类可抑制苯并芘的活性，减少患癌机会。

❷ 分解过剩雌激素

吲哚类中的吲哚-3-甲醇化合物可促使体内合成分解雌激素的酶，减少激素相关的癌症发生，如乳腺癌、子宫癌、卵巢癌等。

❸ 抑制癌细胞分裂

吲哚类可解毒，抑制癌细胞分裂及杀死消化性溃疡元凶"幽门螺旋杆菌"。

❹ 解除致癌物的毒性

吲哚类也可帮助消化道中代谢酶合成，以消灭致癌因子。

❺ 保护心血管

菜花、西蓝花中富含吲哚类化合物，有助于心血管的保健。

多糖体

降低血脂胆固醇，强化免疫机能

多糖体小档案

◆ 化学名称：多糖
◆ 英文名：Polysaccharides
◆ 单位：毫克（mg）
◆ 成人每日建议摄取量：暂无

Health for you

多糖体对人体的益处

- 增强免疫系统机能
- 降低胆固醇
- 降低血糖

建议摄取食物

- 菇蕈类：
  灵芝、牛樟芝、人参、猴头菇、巴西蘑菇、口蘑、木耳、银耳

多糖体是什么？

由数个单糖集合而成，一般淀粉类食物即是多糖，但化学结构不相同，其功效也不同，大多具有保健功效的多糖是以多糖蛋白的形态存在于菇蕈类当中。根据研究，将糖蛋白中的蛋白抽离后，所留下的大分子糖基，仍具原来的功能。由于这些大分子糖类有显著的疗效，使得多糖成为热门的研究对象。

菇类中的多糖成分较丰富，如金针菇、巴西蘑菇、灵芝、冬虫夏草等，但不同的菇类其所含的多糖成分及含量也不大相同。临床实验也发现，比起单纯磨成粉状的菇类，萃取提炼而成的菇类保健食品效果更为显著。

多糖体的防癌保健功效

❶ 强化免疫系统

多糖能促进免疫细胞的活性，刺激免疫抗体的产生，进而提升人体免疫力。它也具抗老化、对抗自由基的作用，能保护细胞，避免自由基过剩进而侵害细胞，引发细胞病变而导致癌症。

❷ 降低胆固醇、血糖

多糖具有活化、强化细胞的功能，可收到降低胆固醇效果，也能促进胰岛素分泌，具有调节血糖的功能。

❸ 有效预防肿瘤

多糖不仅能有效预防肿瘤，也能够缓解化疗带来的副作用。

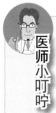

医师小叮咛

◆ **主要摄取来源** 提到多糖，一般人都会先想到灵芝、巴西蘑菇等菇类，但其实多糖也存在于所有的淀粉来源内，如五谷根茎类、米、面等。

◆ **保健食品的明星** 由于多糖具有强化免疫系统、防癌的优良作用，许多厂商便打着多糖的招牌推出各种不同的保健食品，尤以灵芝、巴西蘑菇和冬虫夏草最为热门，但在购买时仍应小心挑选。

多酚

消炎降血脂，延缓细胞老化

H e a l t h   f o r   y o u

☺ 多酚对人体的益处

- 抗氧化
- 保护细胞
- 预防心血管疾病
- 预防肠胃道疾病

🥦 建议摄取食物

- 蔬果类：
  绿茶、蔓越莓、葡萄、菜花、橄榄、柑橘、绿藻、山桑子

多酚是什么？

多酚是多元酚类化合物的简称，种类非常多，所包含的化学物质也很多，主要分布于蔬菜及水果中，也是蔬果在医疗保健及营养学上如此受到重视的原因之一，较常见的有红酒多酚、绿茶多酚及苹果多酚等。近年来多酚被证实具有抵御疾病的功能。

红酒所含的多酚物质，是一种天然的抗氧化物，能抑制癌细胞，也能预防自由基危害身体，保护健康的细胞不受伤害。绿茶中的茶多酚，除了能够提振精神外，它也是很好的抗氧化物，有抑制癌细胞的功效，能预防癌症。

多酚的防癌保健功效

❶ 抗氧化保护细胞

多酚具有极优良的抗氧化功能，比维生素E更为强大，能够消除细胞内自由基，避免自由基过剩损及细胞，造成细胞快速老化。此外也对体内的癌细胞具有抑制作用。

❷ 预防心血管疾病

多酚具有降低人体胆固醇及血液脂肪的功能，可降低心血管系统的负担。

❸ 具有消炎作用

多酚类也具有消炎的作用，可以消除口腔、肠胃道中的病菌，降低侵害人体机会。

多酚的摄取评量　（"是"回答越多，越可能缺乏多酚。）

问　　　题	是	否
❶ 抗氧化能力降低？		
❷ 有高血压症状？		
❸ 有动脉硬化症状？		
❹ 血糖很高？		
❺ 肠胃功能不佳？		

乳酸菌

排除身体毒素，活化免疫细胞

乳酸菌小档案

◆ 化学名称：乳酸菌
◆ 英文名：Lactobacillus
◆ 单位：每克个数
◆ 成人每日建议摄取量：暂无

Health for you

缺乏乳酸菌的症状

- 宿便
- 便秘
- 腹泻
- 阴道感染

建议摄取食物

- 奶类：
  酸奶、乳酸菌饮料、乳酪、添加乳酸菌的奶粉、冰激凌

乳酸菌是什么？

乳酸菌习惯上泛指可代谢糖类并产生乳酸的菌种，由于对人体有正面助益，又称益生菌。乳酸菌可平衡体内微生物，维持肠胃正常蠕动，也能促进B族维生素的吸收。乳酸菌不仅可预防便秘，因它能抑制肠内坏菌生长，也能治疗腹泻。并不是每种乳酸菌都能通过胃酸考验而长驻于肠道中，购买酸奶等乳酸菌制品时，需要注意乳酸菌含量与种类。

酸奶中的乳酸菌可抑制有害的细菌，让肠道益菌生长，进而使身体内碳水化合物的新陈代谢、氨基酸合成得到帮助，延缓肿瘤的发生，迅速修补损伤的DNA，保护DNA免于再受到致癌物质的伤害，降低毒素入侵体内，进而提升身体免疫力，防止得肠癌。

乳酸菌的防癌保健功效

❶ 排除坏菌产出的致癌毒素

乳酸菌上的多糖可吸附坏菌产生的致癌毒素，避免毒素将致癌原转换成致癌物质，并快速将毒素排出体外，减少大肠癌发生的概率。

❷ 增强免疫系统

乳酸菌可强化巨噬细胞与淋巴细胞，增强人体抵抗病菌的能力，抑制肿瘤形成。此外，乳酸菌也能清理自由基，延缓老化。

❸ 调整肠内细菌生态

乳酸菌作用于肠胃道中，可以调整肠道细菌生态，能通过分解亚硝胺等致癌物质，使它们失去毒性而无法生长，进一步降低肠癌的发生率。

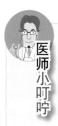

医师小叮咛

◆ **酸奶开封后应尽早喝完** 乳酸菌不耐热，所以要保存在较低温的地方；由于酸奶也不耐长期放在氧气中，因此开封后应该尽量早点喝完。

◆ **乳酸菌有2种** 乳酸菌可以分为A菌和B菌两种，B菌是大家熟知的比菲德氏菌，A菌则是嗜酸乳酸杆菌。B菌在肠道中的含量越高，肠道越健康。

皂角

对抗老化，破坏癌细胞

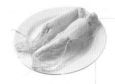

皂角小档案

◆ 化学名称：皂角
◆ 英文名：Saponins
◆ 单位：克（g）
◆ 成人每日建议摄取量：暂无

H e a l t h   f o r   y o u

☺ 皂角对人体的益处

■ 抑制肿瘤形成
■ 抑制癌细胞扩散
■ 延缓老化
■ 增强记忆力

🦷 建议摄取食物

■ 豆类：
黄豆、大豆、豌豆、红豆、绿豆
■ 中药类：
人参
■ 其他类：
葡萄酒、山药、百合

皂角是什么？

豆类加水煮沸后常浮出许多泡沫，那是因为豆类富含皂角，才让豆类像沐浴在泡泡中。皂角即皂素、皂角苷、皂草苷，普遍存在于各种豆类中，遇水溶化后能持续产生泡沫，因此也作为洗涤剂、发泡剂、乳化剂的原料。皂角能杀死病毒、细菌、霉菌、原虫，对自然界的冷血动物也有致命毒性。

人体如果食用过多未煮熟的皂角，也可能刺激肠胃，导致肠胃炎、腹泻等不适，不过只要煮熟毒性就会消失。五谷杂粮中也含有丰富的皂角，能够中和肠道中某些致癌物质的酶，同时它也具有能够间接降低胆固醇含量的作用。

皂角的防癌保健功效

❶ 抑制肿瘤形成与扩散

皂角可直接对癌细胞发生作用，破坏癌细胞的细胞膜与DNA，抑制癌细胞生长与扩散。

❷ 延缓老化、增强记忆力

皂角可保护细胞膜，防止细胞受自由基破坏，同时也能活化皮肤细胞，增强皮肤弹性。皂角还能提升神经系统，增强记忆力。

❸ 预防心血管疾病

皂角可吸附和阻止胆固醇的吸收，达到预防心血管疾病的效果，它也能阻止过氧化物质产生，进而达到防癌的效果。

❹ 排除身体毒素

红豆中含有较多的皂角苷，有助于刺激肠道，排出积存于身体内的废物，解除积存在身体的毒素，同时它还利尿，并能解酒解毒，对心脏病、肾脏病或水肿均有帮助。

❺ 促进碘的排泄

皂角苷可以预防粥状动脉硬化，还可以促进人体内碘的排泄，有些食物中富含皂角（如豆腐干），若吃太多的话，有可能引起碘缺乏症。

生物碱

消除疲劳，提升免疫力

生物碱小档案

◆ 化学名称：生物碱
◆ 英文名：Alkaloids
◆ 单位：毫克（mg）
◆ 成人每日建议摄取量：暂无

H e a l t h   f o r   y o u

😊 生物碱对人体的益处

- 活化蛋白质
- 增强免疫力
- 抑制癌症

🦷 建议摄取食物

- **蔬菜类：**
  茄子、番茄、洋葱
- **水果类：**
  木瓜、香蕉、菠萝
- **其他类：**
  薏米、黄连、诺丽果、茶叶

生物碱是什么？

生物碱又称植物碱。生物碱是含氮化合物的统称，以多种不同形式存在于数千种食材中，含有生物碱的植物有几千种。生物碱存在植物的各个部位，如茎、叶、种子、果实和花朵中，一种植物里可以存在有数种不同的生物碱。有些动物体内也有生物碱，例如贝类或某些鱼类。

部分生物碱食用后会引起呕吐、恶心、头晕等中毒症状，甚至会引发癌症，如尼古丁、可可碱等；有些生物碱对身体有利或有害，视摄取量或是否接受过处理而定，如吗啡、秋水仙碱。

生物碱的防癌保健功效

❶ 活化蛋白质

赛洛宁原等生物碱可合成赛洛宁，有助于重整蛋白质，活化细胞，当身体处于疲劳、压力大，或药物成瘾时需要量倍增，可经饮食或充足的睡眠获得补充。

❷ 抑制癌症发展

茄子与木瓜中的生物碱，可使癌症肿块缩小，抑制癌症发展。

❸ 使气血顺畅

生物碱有显著的强心作用，能扩张血管，打通经脉气血，使气血顺畅不乱，并能降低血压去心火，治疗口舌生疮。

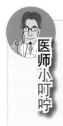

医师小叮咛

◆ **化疗后可多吃莲子** 癌症患者及放疗化疗后体质衰弱时，可常吃莲子。莲子中所含的生物碱能够让抗氧化酶的活性增加，增加身体抗氧化能力，让身体的大量自由基、毒素排出，提高身体的免疫能力，并进而抑制癌细胞生长。

◆ **慎食含生物碱的中药** 一些重要的中药，如黄连、麻黄、防己等，都有生物碱的存在，这些中药不可同时与链霉素同时服用，否则身体会有中毒现象。

ω-3脂肪酸

降低血脂，消炎抗过敏

ω-3脂肪酸小档案

◆ 化学名称：ω-3脂肪酸
◆ 英文名：ω-3 Fatty Acids
◆ 单位：毫克（mg）
◆ 成人每日建议摄取量：1000毫克

H e a l t h   f o r   y o u

缺乏ω-3脂肪酸的症状

■ 智力发育不良
■ 记忆力减退
■ 易发生心血管疾病
■ 老年痴呆症
■ 视力不佳

建议摄取食物

■ **海产类：**
鳕鱼、鲔鱼、鲑鱼、比目鱼、鲨鱼、鲭鱼、南极虾

ω-3脂肪酸是什么？

脂肪酸分为饱和脂肪酸、单不饱和脂肪酸和多不饱和脂肪酸，ω-3脂肪酸即属最后者，包含EPA、DHA及ALA，是人体必需脂肪酸，但只能靠饮食摄取，无法自行合成。ω-3脂肪酸可降低血中胆固醇浓度，预防心血管疾病，也可增强视力与脑力，孕妇在怀孕期间适当补充ω-3脂肪酸，有助胎儿发育。

心血管疾病患者、糖尿病患者、高血脂患者、自身免疫性疾病患者，以及孕妇、哺乳期的妈妈们可以多补充ω-3多不饱和脂肪酸。ω-3多不饱和脂肪酸的主要摄取来源，除了各种鱼类之外，也存在于亚麻仁油、黄豆油、芥花油和坚果类等食材中。

虽然ω-3脂肪酸较多存在于鱼类中，但素食者可以选择α-次亚油酸，进入人体后也可以转成EPA和DHA，只是转换的时间较久而已。α-次亚油酸存在于深绿色蔬菜、大豆油、紫苏油中。

ω-3脂肪酸防癌保健功效

❶ 中和ω-6脂肪酸

ω-6脂肪酸是来自蔬菜、种子、果实及肉类的油脂，是必需脂肪酸之一，但摄取过量易引起发炎反应，如气喘、过敏等，ω-3脂肪酸属抗发炎物质，可抑制ω-6脂肪酸的作用，使细胞得以恢复正常状态。

❷ 清除血液的中性脂肪

ω-3脂肪酸可扫除血液中的中性脂肪，保护血管壁弹性，对于摄取过量油脂的外食族来说，可谓清血圣品。

❸ 促进脑部发育

ω-3不饱和脂肪酸可以维护视网膜及脑部的发育，还能抑制人体的发炎反应，改善过敏现象及降低乳腺癌的发生率。

❹ 防止皮肤老化

ω-3不饱和脂肪酸能防止皮肤老化、延缓衰老，并能促进毛发生成。

DHA

调节激素，抑制癌细胞

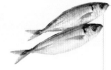

DHA小档案

◆ 化学名称：二十二碳六烯酸
◆ 英文名：Docosahexacnoic Acid
◆ 单位：毫克（mg）
◆ 成人每日建议摄取量：500毫克

Health for you

☺ 缺乏DHA的症状

- 记忆力下降
- 沮丧、躁郁
- 视力减退
- 胆固醇过高
- 卒中、高血压
- 心肌梗死

建议摄取食物

- 鱼类：
  竹筴鱼、沙丁鱼、鲭鱼、鲣鱼、秋刀鱼、鲔鱼
- 蔬菜类：
  菠菜、芥菜、莴苣、白菜

DHA是什么？

DHA属ω-3脂肪酸，主要从鱼类脂肪中摄取，与EPA都具有降低胆固醇、保护血管健康的功效。DHA是构成大脑的主成分之一，对成年人或老年人来说，可活化脑细胞，预防记忆力下降与老年痴呆症。DHA还可增强肝脏机能，帮助葡萄糖代谢，减少糖尿病引起的高血糖问题。

DHA是脑部和视网膜的主要脂肪酸，也是婴儿神经系统与视觉发育的必需物质，婴儿发育时缺乏DHA，将导致智力与视力发育不良。初乳的DHA含量很高，因此建议妈妈们给宝宝喂母乳。

值得注意的是，因为DHA是不饱和脂肪酸，属于脂肪的一种，在料理食材时要注意烹饪方法，烧烤的料理方式会使DHA减少，用煮的方式比较不会流失过多DHA。

DHA的防癌保健功效

❶ 防止癌细胞扩散

DHA能防止癌细胞附着于血管壁，限制癌细胞发展范围，并遏止癌细胞转移。

❷ 减缓发炎症状

DHA可抑制导致发炎的前列腺素过度分泌，减缓发炎症状，并促使细胞修复，预防细胞病变。

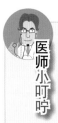

医师小叮咛

◆ **多吃青色鱼类** 背部为青色，鱼鳞闪亮发光的鱼，大多含有丰富的DHA，这类鱼包括沙丁鱼、鲔鱼、秋刀鱼等。鱼体中含DHA量最多的是鱼眼窝脂肪，其次是鱼油。

◆ **素食者的选择** 吃素者若无法从鱼类中补充DHA，α-次亚油酸是另一种选择，它也可以在人体内转化为DHA，常见食材有菠菜、白菜、萝卜等。

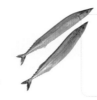
EPA

消炎降血脂，预防心血管疾病

EPA小档案
◆ 化学名称：二十碳五烯酸
◆ 英文名：Eicosapentacnoic Acid
◆ 单位：毫克（mg）
◆ 成人每日建议摄取量：500毫克

Health for you

缺乏EPA的症状

- 免疫力降低
- 胆固醇过高
- 卒中、高血压
- 动脉粥样硬化
- 冠心病
- 心肌梗死

建议摄取食物

- 鱼类：
  竹笋鱼、沙丁鱼、鲭鱼、鲣鱼、秋刀鱼、鲔鱼
- 蔬菜类：
  菠菜、芥菜、莴苣、白菜

EPA是什么？

EPA是存在于鱼肉脂肪中的不饱和脂肪酸，与DHA同属ω-3脂肪酸的一员，若人体缺乏DHA，EPA会转化成DHA填补，但转化效能不佳，所以不能完全取代。EPA也与DHA同样具有降低胆固醇、甘油三酯的功效，对维护心血管健康大有助益，且EPA比DHA更能有效抑制血小板不正常凝结，避免血栓，亦能活化血管内壁的细胞膜，使血管保有弹性。

人体可将次亚油酸转化为EPA和DHA，但是速度缓慢且制造不足，因此仍需适当从天然食材中补充。需注意的是，维生素K缺乏者、过敏性紫癜、败血症、遗传性纤维蛋白原缺乏等症状患者，不宜服用EPA。

孕妇若食用鱼油补充DHA及EPA，应选择EPA含量低、DHA含量高的，因为EPA含量若过高，反而不利产后的血液凝固。

EPA的防癌保健功效

❶ 抗炎消炎

EPA即是抗发炎传导物的原料之一。发炎主要是因免疫系统发现有害物质存在，便群起攻击病原体，并引起疼痛反应。当免疫系统攻克病原体后，会发出抗发炎物质，结束发炎反应，促使细胞进行修复，否则细胞在未修复情形下很容易突变为癌细胞。

❷ 防止血栓

EPA可以降低胆固醇、防止血栓，抑制血小板凝结，预防高血压、卒中，还能提供人体热量。

❸ 促进记忆力

EPA可以促进大脑记忆力，还能防止老人痴呆症，以及增强眼睛视力。

❹ 预防心肌梗死

EPA可以减少血液中坏胆固醇的含量，并增加好胆固醇的含量，减少中性脂肪，预防动脉硬化。

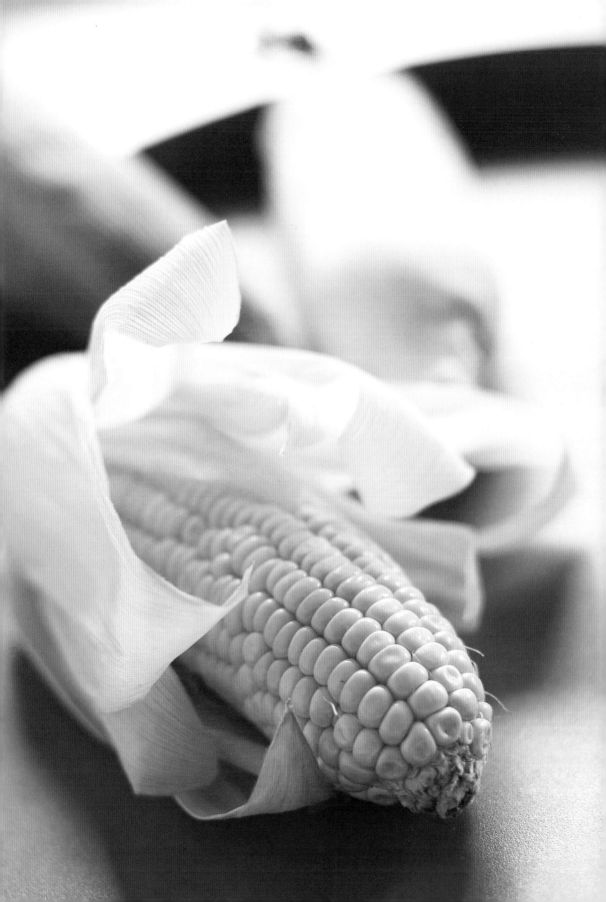

Chapter 4
常见癌症关键报告

本篇介绍常见的20种癌症，

从患病原因、危险人群到防治方法，

都有完整介绍，

是了解癌症的入门基础。

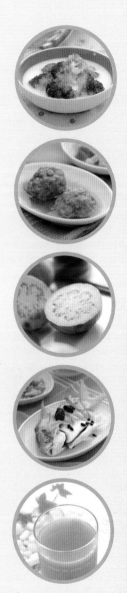

肺癌 | 远离香烟及油烟
多吃十字花科蔬菜

十大癌症之首

　　肺癌长久以来居国人十大癌症之首，据统计，中国内地每年有超过60万人死于肺癌。即使医学界对肺癌研究不遗余力，也未能有效控制肺癌的死亡率，主要在于病患通过胸部X射线所发现的癌细胞，通常已发展数年，发现后若无法有效控制，在一两年内即会恶化至末期。

　　肺脏位于胸腔，负责呼吸空气，分左右两个，包含右边肺三片与左边的两片肺叶，另有气管、左右分支气管及肺泡。早期发现肺癌，对预测和控制其发展情况有重要影响，但不幸的是，早期肺癌症状并不明显。如果癌细胞生长于支气管附近，可能会刺激支气管，引发长久不愈的咳嗽，甚至咯血，这种情况则较利于早期的发现与治疗。

　　生长于其他部位的肺癌细胞，几乎不痛不痒，等到开始闷痛、咯血、呼呼急促、声音沙哑或体重减轻时，癌细胞范围已经扩大，或是已转移，此时不仅治疗难度高，患者也将承受较大的痛苦。

香烟是引发肺癌的主因

　　引起肺癌的因素有很多，其中最重要的因素为香烟。香烟所含尼古丁及其他化学物质，不论是吸烟者或受二手烟侵害的人，罹患概率都很高，尤其是二手烟由于燃烧不完全，所含致癌物质更多，个案上便有许多妇女因长期吸入二手烟导致肺癌。但另一导致妇女肺癌的主因是厨房油烟，油品加热超过200℃，就会产生致癌物质。传统观点认为，高温快炒才能保留食物原味，其实这样会使妇女暴露在油烟的威胁中，若厨房的通风不佳，又未安装合适的抽油烟机，便会增加罹病风险。

　　已发现的致癌因素还有空气污染、石棉等，这些污浊的空气进入肺部后，会滞留肺部底层，难以通过咳嗽排除，也无法被人体代谢，长久累积就易引发病变。要预防肺癌的伤害，除了定期进行胸部X射线检查与痰液检查外，根本的方法还是远离上述污染源。

　　目前肺癌仍无有效的治疗方式，如何预防肺癌更显得重要。除了远离污染源外，也可从饮食着手。奉行天天五蔬果，摄取充足的维生素，特别是维生素A、维生素C、维生素E及叶酸，可维持呼吸道与肺部健康。

造成肺癌的原因

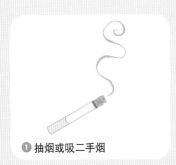

❶ 抽烟或吸二手烟

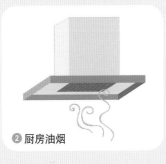

❷ 厨房油烟

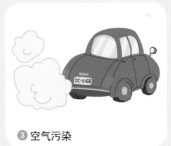

❸ 空气污染

肝癌 | 肝炎患者及带菌者 易转化为肝硬化及肝癌

⚠ 肝癌危险群

★ 乙肝、丙肝患者　★ 爱喝酒者
★ 肝硬化者　　　　★ 摄取含黄曲霉毒素食物

肝癌难以早期发现

肝癌是我国最为常见的癌症之一，是我国位居第二的癌症"杀手"。肝脏位于腹腔右上部，体积较大，外观呈楔形，可区分为左右两叶，左叶较为细长。肝脏包含了无数的小叶、血管及胆管，主要功能是制造分解蛋白质及脂肪的酶，调节血液中物质的平衡，分解血液中不良物质如酒精，以及储存能量。而不论癌细胞是发生在肝脏中的肝脏细胞还是血管或胆管内，都属于原发性肝癌的范畴。

由于肝脏并无神经，因此无早期症状，等到有疼痛感或其他症状时，通常已经十分严重。肝癌患者会出现的症状包括食欲下降、体重减轻、有疲倦感，有黄疸现象，或是在上腹部出现肿块，也会造成腹部肿胀、积水。肿块变大时可能会有疼痛感，这是因为肿块压迫到周围组织所致，严重者会导致肩膀或背部的疼痛。不过这些症状，也可能是其他疾病所导致的症状，应接受进一步的抽血检查，或是接受腹部超声波检查，才能早期发现，提高治愈机会。

肝炎带菌者是高危人群

引发肝癌的原因很多，其中患有乙肝或丙肝或其带菌者，是导致肝硬化甚至肝癌发生的主因。由于我国感染肝炎者众多，这也是肝癌发生比例高居不下的原因。其他如长期大量饮酒，受到化学药剂的污染，或是吃下含有诱发肝癌的黄曲霉毒素食品，如发霉的豆类、五谷杂粮，或吃到以黄曲霉毒素污染饲料喂养的牲畜内脏、奶制品，都可能引发肝癌。由于肝癌无明显症状，出现疑似的症状时，或是属于肝癌高危险群者，都要尽速就医检查。

勿使肝炎转为肝硬化或肝癌

肝癌的防治上，最重要的就是从乙肝与丙肝的诊治开始，勿使肝脏受肝炎折磨而转为肝硬化或肝癌。一般人应避免饮酒、接触化学药剂或受到黄曲霉毒素污染，肝炎患者或是家族中有肝脏疾病史者，更须注意。维持良好的生活作息也很重要，特别忌讳长时间熬夜，这会增加肝脏的负担，长久下来会使肝癌发生的机会大增。而饮食方面，应多摄取维生素A、维生素C、维生素E，有助于避免肝癌发生。

预防肝癌的方法

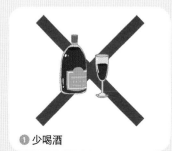

❶ 少喝酒

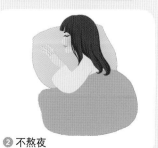

❷ 不熬夜

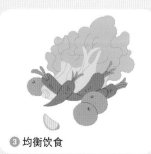

❸ 均衡饮食

结直肠癌

减少动物脂肪
多摄取膳食纤维

患癌年龄有年轻化趋势

结直肠癌是常见的消化道恶性肿瘤，发生率仅次于胃癌和食道癌。结肠又称大肠，与直肠相连，同为人体消化系统的一部分。结肠主要是吸收食物中的水分，而直肠则是贮藏人体排泄物的地方。由于小肠癌发生的机会极低，因此也有以肠癌泛称结直肠癌者。但细分来说，男性患结肠癌的机会较高，而女性则患直肠癌的机会较高。

结直肠癌多半由肠道中的息肉病变而来，由于早期并无明显症状，或症状与其他肠胃道疾病类似，因此容易被忽略。常见的症状主要为排便习惯改变，经常有腹胀等腹部的不适，腹泻、粪便内有暗红或鲜红的血，或觉得大便排不干净、体重突然变轻、容易疲劳及呕吐、贫血等。一般诊断的方式，会以直肠指检、抽血检验，或是利用潜血粪便检查，或大肠镜、直肠镜等筛检。

饮食西化易导致肠癌

饮食和生活习惯与结直肠癌的发生有极密切的关系。饮食习惯西化，高热量、高脂肪、大量肉类、缺少膳食纤维的饮食方式，都容易导致肠癌的发生。过量饮酒、肥胖、缺少运动，也都是结直肠癌的主要成因，此外长期患有肠炎或溃疡者，以及肠道内壁长有息肉者，长久累积都会使肠道内细胞产生病变，进而诱发结直肠癌。

结直肠癌的预防方式，主要着重于饮食习惯的改善。除了多吃蔬果，补充天然的维生素A、维生素C、维生素E、叶酸及矿物质如钙质，也应减少动物性脂肪的摄取，少吃肉或以鸡肉、鱼肉代替红肉，并补充膳食纤维以减少脂肪吸收，降低胆固醇。同时也要配合运动，减少肥胖的机会。其次要少喝酒，并养成固定排便的习惯，平时的饮食则要讲求干净卫生，减少肠道发炎的次数。

每半年至一年做一次粪便检查

一般人每半年至一年，便应进行一次血液或粪便的检查。家族中有结直肠癌病史者，或本身患有肠道疾病、肠道长有息肉，以及五十岁左右的肠癌高危人群，尤其更应该积极检查，甚至建议每3～5年便进行一次结肠镜检查，避免等到有症状出现时才前往就医，以利于早期发现，才能把握治疗的黄金期。

预防结直肠癌的营养素

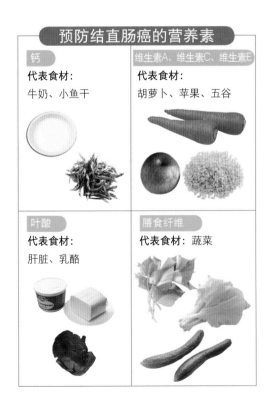

钙	维生素A、维生素C、维生素E
代表食材： 牛奶、小鱼干	**代表食材：** 胡萝卜、苹果、五谷
叶酸	膳食纤维
代表食材： 肝脏、乳酪	**代表食材：** 蔬菜

乳腺癌 | 定期自我检查乳房才不致错失治疗黄金期

更年期女性是高危险群

近年来国内女性患乳腺癌人数逐步增加，甚至有年轻化的趋势，对女性不啻为一大威胁。所幸近年来在乳腺癌防治上，推广女性自我检查有成，加以医学进步，使乳腺癌治愈率提高。

女性乳房由腺体组织及脂肪组织所构成，腺体组织则包括了乳叶、乳小叶及输乳管，延伸汇集至乳头。脂肪组织则包覆着腺体，具有保护作用。此外乳房也包含属于淋巴系统的淋巴管及淋巴结。一般而言，女性乳腺癌多发生于乳管及乳叶，其中又以乳管癌的比例较高。

乳腺癌的发生，一般认为是多因性的。除了遗传、饮食及生活作息外，还有乳房长期受细菌病毒危害，尤其是内分泌失调，更是诱发女性乳腺癌的主因。女性雌激素与黄体素刺激乳腺的发育，若女性激素受到影响，导致这两种卵巢激素分泌不当，过度刺激，便有可能造成乳腺癌。特别是更年期妇女，由于内分泌系统较紊乱，是罹患乳腺癌的高危险群。

乳腺癌的早期症状

乳腺癌的早期症状，起初大多是出现无痛感的乳房硬块，或是乳房外形产生变化，也可能是乳房皮肤有凹痕或皱褶，或者乳头因乳房结构改变造成凹陷，以及乳头有分泌物，特别是带血的分泌物。只是这些症状也可能是乳腺分泌不正常、发炎或良性肿瘤所致，因此需要就医确认，通过X射线影像检查或病理切片检查，才能确定是否为乳腺癌所引发的症状。

养成定期自我检查习惯

乳腺癌防治上，应补充维生素及矿物质增强免疫力，同时避免摄取过量的动物性油脂与酒精，并补充膳食纤维以减少脂肪吸收、降低胆固醇、免于肥胖。而初经早于12岁，停经晚于55岁，未曾生育及过晚生育者，或胸部曾接受大量放射线，有家族病史，本身有乳房病兆，甚至胸部一侧曾患乳腺癌及曾患卵巢癌、子宫内膜癌，服用口服避孕药或停经后补充女性激素者，都属乳腺癌高危险群。

乳房自我检测要领

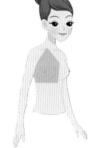

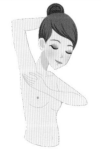

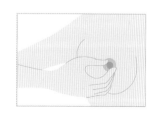

❶ 以指腹触摸，范围如紫色的区域所示

❷ 包括锁骨下方、胸骨中线、肋骨下缘及腋下

❸ 轻捏乳头，检查有无分泌物

胃癌

肠胃不适需注意
少吃含防腐剂食物

早期症状与胃溃疡类似

胃癌是东方国家多发的癌症之一，是消化器官癌症中，癌症死亡率第二高的疾病，在所有癌症中则位列第五，其普遍程度可想而知。癌症发生的原因，多半与饮食及生活习惯有关，而胃又是人类主要消化器官，这也是胃癌发生率居高不下的主因。

胃的位置，在腹腔的左上部，是一个囊状肌肉器官，布满腺细胞。腺细胞作用在于分泌胃酸与消化酶，用来进行消化作用。腺细胞也是胃癌最常发生的部位，因此也有以腺癌称呼胃癌的情形。不过也是有发生在肌肉或淋巴组织的胃癌，只是较为少见而已。

由于胃的组织与功能较为复杂，相较于其他癌症，胃癌发生原因也较多样，但大致可归纳为遗传、饮食、免疫因素与幽门螺旋杆菌，或其他不明因素等几类。胃癌的症状并不容易发现，原因在于其早期症状与一般肠胃疾病如胃溃疡等十分接近，所以当有肠胃不适情形，就应注意。主要的症状，有长期胃痛不愈、上腹部剧烈疼痛、长期胃酸逆流、食欲不振却有饱足感、恶心想吐、血便、恶性贫血或体重急剧减轻。此时应即刻到医院进行检查。

一般诊断胃癌，早期是利用上消化道摄影检查来查验，胃镜发明后，则可利用胃镜观察或取出胃部组织进行病理切片检查，两种方式也交互运用，摄影检查后利用胃镜和病理确定肿瘤是否为恶性。

饮食习惯与胃癌息息相关

要预防胃癌的发生，必须针对诱发胃癌的各项因素来进行。饮食习惯与胃癌息息相关，应多食用蔬果，平时多补充维生素A、维生素C及乳制品、深色蔬菜，可以有效防治胃癌的发生。

此外要避免太咸、油脂过多、太刺激的食物，不要过量饮酒，更要少吃含防腐剂成分的食品，如烟熏、腌渍的食物，特别是香肠及酱瓜，这类食物大都添加致癌的亚硝酸盐成分。

此外，由于幽门螺旋杆菌与胃癌的关系已逐步得到证实，因此应积极治疗胃幽门螺旋杆菌所引发的疾病，如胃溃疡。

有胃溃疡或其他胃部病史者，以及家族中有相关病史者，尤其50岁以上中老年者，更应该特别预防胃癌的发生。若能够早期发现，早期胃癌是可以痊愈的。

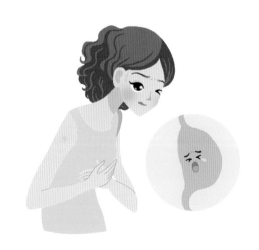

前列腺癌 | 前列腺肥大及发炎者需做预防检查

⚠ 前列腺癌危险群

★65岁以后男性　　★曾患膀胱癌者
★前列腺发炎持续多年者

前列腺癌与前列腺肥大症状类似

尽管西方男士患前列腺癌的比例远远高于东方人，然而近年来国内男士患前列腺癌的人数渐增，已超越膀胱癌，成为男性泌尿道癌症的头号大敌。不过前列腺肿瘤的发展较慢，因而治愈或控制住的概率很高，但仍需把握早期发现、早期诊断的原则，才能有较高的治愈机会。

前列腺位于膀胱下方，接近直肠，于阴茎的根部，形状有如核桃，属于男性生殖器官的一部分，主管精液分泌，与精子混合后才经过尿道排出。前列腺癌顾名思义可知是从腺体开始发病，因此早期并无特别症状，除非肿瘤造成前列腺肿大压迫尿道，否则并不易发现。良性的前列腺肥大与前列腺癌压迫尿道所造成的病症几乎相同，因此病人常常到了以为前列腺肥大就医时，才诊断出其实是癌症。

当前列腺癌侵袭尿道时，会引发频尿、夜尿，小便流速微弱、尿不干净，甚至排尿困难、有痛楚感，更严重者会有血尿或是尿中含脓，以及射精时有灼热痛楚感。若痛楚向外蔓延，会导致腰背疼痛或骨盆周围至大腿一带的剧烈疼痛。有这类症状时，多半会以肛门指诊、抽血检查前列腺特异抗原，或是透过直肠超声波进行病理切片检查，来确定是否罹患前列腺癌。

65岁后男性是高危人群

造成前列腺癌的原因，包括遗传、饮食、生活习惯等因素，此外激素因素和长期受细菌、病毒感染者，也容易累积罹患前列腺癌的风险。年龄超过50岁的男性，便应该注意前列腺肥大甚至前列腺发炎的情形，及早预防前列腺癌的发生。特别是65岁以后的男性，更是前列腺癌的高危险群。另外具有家族病史，或年轻时即有前列腺发炎情形并持续多年者，或曾罹患膀胱癌，长期进行高脂饮食者，都应积极进行预防性的检查，一旦发现为癌症，只要能及早治疗，绝大部分都能够得到很好的控制。

在防治上，应避免受到环境污染源的侵害，注意营养均衡，同时也要避免摄取过多动物性脂肪与肉类、酒精，红肉以鸡肉替代，多吃蔬果以补充膳食纤维及抗氧化的营养素，特别是番茄红素。此外，应避免熬夜、过度疲劳，更不可憋尿，以免引起发炎。

前列腺癌的身体症状

尿频 ✓	夜尿 ✓	尿急 ✓
尿道疼痛 ✓	血尿 ✓	尿流细小 ✓
排尿困难 ✓	排尿时有灼热感 ✓	骨头痛 ✓

淋巴癌 | 强化自身免疫力 维持免疫系统健全

治疗效果最好的癌症之一

淋巴癌的发生率近年来有上升的趋势，但原因并不清楚，所幸淋巴癌是目前治疗效果最好的癌症之一。淋巴系统由遍布全身的淋巴管、淋巴腺及非淋巴器官或组织如肝脏、肠胃道、骨髓、甲状腺、扁桃腺等，以及各种淋巴细胞如T细胞、B细胞、NK细胞及巨嗜细胞等所构成，主要在于抵抗外来细菌病毒入侵，保护身体免于疾病困扰。

淋巴癌分为霍奇金氏淋巴癌及非霍奇金氏淋巴癌两种，国内以非霍奇金氏淋巴癌较为常见，比例超过85%。两者主要依照癌细胞形态的不同来区别，其发病形态也不同。霍奇金氏淋巴癌多从淋巴结里的淋巴球开始发生，以渐进方式发展，会朝固定的淋巴结侵犯，接着才侵犯到肝脏、肺脏等处。而非霍奇金氏淋巴癌，则会在非淋巴结器官内发生，且其侵犯方向难以捉摸，不过其细胞形态较为单纯。

早期淋巴癌不易被发现

淋巴癌早期的症状为颈部、腋下或腹股沟的淋巴结肿大、夜间盗汗和体重急剧减轻，与一般感冒类似，所以不易被发现。淋巴癌若感染至其他器官组织，会损及器官功能，可能导致呼吸困难、腹痛、胃肠溃疡、黄疸、造血功能变差、头痛、视力模糊等，其症状又与其他个别器官的癌症类似，这也是不利于淋巴癌早期发现的主因。淋巴癌的诊断因淋巴分布广泛，因此较为复杂。除了通过抽血检查白细胞及血小板外，可以用腹部超声波查肝脏、肾脏、脾脏是否被侵犯，或利用胸部X射线检验胸腔、腋下的淋巴结是否肿大及肺部有无转移。此外也可以电脑断层及骨髓穿刺来进行深入的检查。

淋巴癌源自遗传、饮食习惯、长期接触化学溶剂、清洁剂、染发剂、放射线、病毒感染、免疫系统功能缺失等多种因素。通常有先天性免疫失调，或罹患艾滋病这类后天免疫失调的疾病者，或曾因器官移植手术服用免疫系统抑制药物者，都是淋巴癌的高危险群。

提升自体免疫力

淋巴癌的防治，重点仍在于提升自体免疫力，维持免疫系统健全。除了避免接触前述诱发淋巴癌的因子外，还应多食用蔬果、补充维生素与矿物质、膳食纤维等营养素以强化免疫力。有疑似症状时，则应积极检查，及早发现，治愈率将大为提高。

全身的淋巴位置

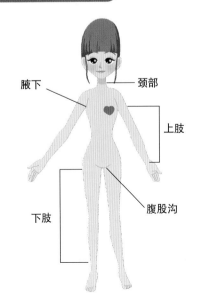

腋下　颈部

上肢

腹股沟

下肢

子宫颈癌 | "六分钟护一生" 定期做子宫颈切片检查

减低感染乳突病毒的机会

女性患子宫颈癌的概率相当高，现阶段我国每年子宫颈癌新发病例13万人，患者年龄也有下降的趋势。所幸近来由于子宫颈抹片检查的发展与推广成效卓著，"六分钟护一生"的认识深入人心，使得子宫颈癌得以早期发现，加上初期治愈率高，也有效降低了死亡率。

子宫颈位于子宫底部，常见的子宫颈癌发病于子宫颈表层组织，少数发生于子宫内腺体组织。一般的子宫颈癌早期症状为腰背疼痛，不正常的阴道分泌物或不正常出血，性交后有出血或疼痛的情形。除了应定期进行子宫颈抹片筛检外，有以上症状时，应前往妇产科进行阴道镜或病理切片检查。

造成子宫颈癌的原因很多，除了遗传及免疫系统缺陷易造成此类癌症外，抽烟、外阴部卫生不佳与感染性病，或过早发生性行为及复杂的性行为，长期服用避孕药，以及过于肥胖等，都是造成子宫颈癌的原因。此外，近年来也发现人类乳突病毒是造成子宫颈癌的最重要原因。

避免不正常的性行为

研究发现，人类乳突病毒主要通过性行为传染，因此较早有性行为、多产、有多重性伴侣，女性自身或性伴侣曾有性病病史者，都是致使感染乳突病毒，诱发子宫颈癌的因素。

另外抽烟的女性感染乳突病毒后，复原的时间比不抽烟者更长，也增加了患子宫颈癌的机会。近年虽已有乳突病毒疫苗出现，但因有成为滥交者护身符的道德争议，疫苗

不能完全取代抹片筛检。医学界也建议感染乳突病毒的配偶，应进一步追踪其他性伴侣是否有感染迹象，避免传染扩大。

不论是患子宫颈癌高危险群的50岁以上妇女，或是有过性行为的年轻女性，都应定期进行子宫颈切片检查，才能达到早期发现早期诊断的目的，提高痊愈机会。

除了利用切片筛检外，通过饮食、生活习惯的改正，维持免疫系统的正常更是防治的第一要务。多食用蔬果、补充维生素与矿物质，特别是类胡萝卜素及维生素A、维生素C、维生素E、叶酸，并避免摄取过多动物性脂肪、高热量食物，补充膳食纤维，都有助于免疫能力的提升。

而维持外阴部卫生，避免从事不正常的性行为，减低感染乳突病毒的机会，都有助免受子宫颈癌的侵害。

子宫颈癌的症状

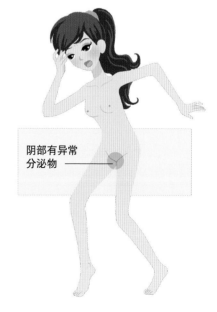

阴部有异常
分泌物

胰腺癌 | 适量补充维生素D及叶酸 不吃含硝酸盐食物

胰腺癌的治愈率并不高

胰腺癌由于不易及早被发现，治愈率始终不高。胰脏在胃的后方呈管状，是腹腔左上部的扁长形腺体器官，负责制造消化酶及胰岛素，帮助消化及调节血糖，兼具外分泌及内分泌功能，是人体中十分重要的消化液分泌器官。

胰腺癌绝大多数为腺体癌，且多半发生在胰头部分。初期多半无特别症状，如食欲不振、腹痛、腹胀，由于和一般肠胃道疾病的症状接近，所以容易误诊。另外，不明原因突然消瘦、胰脏发炎、突发的糖尿病或血糖不易控制，或有腹水，锁骨、肚脐处有淋巴结，都可能是胰腺癌的症状。其中腹痛症状又可分为几类：腹部正中间痛时，会传递到后背；或是肚脐周边的阵痛间接引发后背、前胸及腹部疼痛；而右上腹剧痛，则会牵引到右肩导致疼痛。

胰腺癌也常会压迫到总胆管，而引起黄疸、脂肪性下痢或皮肤痒疹。这些都是胰腺癌的主要病症，不过也可能由其他疾病引起，仍需就医做进一步的确认。

胰腺癌的高危人群

值得注意的是，若胰腺癌发生在脏体或脏尾部分，多得等到扩散或转移到邻近的器官如胃、脾脏、胆管、大小肠、十二指肠时才会发现，此时则已经难以治疗。甚至如果扩散至淋巴结，转移到其他器官如肝脏、肺脏，都已经是最严重的情况。除了遗传因素外，抽烟、饮酒、过量饮用咖啡者、经常暴饮暴食，或摄取过量饱和脂肪酸、蛋白质，经常接触杀虫剂、除草剂等化学药剂者，以及曾使用男性激素及接受过胃部切除者，都属胰腺癌的高危人群。

多吃蔬果摄取膳食纤维

要预防胰腺癌除多食用蔬果，以补充维生素及矿物质，特别是维生素D及天然叶酸外，还要避免食用含有硝酸盐的食物。多做运动及多摄取膳食纤维，可减少脂肪吸收，降低胆固醇，避免肥胖引发胰腺癌。家族有胰腺炎、胰腺癌或是糖尿病病史者，更要避免抽烟、饮酒及暴饮暴食和过量的咖啡。年龄超过40岁后，应勤加检查，才能早期发现胰腺癌，增加治愈的机会。

哪些人容易得胰腺癌？

因素	易得胰腺癌的人群
性别	男性较女性多，约为女性的2倍
年龄	年龄多为60岁以上，较少在40岁以下
吸烟频率	一天抽烟2包以上者，患癌的概率高出2～3倍
饮食	加工肉类脂肪比例较高，食用者得胰腺癌概率也较大
体重	肥胖的人较易得胰腺癌
环境	接触石油或溶剂超过10年以上者易得胰腺癌
手术	曾切除胃、有慢性胰腺炎及糖尿病患者易患癌

口腔癌 | 避免刺激口腔及嘴唇 不吃槟榔

从外观和知觉上可明显判断

口腔癌是发生在口腔的恶性肿瘤之总称，是头颈部较常见的恶性肿瘤之一。口腔癌又分为黏膜上皮细胞病变与唾液腺体病变两种。除了数量极少的唾液腺病变，口腔癌的早期症状十分显著，可以分为外观和知觉两方面作为判断的依据。

外观上，初期的症状有两周以上仍未愈合的溃疡，或是口腔黏膜有变厚且产生白斑或变薄且产生红斑的情况，都是较为明显的症状。此外也会出现上下颚肿大，以及口腔或颈部出现不明肿块的情形。在知觉上，若舌头的活动情况变差，影响咀嚼、说话，甚至出现麻痹的感觉时，都应多加注意。

舌头之外，口腔常觉干涩、灼热，或有麻痹感或刺痛感，影响口腔开合程度，也都是口腔癌常有的症状。在颚骨部分，除了肿大情形外，也可能引起周围组织麻痹，或是造成牙齿松动。此两类症状并不难发觉，症状出现后即应尽速就医，可通过病理切片进行诊断检查。

嚼食槟榔易得口腔癌

口腔癌的发现及诊断比起其他的头颈部癌症容易，但是口腔癌在国内的死亡率排名却不低，主要与嚼食槟榔的习惯有关。要避免口腔癌缠身，首先须注意饮食均衡，维持免疫机能，避免维生素与钙磷等矿物质的缺乏，造成口腔溃疡引发黏膜组织变异。

其次在预防保健上，戒除或避免嚼食槟榔最为重要。吸烟、饮酒也同样是诱发口腔癌的因素，特别是大量吸烟饮酒，或以烟草、烟斗及饮用烈酒等高浓度的形式造成口腔、嘴唇的刺激，更是应该避免。再者，长期食用过热的食物，或是不良的牙齿和假牙，都会因刺激或摩擦口腔黏膜引发病变。避免长时间让嘴唇曝晒于阳光下，则是常被忽略的预防方式。

时常保持口腔清洁

有嚼食槟榔、抽烟饮酒习惯和牙齿不正或装有假牙者，除应尽速戒除或进行矫正外，也要对口腔外观与知觉变化有所警觉。更积极者则应时常保持口腔的清洁卫生，维持每半年至一年一次的口腔健康检查，并配合均衡的饮食，补充具抗氧化功能的营养素，如维生素A、维生素C、维生素E，如此才能从根本上杜绝口腔癌的发生，或是能够早期发现征兆，防杜癌症发生及恶化。

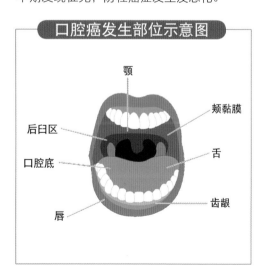

口腔癌发生部位示意图

颚

颊黏膜

后臼区

舌

口腔底

唇

齿龈

皮肤癌 | 做好防晒措施 注意痣的变化

皮肤癌是最易发现的癌症，却也极易让人忽略。皮肤癌的早期症状包括长久不愈的皮肤溃疡、皮肤无故出血、溃烂或疣状物、黑色痣发生变化等，且多数皮肤病变都发生在较常接受日晒的部位，如脸、手或脚等明显处，但这些明显变化也容易被当作一般皮肤疾病而经年累月拖延就医。皮肤癌中的基底细胞癌转移率低，延误就医只是增加切除手术的困难，不致危及生命，但鳞状细胞癌或黑色素细胞癌就会随着淋巴转移至其他器官，尤其是后者，转移速度极快，转移的目标也广，需格外注意。

日晒是导致皮肤癌主因

导致皮肤癌的主因为日晒，因此最有效的预防方法即是做好防晒措施，出门前15分钟擦上防晒油，并尽量穿着长袖、戴帽子以减少曝晒，日晒两小时后需再补擦防晒油。若长期触碰砷、沥青等化学物质，需注意皮肤是否有异常伤口或变化。平常也应注意身上痣或疣状物的变化，如发现黑痣变色、边缘不整、凸起、扩大或不对称，都应尽快就医咨询。皮肤癌只要早期发现，未发生远端转移，治愈机会及预后都十分良好。

烈日下的防晒必备用品

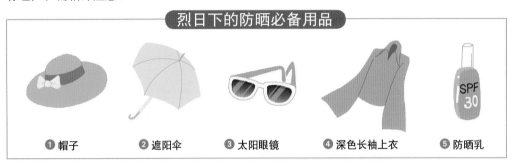

❶ 帽子　　❷ 遮阳伞　　❸ 太阳眼镜　　❹ 深色长袖上衣　　❺ 防晒乳

鼻咽癌 | 盐渍物容易 造成鼻部癌症

与皮肤癌好发于白种人相似，鼻咽癌则多发生于中国南方，尤以广州最多。鼻咽位于鼻腔后方、头颅底部、口咽上方，附近有许多重要组织，因此鼻咽癌初期即会出现症状，如鼻血、痰中带血丝、耳鸣、耳胀、头痛等。又因鼻咽周围淋巴结组织丰富，鼻咽癌早期即容易通过淋巴腺转移，先是在上颈部出现大小不一的淋巴肿块，接着癌细胞会沿淋巴与血液向外扩展。

鼻咽癌家族病史者发病率高

目前鼻咽癌成因尚不明确，但有一点可以肯定，鼻咽癌家族病史者的发病率较高。另一说法是，广东人常吃咸鱼，动物实验也证实盐渍物的确容易造成鼻部癌症。鼻咽癌治疗以放射线治疗为主，若未发生远端转移，5年存活率仍有70%。但治疗过程痛苦，若能改善饮食习惯，避免食用高盐产品、抽烟，即可降低对鼻咽的刺激，降低鼻咽癌的发生率。

卵巢癌 | 维持标准体重 可降低发生率

癌症最可怕之处即在发现时经常为时已晚，卵巢癌即是如此。目前仍无早期发现卵巢癌的方法，过去曾提出肿瘤指数CA-125的浓度与卵巢癌有关，但第一期的卵巢癌患者仅有半数浓度会提高，而子宫内膜异位、子宫肌瘤等疾病也会造成指数偏高。卵巢癌早期无明显症状，若显现症状也以消化道不适为主，如腹胀、食欲不佳、消化不良、体重下降、排便或排尿异常等，当患者去过众多医院终于来到妇产科的分诊台时，常常已错过治疗的黄金时期。

率；也有研究指出，长期服用避孕药，能有效降低卵巢癌发生率，服用10年即可降低三分之一的概率，服用15年可减少一半的风险，并且停药后30年对卵巢癌的预防仍然有用，暂无生育计划的妇女可咨询妇产科医生。

长期服避孕药可降低发生率

除利用CA-125指数检测外，卵巢癌最有效的方式是内诊与超声波检查。妇女接受子宫颈切片筛检时，可再要求医生进行内诊检查腹部有无不明肿块，或以超声波检测卵巢。目前尚无直接有效的预防措施，但医生建议妇女应维持标准体重，可降低发生概

女性生殖器官

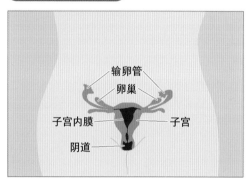

输卵管
卵巢
子宫内膜
子宫
阴道

子宫内膜癌 | 多发于停经后女性 与雌激素有紧密关联

子宫内膜癌与子宫颈癌、卵巢癌并列女性三大生殖系统恶性肿瘤，相较于后两者，子宫内膜癌好发于停经后女性，但并非仅更年期后女性才有患病的可能。若有阴道异常出血现象，或长期月经不调又无法根治，都需考虑子宫内膜癌的可能。只要和雌激素有关的异常情况，都可能导致子宫内膜癌，如多囊生卵巢囊肿、停经后接受雌激素治疗、过晚停经、排卵异常等。另外肥胖与高血压也可能导致癌症。

少吃高蛋白高油脂食物

除了高危险群应定期接受检查外，一般妇女也可自日常生活预防癌症发生，如避免食用高蛋白、高油脂的食物，并多吃蔬果，补充胡萝卜素与维生素C以保护子宫内膜。长期服用避孕药也可能降低癌症发生率，若本身已有排卵、月经异常或有避孕需求者，可向医生咨询是否可服用避孕药。

睾丸癌 | 早期发现应早期治疗 绝不可拖延

睾丸癌是男性难以启齿的痛，虽然早期就能通过触摸发现异状，但碍于颜面与自尊，仍有许多男性拖了三五个月才就医。睾丸癌的早期症状是单侧或双侧的睾丸无痛性肿大，有沉重感，运动时感觉更为明显，部分患者会出现阴囊积水、男性女乳症等症状，约有10%的人会因睾丸内出血或梗塞而导致疼痛。目前睾丸癌的成因不详，只知患有隐睾症者患病概率较高，即使已进行手术矫正，也无法降低发生率；若母亲在怀孕期间服用女性激素，也可能增加患病的风险；曾有研究指出缺铁可能导致睾丸癌，但仍未成定论。

早期发现有九成治愈率

睾丸癌的治愈率极高，只要早期发现几乎有九成以上治愈率。男性可以用手指轻轻触摸，检查两边大小是否相等、有无硬块，如有任何异常，切勿忌讳就医，以免延误黄金治疗时期。此外，也应小心保护睾丸，避免碰撞、受伤，并维持安全性行为，不洁的性行为可能导致睾丸感染发炎，甚至坏死。女性怀孕期间若需服用女性激素，一定要咨询医生意见，以免导致胎儿的睾丸病变。

男性生殖器官

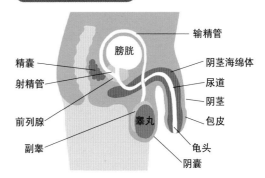

- 精囊
- 射精管
- 前列腺
- 副睾
- 膀胱
- 输精管
- 阴茎海绵体
- 尿道
- 阴茎
- 包皮
- 睾丸
- 龟头
- 阴囊

胆囊癌 | 维持胆道健康 降低胆固醇含量

胆囊是储存胆汁的地方，具伸缩性、可移动，因此癌细胞发展初期，病患不会有任何感觉，等到开始产生背痛、黄疸、体重减轻、消化不良、腹胀、腹泻、不明发热、恶心呕吐、下肢水肿，或右上腹发现肿块时，肿瘤通常浸润已深，甚至已经产生转移，再加上常被误诊为胆结石等其他胆道疾病，等到确诊后多已无法手术摘除癌细胞，只能以支持疗法舒缓病患不适。

70%胆囊癌患者曾患胆结石

胆囊癌的成因仍无法确认，据研究，胆囊癌患者有70%曾患胆结石，胆结石患者却未必演变为胆囊癌，因此仍无法确认两者的关系。

容易引起胆道疾病的因素有胆固醇过高、过胖、饮食过于油腻或嗜甜、家族曾有胆结石病史，皆有较高概率引发胆道疾病。除避免太甜太油的食物，也可食用高纤维食品；适当补充维生素A有助预防胆结石。

膀胱癌 | 减少染发次数 多喝水稀释致癌物

膀胱负责承载及排除来自肾脏的尿液，若产生癌症病变，最典型的症状是排出无痛性血尿，但血尿并非每次排尿都会出现，有时可能中断数天或数月才会再次出现，也因此常被忽略。膀胱癌的其他症状包括尿频、尿急、排尿时疼痛等。若排尿习惯出现异常，即应尽快就医检查。引发膀胱癌的因素多与环境或习惯有关，经常接触苯胺色素者患病率是一般人的30倍；吸烟者的罹患率是非吸烟者的4倍；在乌脚病流行区域，膀胱癌发病率也较高；还有报告指出，曾受到埃及吸血虫感染者较易患膀胱癌。

致癌因素与环境及习惯有关

膀胱癌最有效的预防方式是远离致癌因子，如工厂工人应每年定期接受检查，并尽可能减短在该类工厂工作的时间；或者戒烟，不吃含防腐剂和化学添加物的食品，减少染发次数。多喝水可帮助稀释膀胱内的致癌物质，每天喝6杯以上水或其他饮料，即可减少一半发生率；每天补充维生素A与维生素E，多食用十字花科蔬菜、香蕉等，也可预防膀胱癌发生。

膀胱癌的危险因子

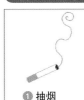 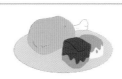

❶ 抽烟　　　　　❷ 常接触化学染剂　　　　　❸ 常吃腌渍、碳烤及发酵食物

脑癌 | 儿童及40岁以上成人 有家族病史者患病率高

脑是人类最重要的器官之一，不论脑中的肿瘤为良性或恶性，一旦在脑中压迫到任何部分，都会造成人体不同功能的损伤。加上脑部组织的复杂程度高过其他任何部位，更增添了治疗上的困难，这也是脑癌棘手之处。脑癌又可分为原发性脑癌及由其他部位转移至脑的转移性癌症。发生在儿童身上者多半为原发性脑癌，而一般来说，严重的肝癌、乳腺癌、肺癌等，最后扩散成为脑癌的现象也很常见。

脑癌的成因尚不明确

脑癌成因目前仍不明确，早期无明显症状，出现症状时通常已经十分严重。最明显的是头痛、脑压升高、复视、呕吐或癫痫。3~12岁的儿童及40岁以上成人，有免疫系统缺陷或脑癌家族病史者，都属高危人群，有症状时应尽速就医，进行核磁共振或电脑断层检查。通过平日正常的饮食及生活习惯，如多吃蔬果，补充维生素及膳食纤维，养成运动习惯，可增强免疫力。

肾癌 | 多发于40~70岁的男性

肾癌多发于40~70岁的男性，典型症状为疼痛、血尿与腰部肿块，但这些症状直到肿瘤压迫周围组织才会出现，如压迫泌尿系统产生血尿。肾癌与膀胱癌相同，许多致癌因素都来自环境与生活因素。经常接触化学药剂、石棉或镉的人，会增加患病的概率，故应先做好防护措施，并定期接受健康检查；避免吸烟、药物滥用，避免食用含黄曲霉毒素或亚硝胺的食品，有助于远离肾癌的威胁；此外肥胖容易导致高血压与糖尿病，进而诱发肾癌，故控制体重也有助于肾癌及其他疾病的防治。

咖啡及茶可降低患病率

也有研究指出，每天喝三杯以上的咖啡可降低16%的患病率，每天喝八盎司(约合226克)以上的茶，可减少五成的患病率，但过量不只造成肠胃负担，也会影响钙质吸收，因此仍应酌量。

另外，肾结石患者、正接受女性激素治疗或身体分泌代谢异常者，患肾病的概率也较高。肾脏病对化学治疗或放射线疗法的反应都不好，最好的治疗方法是手术切除，但末期肿瘤转移的可能性高，故早期发现早期治疗，才能继续享有高品质的生活。

肾脏癌细胞转移图

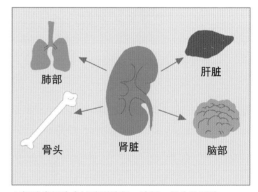

▲肾脏癌细胞会转移到脑部、肺部、骨头及肝脏

喉癌 | 持续两周以上声音沙哑应尽速就医检查

患喉癌的人数，在头颈部癌症当中居于第三位，次于口腔癌以及鼻咽癌。一般容易将上咽癌与喉癌混淆，其实两者是不同的部位。上咽部属于食物通道，而喉部则是空气的孔道，它位于颈部前方的中央，主要功能为呼吸、保护气管及发声。喉癌的主要症状是持续性的声音沙哑，若超过两周，应尽速就医。一旦出现吞咽或呼吸困难，或咯血、喉头有异物感，甚至颈部有硬块，通常已经是晚期才有的症状。

抽烟饮酒者应定期检查

喉癌的成因仍不清楚，但诱发因素仍与饮食及生活作息有关。抽烟、饮酒都与喉癌呈现高度正相关关系。免疫能力不健全者，也容易患喉癌。喉癌防治上，除了通过饮食强化免疫力，多吃蔬果补充维生素及矿物质外，避免直接或间接吸烟，是最重要的防治之道。有抽烟饮酒习惯者，应保持高度警觉，除定期检查，一旦声音持续沙哑，便应尽速就医。

不同癌症的早期症状

癌症名称	早期的身体症状
喉癌	超过两周的声音沙哑、吞咽困难
鼻咽癌	固定一边鼻塞、侧颈肿块、带有血丝的鼻涕、单侧耳鸣
肺癌	持续咳嗽、咯血、胸痛、痰中有血丝
乳腺癌	乳房硬块、变形、乳头有异常分泌物或凹陷
胃癌	长期胃部不适、黑便
肝癌	右上腹胀痛、黄疸
结直肠癌	排便习惯改变、血便、腹泻、便秘、下腹痛
子宫颈癌	阴道出血或有分泌物、骨盆腔疼痛、停经后出血
卵巢癌	腹胀、腹痛、阴道出血
前列腺癌	排尿困难、尿频、血尿、排尿或射精时疼痛

身体症状vs可能引发的癌症

身体出现的症状	可能引发的癌症
复视、耳鸣、耳聋、重听、鼻血、头痛	脑癌、鼻咽癌
口内有久未愈的伤口、舌头麻痹、口腔刺痛、干涩	口腔癌
持续性胸痛、咳嗽、持续性肺部感染	肺癌
乳房疼痛、乳头分泌物或凹陷、硬块、乳房皮肤水肿或溃疡	乳腺癌
阴道出血或出现分泌物、经期不正常、骨盆腔疼痛	子宫颈癌、子宫内膜癌
睾丸肿大、睾丸疼痛	睾丸癌
血尿、尿频、排尿困难	肾癌、膀胱癌、前列腺癌
咳嗽、咯血、血痰、沙哑、异物感、淋巴结肿大	肺癌、口腔癌、喉癌、鼻咽癌、淋巴癌
皮肤伤口长久未愈、痣产生变化、无故出血或溃烂	皮肤癌
黄疸、右上腹胀痛	肝癌、胆囊癌、胰腺癌
长期胃痛、胃胀、胃酸逆流	胃癌
血便	胃癌、结直肠癌
腹泻、排便习惯改变、大便变细长	结直肠癌、卵巢癌

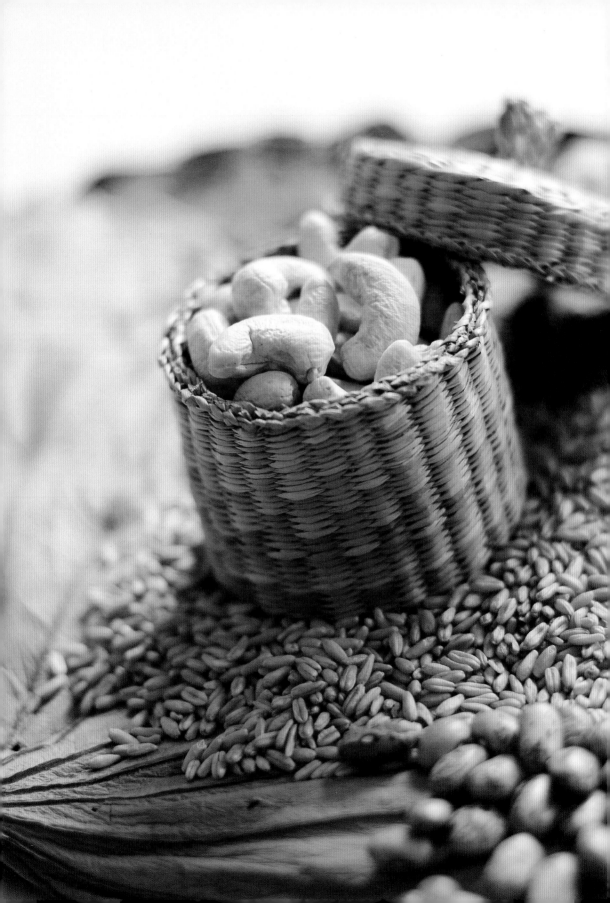

附　录

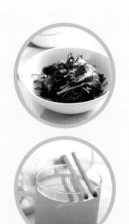

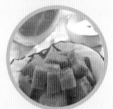

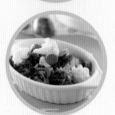

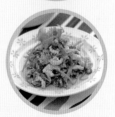

常见癌症的症状与防治方法

癌症名称	早期症状	症状说明	高危人群	预防方法
肺癌	• 持续咳嗽 • 持续胸痛 • 痰中有血丝 • 持续肺部感染	• 早期的肺癌症状并不明显 • 症状会随程度加深而加重	• 经常吸烟者 • 二手烟侵害者 • 常接触废尘者 • 经常接触石棉者	• 远离香烟 • 远离污染源 • 避免吸入过多油烟 • 摄取充足维生素 • 多喝水 • 多吃十字花科蔬菜
肝癌	• 右上腹部胀痛 • 右上腹部有肿块 • 轻度黄疸	• 症状明显时，肿瘤块通常已经很大 • 肝脏并没有神经，因此无早期症状	• 有乙肝、丙型肝炎者 • 肝硬化者 • 爱喝酒者 • 经常摄取含黄曲霉毒素食物	• 肝炎带菌者定期检查 • 少熬夜 • 少饮酒 • 不吃发霉的豆类或是五谷杂粮
结直肠癌	• 排便习惯改变 • 经常会有腹胀等腹部的不适感 • 腹泻、粪便内有暗红或鲜红的血 • 觉得大便排不干净	• 症状与其他肠胃道疾病类似 • 需经医师专业检查方可确定	• 高热量、高脂肪、多肉而少菜的饮食方式 • 饮酒者 • 有溃疡性大肠炎病的人	• 少喝酒 • 运动 • 定期检查 • 多摄取维生素A、维生素C、维生素E • 多摄取高纤维食物
乳腺癌	• 乳房有硬块 • 乳头有分泌物或凹陷 • 乳房皮肤水肿或溃疡	• 有任何变化或怀疑都可请医师诊断	• 初经过早或停经过晚者 • 30岁后生育者 • 停经后肥胖者	• 月经过后一周要进行乳房自我检测 • 需补充维生素及矿物质，增强免疫力
胃癌	• 长期胃痛不愈 • 食欲不振 • 长期胃酸逆流 • 贫血 • 下痢	• 早期症状与一般肠胃疾病如胃溃疡等十分接近 • 当有肠胃不适就应注意	• 吃过多烟熏或腌渍物者 • 有胃溃疡或是其他胃部病史者 • 动物油脂的摄食过多者	• 多吃蔬果 • 少吃含防腐剂食品 • 适当运动
口腔癌	• 两周以上溃疡仍未愈合 • 口腔黏膜变厚且产生白斑；或变薄且产生红斑 • 口腔或颈部出现不明的肿块 • 吞咽、咀嚼时感困难或疼痛	• 口腔常感觉干涩、灼热或有麻痹感 • 若有疑问请询问医师	• 吃槟榔者 • 大量抽烟者 • 嗜酒者 • 长期食用过热的食物者 • 牙齿不正或装有假牙者	• 不吃槟榔 • 避免长时间让嘴唇曝晒于阳光下 • 时常保持口腔的清洁卫生
前列腺癌	• 尿频、夜尿 • 小便流速微弱 • 尿不干净 • 排尿困难或有痛楚感	• 早期症状与前列腺肥大相同	• 65岁后男性 • 前列腺发炎且持续多年者 • 曾罹患膀胱癌者	• 多摄食维生素A • 避免熬夜 • 不憋尿
子宫颈癌	• 早期症状腰背疼痛 • 不正常的阴道分泌物或不正常出血 • 性交后出血或疼痛	• 有前述症状时，应该前往妇产科进行检查	• 外阴部卫生不佳者 • 感染性病者 • 过早发生性行为及复杂的性行为者 • 50岁以上妇女	• 定期做子宫颈切片检查 • 维持外阴部卫生 • 正常性行为
胰腺癌	• 食欲不振、腹痛、腹闷 • 胰腺发炎 • 腹痛	• 和一般肠胃道疾病症状接近，很容易误诊	• 经常暴饮暴食 • 常接触化学药剂者 • 曾接受过胃部切除手术者	• 补充维生素D及叶酸 • 避免肥胖

癌症名称	早期症状	症状说明	高危人群	预防方法
淋巴癌	• 颈部、腋下或腹股沟的淋巴肿大 • 夜间盗汗 • 体重急剧减轻	• 早期的部分症状与一般感冒类似 • 若感染至其他器官组织，症状又与其他癌症类似	• 先天性免疫失调者 • 后天免疫失调者 • 服用免疫系统抑制药物者	• 提升自体免疫力 • 多食用蔬果 • 补充维生素、矿物质、膳食纤维
皮肤癌	• 长久不愈的皮肤溃疡 • 皮肤无故出血、溃烂 • 疣状物、黑色痣发生变化	• 多数皮肤病变部位都发生在较常受日晒之处	• 经常接受日晒者	• 做好防晒措施 • 注意身上痣或疣状物的变化
鼻咽癌	• 鼻血、痰中带血丝 • 耳鸣、耳胀、头痛 • 上颈部出现大小不一的淋巴肿块	• 鼻咽癌早期即容易通过淋巴转移 • 症状多在耳鼻部位	• 食用高盐产品者 • 广东人 • 大量抽烟者	• 避免食用高盐产品 • 少抽烟 • 有家族病史者更需要注意
卵巢癌	• 消化道不适 • 腹痛、腹胀 • 阴道异常分泌物	• 早期症状不明显，可利用CA-125指数检测	• 有家族病史者 • 工业国家的罹患率较高	• 长期服用避孕药可降低罹癌风险
子宫内膜癌	• 阴道异常出血现象 • 长期月经紊乱又无法根治	• 多发于停经后女性	• 停经后妇女 • 与雌激素有关的异常情况也可能导致子宫内膜癌	• 避免食用高蛋白、高油脂的食物 • 长期服用避孕药可降低罹癌风险
睾丸癌	• 单侧或双侧的睾丸无痛性肿大，有沉重感 • 阴囊积水	• 睾丸癌的成因未知	• 隐睾症者 • 母亲在怀孕期间服用女性激素药物	• 自行检查 • 小心保护睾丸 • 安全性行为
胆囊癌	• 腹痛、腹胀、腹泻 • 体重减轻、消化不良 • 不明发热、恶心呕吐 • 下肢水肿 • 右上腹发现肿块	• 常被误诊为胆结石等其他胆道疾病	• 曾罹患胆结石者 • 饮食过于油腻或嗜甜食者	• 食用高纤维食品，帮助胆酸排泄 • 适当补充维生素A • 定期运动
膀胱癌	• 排出无痛性血尿 • 尿频、尿急、排尿时疼痛	• 若排尿习惯出现异常，即应尽快就医检查	• 常接触苯胺色素者 • 吸烟者	• 远离致癌因子 • 减少染发次数 • 多喝水 • 补充维生素A、维生素E
肾癌	• 疼痛 • 血尿 • 腰部有肿块	• 前述症状直到肿瘤压迫周围组织才会出现	• 肾结石患者 • 正接受女性激素治疗者 • 身体分泌代谢异常的人	• 避免食用含黄曲霉毒素或亚硝胺的食品 • 控制体重
喉癌	• 持续性的声音沙哑超过两周 • 吞咽或呼吸困难 • 咳血 • 喉头有异物感 • 颈部有硬块	• 早期的症状为声音沙哑 • 其余症状皆属后期	• 常抽烟者 • 嗜酒者 • 免疫能力不健全者	• 避免直接或间接吸烟 • 通过饮食强化免疫力

防癌抗癌营养素

营养素名称	缺乏时的症状	防癌抗癌功效	代表性食物
β-胡萝卜素	干眼症或夜盲症、皮肤干涩 抵抗力降低、容易造成细菌感染 皮肤容易产生皱纹	• 清除自由基 • 防止紫外线伤害 • 增强免疫力	胡萝卜、甘薯、南瓜、菠菜、韭菜、木瓜、芒果、橘子、柿子、枇杷、肝脏类、奶类、鱼肝油
维生素C	消化不良、牙龈出血、易流鼻血 贫血、坏血病、牙齿骨骼软弱 抵抗力减低、皮肤容易淤血	• 抑制致癌物质形成 • 抗氧化作用 • 包围肿瘤细胞 • 提高免疫机能	甜椒、萝卜、土豆、芹菜、甘薯、番石榴、柳橙、橘子、柠檬、草莓、猕猴桃
维生素A	干眼症或夜盲症、皮肤干燥粗糙 易患口腔炎、感冒难痊愈 骨骼及牙齿发育不佳	• 活化抗癌基因 • 抑制致癌因子活动 • 保护上皮组织 • 抗氧化作用 • 增强免疫力	动物肝脏、小鱼干、乳制品、牛奶、奶油、蛋、菜花、胡萝卜、南瓜、芒果、杏果、芦笋
维生素E	精神无法集中、性能力降低 肌肉乏力、溶血性贫血 容易掉发、缺乏活力	• 抗氧化尖兵 • 延缓老化 • 预防凝血 • 滋润肌肤	鳗鱼、墨鱼、蛋、奶油、肝脏、绿叶蔬菜、大豆、小麦胚芽、糙米、核果
维生素B2	脂漏性皮肤炎、口腔或嘴唇发炎 眼睛充血有异物感、头晕 易疲劳倦怠、阴部搔痒	• 减少皮肤癌概率 • 降低致癌物质毒性 • 避免脂肪堆积 • 保护视力	蛋、牛奶、动物肝脏、瘦肉、鱼、花生、菠菜、油菜、香菇、木耳
维生素B6	情绪暴躁、口臭、贫血、精神不济 经前症候群、脂漏性皮肤炎 舌头苍白、肾结石	• 促进代谢 • 增加免疫力 • 缓解经期疼痛 • 抚平更年期暴躁	动物肝脏、猪肉、鸡肉、鲔鱼、蛋、深色蔬菜、番茄、香蕉、谷物、大豆
维生素D	牙齿松动、蛀牙、骨折 发育不良、躁动、佝偻症 软骨病、骨质疏松症	• 预防乳腺癌、结肠癌 • 预防骨质疏松 • 健全骨骼与牙齿 • 帮助成长发育	牛肝、猪肝、鸡肝、蛋、牛奶、奶油、鲔鱼、沙丁鱼、小鱼干、鱼肝油、香菇
含硫有机化合物	指甲易碎、头发易断裂分叉 筋骨易僵硬、肌肉常拉伤	• 参与体内氧化还原作用 • 降低血脂肪	大蒜、洋葱、韭菜、菜花、圆白菜、小油菜、芜菁、山葵、芥末
异黄酮类	罹患心血管疾病概率高 情绪不稳、夜间盗汗	• 抗氧化抑制癌细胞 • 舒缓更年期症状	大豆、小扁豆、黑豆、花生、绿茶、芹菜、菜花
叶酸	脸色苍白、情绪低落、虚弱、失眠 健忘、腹泻、缺乏活力、躁动不安 皮肤产生褐斑、贫血、呼吸急促	• 保护并修复细胞 • 保持气色红润 • 降低心血管疾病概率 • 维护神经系统健康 • 促进胚胎的发育	动物肝脏、酵母、谷物、豆类、绿色蔬菜、莴苣、橘子、麦胚
锗	肝病、高血压、糖尿病 精神恍惚、体力不济、老年痴呆	• 维护人体免疫机能 • 减少细胞病变的机会 • 强化体能增加元气 • 抑制癌细胞转移 • 修正免疫系统的缺失	灵芝、人参、大蒜、香菇、蘑菇、菱角、枸杞、薏米、芦荟、蜂蜜、鲔鱼、干鱿鱼
硒	活力不足、严重时会导致心肌衰竭	• 保护细胞 • 减弱金属毒性 • 增强男性精子活力 • 调节免疫功能	肝脏、鱼、牡蛎、鸡肉、奶蛋类、西蓝花、芹菜、洋葱、番茄、草菇、南瓜、全麦制品
硫	皮肤干涩、头发干燥缺少光泽 头发掉落、指甲斑驳	• 修复并保护细胞 • 解毒作用 • 重建流失的软骨	瘦牛肉、鱼、文蛤、蛋、牛奶、胚芽、十字花科蔬菜、大蒜、洋葱、干豆类

营养素名称	缺乏时的症状	防癌抗癌功效	代表性食物
锌	前列腺肥大、皮肤红疹 伤口愈合慢、动脉硬化、贫血 不孕症、口腔嘴唇发炎	• 维持免疫系统健全 • 避免镉中毒 • 健全男性性功能	瘦肉、鸡心、鱼、牡蛎、蛋黄、酵母、小麦胚芽、芝麻、南瓜子、葵花子、枫糖浆
铁	缺铁性贫血、脸色苍白、疲倦 注意力不集中、免疫力下降 活力降低	• 健全免疫系统 • 调节体内氧化还原作用 • 补血提神，预防贫血	猪肝、牛肝、牛心、瘦肉、文蛤、牡蛎、蛋黄、芦笋、核果类、燕麦、菠菜
碘	甲状腺肿大、呆小症、月经障碍 耳聋、毛发粗糙、肥胖 胆固醇过高、血脂过高	• 调节细胞氧化还原作用 • 调节脂肪及胆固醇	海鱼、龙虾、小虾、贝类、鳕鱼、青鱼、海带、海菜、葵花子、海盐
钼	心跳加速、心悸、呼吸急促 躁动不安、肾结石、尿路结石 男性性功能障碍	• 降低亚硝胺浓度 • 治疗心血管疾病 • 预防缺铁性贫血	动物内脏、绿色叶菜、豌豆、绿豆、扁豆、深绿色蔬菜、圆白菜、白菜、未精制谷类
膳食纤维	便秘、体重过重、排便不正常 痔疮	• 改变肠道中的菌丛生态 • 降低细菌产生致癌物的能力 • 强吸水性能增加粪便体积	蔬果类、根茎类、五谷杂粮类、海藻
吲哚类	无明确资料	• 抑制致癌因子 • 分解过剩雌激素 • 抑制癌细胞分裂 • 解除致癌物的毒性 • 保护心血管	圆白菜、芥菜、白菜、小油菜、油菜、菜花、大头菜、萝卜、芥蓝
多糖	无明确资料	• 强化免疫系统 • 降低胆固醇、血糖	灵芝、牛樟芝、人参、猴头菇、巴西蘑菇、口蘑、木耳、银耳
多酚	无明确资料	• 抗氧化保护细胞 • 预防心血管疾病 • 具有消炎作用	绿茶、蔓越莓、葡萄、菜花、橄榄、柑橘、绿藻、山桑子
乳酸菌	宿便、便秘、腹泻、阴道感染	• 排除坏菌产出的致癌毒素 • 增强免疫系统功能 • 调整肠内细菌生态	酸奶、乳酸菌饮料、乳酪、添加乳酸菌的奶粉
皂角	无明确资料	• 抑制肿瘤形成与扩散 • 延缓老化、增强记忆力 • 预防心血管疾病 • 排除身体毒素 • 促进碘的排泄	黄豆、大豆、豌豆、红豆、绿豆、黑豆、人参、百合、葡萄酒、山药
生物碱	无明确资料	• 活化蛋白质 • 抑制癌症发展 • 使气血顺畅	茄子、番茄、洋葱、木瓜、香蕉、菠萝、薏米、黄连、诺丽果、茶叶
ω-3脂肪酸	智力发育不良、记忆力减退 易发生心血管疾病、老年痴呆症 视力发育不良	• 中和ω-6脂肪酸 • 清除血液的中性脂肪 • 促进脑部发育 • 防止皮肤老化	鳕鱼、鲔鱼、鲑鱼、比目鱼、鲨鱼、鲭鱼、南极虾
DHA	记忆力下降、沮丧、躁郁 视力减退、胆固醇过高、卒中 高血压、心肌梗死	• 调节激素分泌 • 减缓发炎症状 • 防止癌细胞扩散	竹荚鱼、沙丁鱼、鲭鱼、鲣鱼、秋刀鱼、鲔鱼、菠菜、芥菜、莴苣、白菜
EPA	免疫力低下、胆固醇过高、卒中 高血压、动脉粥样硬化、冠心病 心肌梗死	• 抗炎消炎 • 防止血栓 • 促进记忆力 • 预防心肌梗死	竹荚鱼、沙丁鱼、鲭鱼、鲣鱼、秋刀鱼、鲔鱼、菠菜、芥菜、莴苣、白菜

图书在版编目（ＣＩＰ）数据

防癌抗癌饮食事典／赵潍编著. --北京：中国纺织
出版社，2014.6
（饮食健康智慧王系列）
ISBN 978-7-5180-0189-7

I. ①防… II. ①赵… III. ①癌—食物疗法－食谱
IV. ①R247.1②TS972.161

中国版本图书馆CIP数据核字（2014）第027680号

原文书名：《防癌食物保健事典》
原作者名：康鉴文化编辑部
©台湾人类智库数位科技股份有限公司，2013

著作权合同登记号：图字：01-2014-0929

责任编辑：刘艳红　　责任印制：何　艳

中国纺织出版社出版发行
地址：北京市朝阳区百子湾东里A407号楼　邮政编码：100124
销售电话：010-87155894　传真：010-87155801
http://www.c-textilep.com
E-mail: faxing@c-textilep.com
官方微博 http://weibo.com/2119887771
北京利丰雅高长城印刷有限公司印刷　各地新华书店经销
2014年6月第1版第1次印刷
开本：710×1000　1 / 16　印张：16
字数：328千字　定价：49.80元

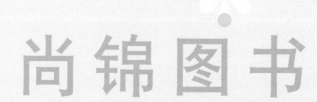

尚锦图书